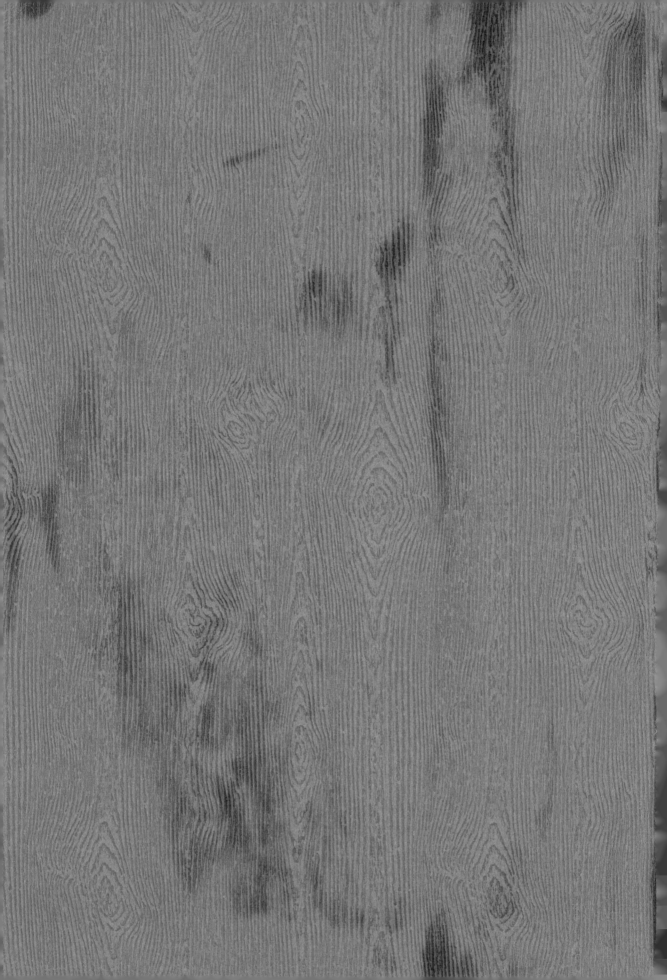

河南省中医药文化著作出版资助专项；
项目编号：TCMCB2022001
国家区域中医（专科）诊疗中心建设单位；
课题号：国中医药医政函〔2018〕205号
河南省区域中医专科诊疗中心项目；
课题号：豫中医医政〔2018〕61号

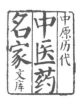

中原历代中医药名家文库

现当代卷

主　审◎宋光瑞

主　编◎巩跃生

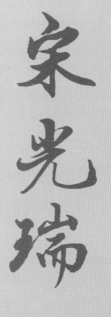

宋光瑞

总　主　审◎毛德西

总　主　编◎郑玉玲　朱　光

河南科学技术出版社
·郑州·

内容提要

本书从医家传略、学术思想、临床精粹、方药心悟、诊余随笔以及治未病等方面挖掘整理了全国名老中医宋光瑞的医学之路及点滴精华，并附有其弟子的跟师心得。

书中较为全面地介绍了宋老的从医经历，挖掘整理了宋老的学术思想。宋老重视中医经典的内涵及应用，在大肠肛门病诊治中，设医案数十例，展示宋老的诊疗思维以及继承经典的心得体会；结合现代疾病病因病机特点，宋老所创的经验方有数十种之多，而且多已拟成固定方剂在临床上应用，辨证论治思维具体以医案形式体现于文中。书中还概括了宋老对经典方剂的解析，感悟颇深，贴合临床，传道授业，实有惠于后学者。

图书在版编目（CIP）数据

中原历代中医药名家文库 . 现当代卷 . 宋光瑞 / 巩跃生主编 . —郑州：河南科学技术出版社，2023.6
ISBN 978-7-5725-1199-8

Ⅰ . ①中… Ⅱ . ①巩… Ⅲ . ①中医临床 – 经验 – 中国 – 现代 Ⅳ . ① R249

中国国家版本馆 CIP 数据核字（2023）第 089875 号

出版发行：河南科学技术出版社
地址：郑州市郑东新区祥盛街27号　　邮编：450016
电话：（0371）65788613　　　65788629
网址：www.hnstp.cn
策划编辑：马艳茹　邓　为
责任编辑：赵振华
责任校对：韩如月
整体设计：张　伟
责任印制：朱　飞
印　　刷：洛阳和众印刷有限公司
经　　销：全国新华书店
开　　本：787 mm×1 092 mm　1/16　　印张：16.75　　字数：280 千字
版　　次：2023年6月第1版　　2023年6月第1次印刷
定　　价：98.00元

中原历代中医药名家文库·现当代卷

总 主 审　毛德西

总 主 编　郑玉玲　朱 光

副总主编　禄保平

总主编委员会（按姓氏笔画为序）

毛德西　朱 光　张瑞　金 杰

郑玉玲　常学辉　禄保平

中原历代中医药名家文库·现当代卷

宋光瑞

主　审　宋光瑞

主　编　巩跃生

副主编　宋聚才　魏淑娥

执行主编　刘全林

编　委（按姓氏笔画为序）

王　勇　巩跃生　刘全林

刘瑞涛　宋太平　宋敬锋

宋聚才　宋增伟　张　威

罗林山　郑南方　郭孝然

韩克舜　魏淑娥

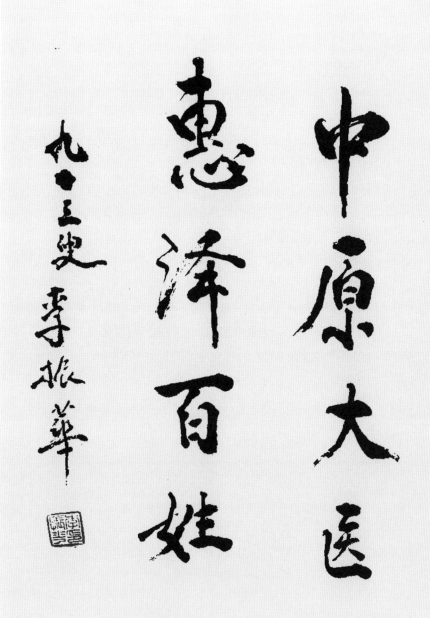

中原大医

惠泽百姓

一九〇五叟 李振华

国医大师李振华题词

宋光瑞教授简介

宋光瑞(1939—),男,汉族,出生于河南省安阳县新村镇宋高利村,中共党员,全国第二批老中医药专家学术经验继承工作指导老师,享受国务院政府特殊津贴专家,《中国肛肠病杂志》副主编,中华中医药学会肛肠专业委员会副主任委员。先后任郑州市向阳中心医院院长、郑州市大肠肛门病医院(河南中医药大学附属郑州市大肠肛门病医院)书记、院长。为河南省第七次党代会代表,河南省第五、六、七、八届政协委员等。曾获"国医大师候选人""河南省劳动模范""河南中医事业终身成就奖"等荣誉称号。

宋老一生致力于中医事业,以继承弘扬中医学为己任,孜孜不倦深入研究中医大肠肛门疾病,培养了数百名肛肠人。1986年在郑州市陇海东路51号建立郑州市大肠肛门病医院,2012年成为中医三级甲等专科医院、河南中医药大学附属郑州市大肠肛门病医院。2018年,宋老带领团队成功申报国家区域中医(专科)诊疗中心建设单位和河南省区域中医专科诊疗中心。从事中医临床工作近60年来,先后研制出"双白健脾胶囊"等30余种专科用药;主持研发了"自动洗肠机"等十余种专科设备;获得了国家发明专利2项,国家实用新型专利8项;发表学术论文百余篇;主编《中国大肠肛门病学》等30余部著作。

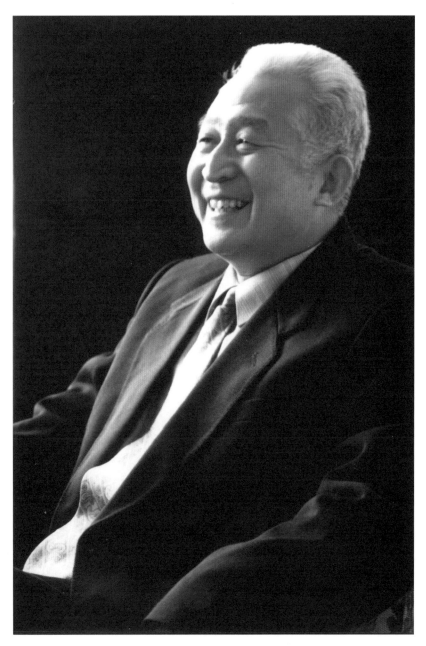

郑州市大肠肛门病医院宋光瑞书记、院长

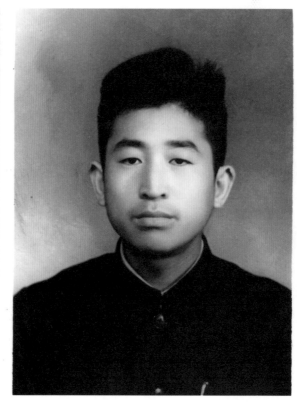

学生时期的宋光瑞

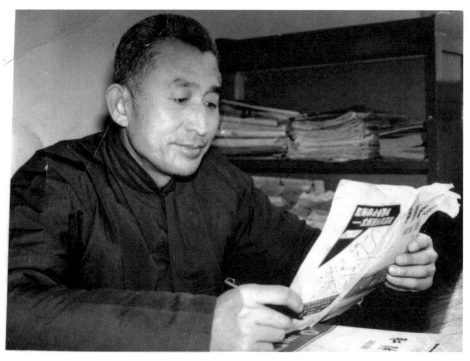

《中国肛肠病杂志》宋光瑞副主编审阅杂志

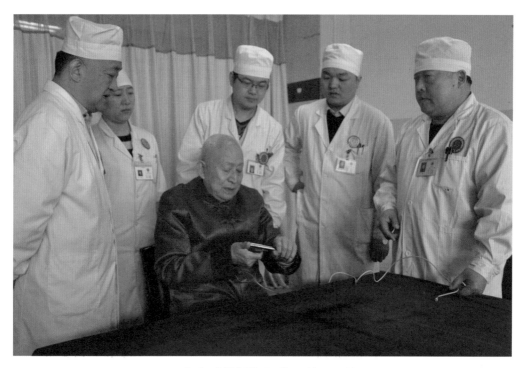

宋光瑞教授指导弟子科研工作

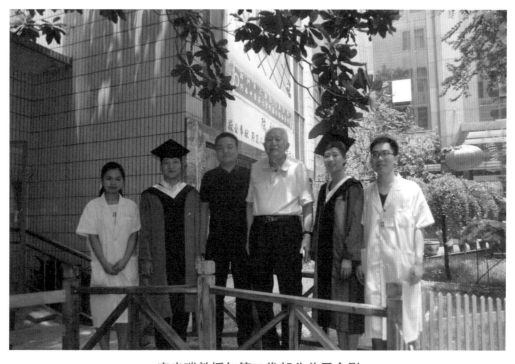

宋光瑞教授与第二代部分弟子合影

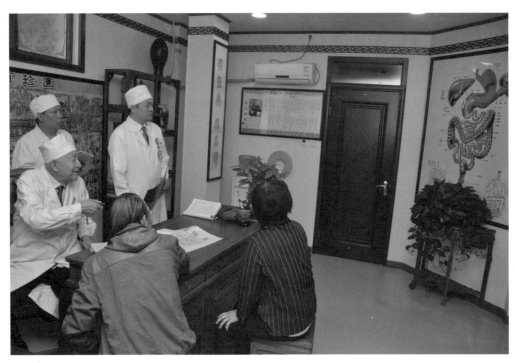

宋光瑞教授带弟子诊治患者

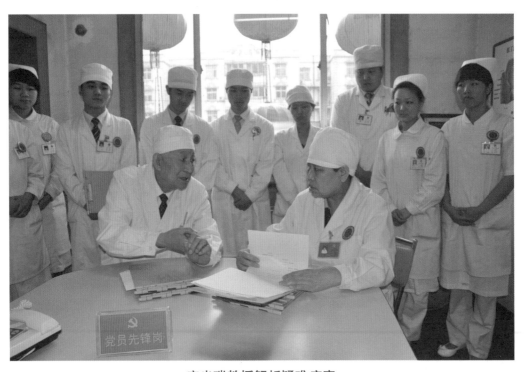

宋光瑞教授解析疑难病案

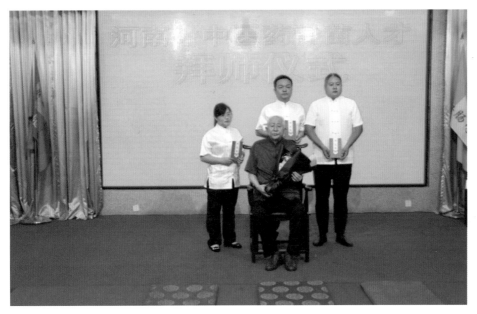

宋光瑞教授收徒

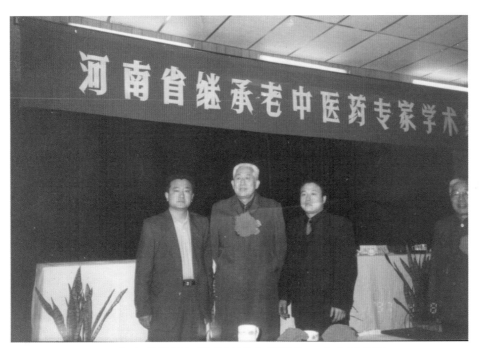

宋光瑞教授与学术继承人巩跃生、宋太平合影

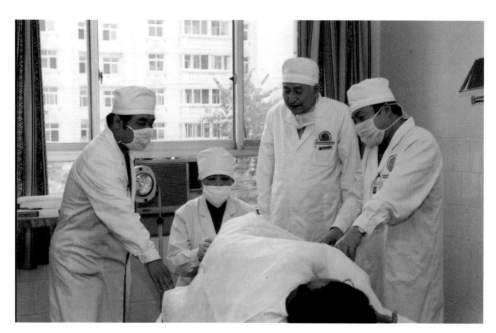

宋光瑞教授指导弟子治疗

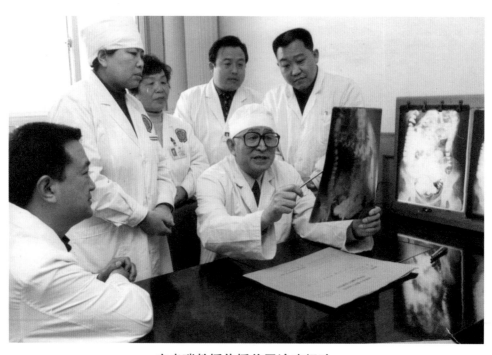

宋光瑞教授传授弟子诊疗经验

序

　　中医药学历史悠久，源远流长，涌现出灿若繁星的医药学家。正是由于他们的辛勤耕耘与绵延传承，才使得中医药学在世界医学体系中独树一帜，影响寰宇并造福人类。

　　河南地处中原，人杰地灵，是中华民族优秀文化的重要发祥地之一，自古及今医药大家更是层出不穷。诞生于河南南阳的张仲景，被后世尊崇为"医圣"，以其巨著《伤寒杂病论》及其独特的辨证论治思维，深远地影响着中医学的传承与发展，至今仍然在指导着中医理论研究与临床实践。其后，河南历代名医名著辈出，比较著名的如褚澄的《褚氏遗书》、王怀隐的《太平圣惠方》、郭雍的《伤寒补亡论》、张子和的《儒门事亲》、滑寿的《十四经发挥》、李濂的《医史》、景日昣的《嵩崖尊生书》、吴其濬的《植物名实图考》、杨栗山的《伤寒瘟疫条辨》等，对中医药学的发展和提高，发挥了承前启后的推动作用，产生过重要影响。

　　中华人民共和国成立以后，河南的中医药事业又得到了长足的发展，在业内占有较重要的地位。著名中医学家李振华是第一批国医大师，我与他交好多年，深知他理论功底深厚，临床经验丰富，治学严谨，桃李遍天下，他对河南中医药学的教育、科研、临床工作，做出了非凡贡献；还有石冠卿、吕承全、赵清理、邵经明、杨毓书等，都是闻名全国的中医药学家。

　　中医药这一伟大宝库有三个组成部分：浩如烟海的典籍，名老中医的经验，民间的验方绝技。其中名老中医的经验来自于临床实践，是理论与实践相结合的典范，也是我们亟待传承的中医精华。而随着时间的流逝，名老中医越来越少，中青年能用中医思维去认识疾病、防治疾病的也越来越少。所以现在的问题是抓紧将这些名老中医的经验继承下来，学习他们的学术思想，学习他们的临床经验，学习他们的医德医风。这是时代的需要，是发展中医的需要，是培养年轻一代名中医的必由之路。

　　我过去曾讲过要做一名"铁杆中医"，有人对此产生误解，认为这是"保皇党"、保守派。我所说的"铁杆中医",就是要立足自身,坚信中医,坚守中医,同时要做好中医与现代尖端科学的结合。中医本身就是尖端科学,两个尖端科学结合,那就是更好的医学。中医药在治疗SARS中的作为、国医大师王绵之教授对航天员的养生调护及特效药应用,不是很能说明一些问题吗?我所说的"铁杆中医",不是不学习科学,而是要站在现代科技的尖端层面,这样结合,中医才会发展。我们应该相信,只要特色不丢、优势常在、传承不息,中医药必将为呵护人类健康再立新功。

要学习好中医,就要从经典入手,因为经典是中医学之根,是后世各家学说之源头,必须下一番功夫才能学好。"不经一番寒彻骨,哪得梅花扑鼻香!"而要学习好经典,还必须注重临床实践。老百姓之所以对中医信赖,是因为中医疗效是肯定的,是经过几千年临床实践所证明了的。临床实践是中医的生命线,离开临床实践,就无从证明中医理论的正确性。中医学的方法论,是完全符合唯物辩证法的实践论、符合哲学的系统论的。

十年树木,百年树人。要发展中医,就要抓紧抢救老中医学术经验,许多老中医带徒、办名医传承班,这是很好的传承方法。抓紧时间整理老中医的经验,上对得起祖宗,下对得起百姓,这不但是对中医学术发展的贡献,也是对人类健康事业的积极奉献。希望更多的名老中医毫无保留地将自己的学术经验撰写出来,传承下去;也希望更多的中青年学子虚心地、踊跃地加入师承的队伍,使岐黄之术薪火相传,不断发扬,更好地为全人类的健康服务!

说起来,我在河南有两位祖宗,一位是医圣张仲景,算是我们中医人的共同祖宗;一位是邓氏的祖宗,邓氏祖地在河南邓县(现邓州市),从中原南迁广东珠玑巷,我是第25代,500年前我们是一家。所以我对河南有一种自然的亲切之感,对河南中医更是有着特别的关注之情。

今闻河南同仁计划编纂该丛书,我非常高兴,这不但是河南中医界的盛事,也是我们国家中医界的盛事。这部巨著,是为名老中医学术经验的传承做了一件大好事,值得庆贺。在其出版之际,聊述几句,以表一位期颐老者的意愿心境。

是为序!

国医大师 邓铁涛

2017 年 11 月

前　言

　　中华医药，肇之人祖，岐黄问对，仲景垂法。

　　中原大地，是中华灿烂文化的重要发祥地，也是中医药文化的发源地、医圣的诞生地。在这片沃土上，有两部著作名垂青史，流传千古。一部是《黄帝内经》，它是中医学第一部经典大作，为中医学的传播与发展奠定了理论基础。其具体编著者虽无可考，但与中华民族的先人——黄帝是密不可分的。书中采用黄帝与大臣岐伯等对话的方式，对人类生命科学进行了详尽而科学的讲述。而黄帝出生于河南新郑，他的智慧使得中医药学跻身于世界医学之林。另一部是《伤寒杂病论》，该书创立了中医基本理论与临床实践相结合的辨证论治体系，为中医临床学科的发展开辟了无限法门。其作者是东汉时期河南南阳人士张仲景，他的治学态度是尊重先人，尊重实践，独立思考，敢于创新，用他的话说就是"勤求古训，博采众方……并凭脉辨证"。书成之后被奉为中医经典之作，张仲景则被后世尊为"医圣"，为人们所景仰。

　　继"医圣"张仲景之后，中原大地以其悠久的历史及丰厚的文化底蕴，为中医药事业的继承与发展做出了卓越贡献。当我们站在黄河岸边回溯历史的时候，历代名医包括他们的名著犹如灿烂的星光闪烁在我们面前。比较著名的如南朝时期的褚澄与其《褚氏遗书》，隋代甄权与其《针经钞》，唐代孟诜与其《食疗本草》，宋代王怀隐与其《太平圣惠方》，金代张子和与其《儒门事亲》，元代滑寿与其《十四经发挥》，明代李濂与其《医史》，清代杨栗山与其《伤寒瘟疫条辨》、吴其濬与其《植物名实图考》等，还有近代陈其昌与其《寒温穷源》、陈青云与其《痘疹条辨》、刘鸿恩与其《医门八法》、龙之章与其《蠢子医》等，他们为河南乃至全国中医药事业的发展与提高做出了不可磨灭的贡献。

　　中华人民共和国成立以后，河南中医药事业得到了长足的发展。随着河南中医药大学（原河南中医学院）及各级中医院的先后建立，一大批名家出现在教学与临床岗位上，他们为河南中医药的教育、医疗和科学技术的发展，倾尽全部心血，可谓"鞠躬尽瘁，死而后已"。他们中的杰出代表有国医大师李振华，国家级名医石冠卿、赵清理、杨毓书、高体三、吕承全、邵经明、武明钦、郭维淮、乔保钧等。他们秉承张仲景、孙思邈"大医精诚"之旨，怀仁心仁术，志存高远；为人民服务，任劳任怨；教年轻学子，挑灯备课；为病人除恙，废寝忘食；他们学术渊博，通晓经典，经验丰富，技术精湛；他们在百姓心中，犹如华佗再世，高山景行。他们教书育人，桃李满天下。我们为有这样的先辈、老师，感到骄傲、自豪。

时光荏苒，岁月飞逝。一批老前辈已经驾鹤西去，健在的专家、学者多已垂垂老矣。如何将他们的学术思想与临床经验记载于史，传给后人，将是摆在我们面前的迫切任务。我们要以抢救"国宝"的紧迫感去承担这项任务，以敬畏的心态去承担、去做这件事。初步统计，急需整理的全省著名专家有近百名，我们将分批整理，全部出版问世需要五六年时间。这次整理工作必须以严谨的科学态度，精细的工作程序，一丝不苟地去设计，去编撰。要坚持"信、达、雅"的写作态度，做到内容准确可信，行文畅达通顺，词语得体文雅。而要做到这一点，认真是第一位的。正如中医大家岳美中先生在《名老中医之路》第二辑"序"中说，对于编辑老中医经验这样的书，要有"手里如同捏着一团火"的责任心，看准了的事就要做到底，做出成果来，精心设计，虚心征求，细心组织。

对于本丛书的学术与临床价值，我们总编委员会在召开第一次会议的时候，就有所评议。这种评议是从20世纪80年代出版的《名老中医之路》谈起的。当时中医宿老吕炳奎在该书"序"中写到，"这有利于鼓励广大青壮年中医师进一步下苦功深入研究和精通中医药学，有助于当今一代名中医的成长，而这正是青壮年同道们应当努力的方向"。该书"编者的话"中谈到，这样的书有利于一代新名医的成长，有利于改善中医教育工作，有利于中医学术"与时俱进"地发展。反复阅读老前辈的话语，如同当面教诲，沁人心脾。本丛书虽然只是记载河南省现当代名医的经验，但它的影响会波及全国，甚至于海外。这对于传承中医、培养中青年中医名家，是教科书，是经验书，是师承必读之书，必将在河南中医药事业发展史上留下浓墨重彩的一笔。

对于本丛书的编写与出版，还有一位老人在默默地关心着，他就是为这套丛书作序的国医大师、年高一百零一岁的邓铁涛教授。丁酉初秋，在总主编郑玉玲教授的带领下，我们一行四人南下羊城，专程拜访了邓老。当天上午十时许，邓老在其子邓中光教授的搀扶下，高兴地在客厅接见了我们。只见邓老红光拂面，精神矍铄，在我们问候邓老之后，邓老开口道："丛书进程如何？"又问道，"何时可以出版？""希望这套丛书能走向全国！"邓老的关心使我们非常感动。回郑后，总编委员会及时召开了会议，对邓老的关怀做了传达。并表示，不辜负老前辈的关心与期望，希望尽快能让邓老看到这套由他作序的丛书。

在此，谨对邓老表示诚挚的谢意！并遥祝邓老椿龄无尽，福寿康宁！

同时，对河南中医界的老前辈，关心中医药事业发展的老领导，关心、参与丛书编著、出版的同仁，表示衷心的感谢！

丛书编委会

2017 年国庆

目　录

第一章

医家传略

宋光瑞，男，汉族，1939年出生于河南省安阳县。为郑州市大肠肛门病医院（河南中医药大学附属郑州市大肠肛门病医院）书记、院长，中共党员，教授，主任医师，全国第二批老中医药专家学术经验继承指导老师，终身享受国务院政府特殊津贴专家，中华中医药学会肛肠专业委员会副主任委员，世界中医学会联合会肛肠专业委员会副主任委员，河南省中医学会常务理事，河南省中医（中西医结合）肛肠专业委员会主任委员，《中国肛肠病杂志》副主编。先后获得"河南省劳动模范""河南中医事业终身成就奖""河南省优秀共产党员"等荣誉称号；2013年被定为"全国名老中医药专家传承工作室"建设项目专家。河南省第七次党代会代表，河南省第五、六、七、八届政协委员。近60年来，宋老一直从事中医肛肠的医疗、教学、科研工作，临床经验丰富，学术态度严谨，擅长肛门病、大肠病的中医药治疗和手术治疗。宋老现虽年届耄耋，但每天仍在勤奋工作，治病救人，以实际行动向现代中医肛肠人展示着为医、为师、为人的价值与境界。宋老一生治愈数万例患者，而无医疗纠纷发生；获得10项国家专利，填补国内外多项空白；培养了数百名肛肠医师，其中有数十名名扬肛肠界。

一、入医校　结医缘

安阳县北倚太行，南邻淇水，资源丰富，环境优越，物华天宝，是中华民族古老文化发祥地之一。1939年，宋老出生于安阳县新村镇宋高利村。

宋老祖父以上四辈皆行医，医术享誉乡里，其三祖父被尊为"宋老仙"，曾为共产党抗战提供了许多后方医疗救助（见《安阳县志》）。因历史社会原因，父辈未承祖业。宋老出生时战乱频仍，社会动荡不安且自幼家境贫寒，祖业难以为继。当地缺医少药，人们食不果腹，宋老目睹亲邻遭受疾病及饥饿的折磨，一个百余人的大家族仅剩十余人，许多人因疾而终，而活着的人也是疾病缠身，苟延残喘。祖辈及父辈寄希望于宋老参军报国，取名"光瑞"，即光复祖业，瑞映乡里之意。宋老自幼聪慧，受外祖父西医医术医理的极大影响，发现在当时西医能起到立竿见影的效果，宋老暗暗发誓，发奋读书，习西医济众。

1956年，宋老以优异的成绩考入当时豫北最好的医学院——河南汲县医学专科学校（现新乡医学院）医学专业。在读期间，他勤奋好学，深得老师及校长器重，被时任校长魏文超认为是最有前途的3名学生之一。1958年，宋老参加学校组织的流行病学大普查，对当时负责普查的肠炎及肛门疾病印象深刻，对肠道疾病的发病率高以及没有特效药物的现状感到震惊。对肛门疾病的调查发现，几乎人人有该病，但就医意识都很差，而且害怕看病。据有些人叙述，需要忍受在没有麻药的情况下趴在长条凳上，由庸医钢刀烤火割去痔疮，疼痛3月有余，至今谈起，仍心有余悸。没有想到的是，这一经历对宋老以后的就业选择产生深远影响。

二、初行医　遇难题

1959年，宋老被郑州市第三钢铁厂选中从事钢铁工人的医疗救助，正式开始行医生涯。宋老没有初次接触患者时的胆怯，这跟他从小受三祖父及外祖父的言传身教有很大关系。当时第三钢铁厂的患者并不是很多，主要是外伤，整个工厂就宋老一个医生，一个正规的护士都没有。当时的医院还继续着传统的师带徒模式，医生行医，徒弟护理打杂。宋老是第一个大学毕业生，没有老师带教，更没有徒弟跟着帮忙。最想不到的是当时的患者还不承认西医能治病，所以一天下来，就没几个正经愿意接受治疗的患者。宋老每个月几十元钱的工资都买成了书籍，成了"月光族"。随着郑州市第三钢铁厂扩大生产，工人队伍进一步扩大，而遇到医疗问题需要跑很远的路才能就医。因钢铁工人大多性子急躁，大大咧咧，稍有怠慢就会恶语相向；虽说宋老性子也急，但为人谦逊随和，而且能用医学常识教会工人在工作时应该怎么防止伤害事故的发生，这样时间一长就慢慢得到了工人及厂领导的认可，并给宋老增加两间诊室。有的工人甚至将家里生病的老婆孩子接到厂里让宋老医治。有一位厂领导的母亲患慢性结肠炎十几年，去了很多医院都没治好。老太太全身极度虚弱，一天便次无数，服药无数，总不见好，而且性格多疑。在与宋老的接触中，通过谈话，老太太慢慢打开了心结，与宋老建立了信任。宋老发现她治疗结肠炎用的药物就那几种，若再这样用下去也不会取得好的疗效。宋老就试着用中医"补中益气汤"和"附子理中汤"两个药方，一天4次让患者服用，没想到3天后，患者身上有劲了，大便次数也少了。可这时患者却又不愿吃药了，怎么办？宋老想到了中医灌肠的方法。宋老认为，大肠既然能吸收水分，中药汤剂应该也能吸收。经反复沟通，老太太半信半疑地总算答应了。但是，第一次灌肠没能把握好，或许是灌得太多了，刚灌进去5分钟左右就基本上全排出来了。宋老没敢告诉老太太和她的家属，晚上翻来覆去睡不着，想"大肠真的不能保留药物吗？大肠真的不能吸收药物吗？溃疡性结肠炎该咋治？"，迷迷糊糊地就到天明了。8点多宋老见到老太太，老太太却是满脸高兴的样子，还没等宋老说话，老太太就先说道："宋仙，你真是神仙啊，以前到这个点我最少拉3次了，今天到现在还没拉，接着治吧，治好了我真得给您送个大牌匾！"宋老一愣，忽然间就明白了，药物灌肠有用！后来通过反复改进灌肠方法及灌肠药物剂量，半年后，老太太的慢性结肠炎基本痊愈了。这一病例让宋老对中医药有了新的认识与思考。之后随着患者的增多，宋老一个人从早到晚都忙不过来，厂里就抽派两名女工给宋老帮忙。工人和领导对宋老的医术越来越认可，厂里决定把宋老调到厂部担任医疗部负责人，但宋老不同意。宋老说，虽然厂里工人需要我的救治，但是我不想一辈子只做个简单的外科手术匠，社会上还有更多需要我去做的事情。其后，厂里又招聘了一名李姓医生，在跟着宋老学习一段时间，李医生基本能够胜任工作后，宋老也就慢慢放开手让李医生进行单独诊治。

1961年春天，第三钢铁厂需要整体搬迁，厂里要求宋老也随厂矿一同搬迁，宋老却因回家探亲错过了机会。而此时，在原钢铁厂附近又建了一个蔬菜生产基地，没有医生。基地的领导很看重宋老的医术，多次劝说让宋老留下支持农业发展。宋老想了想，在哪里都是为祖国建设贡献力量，最后就同意了蔬菜基地领导的邀请。蔬菜生产多是雇用当地的一些农民进行蔬菜种植，下工就回家。宋老慢慢感觉到英雄无用武之地，开始后悔留下了，但不能这样闲着啊！宋老想起了三祖父摇铃走街串巷行医，于是借了辆破自行车，每天下班后就开始了兼职"游医"生活，主要活动在管城区南部几个乡镇村落。由于其勤奋，具有扎实的医学知识，而且掌握了一定的验方、偏方，帮助很多老百姓解除了痛苦，且花费较少，甚至不花钱就能治好病，很快被当地百姓所熟知，尊称其为"宋仙"。记得当地一个被救治过的患者因阑尾炎前去基地诊所就医，得到宋老很好的救治，患者回去后向邻里之间传开："宋仙是个大医生，我的阑尾炎就是宋仙治好的，宋仙真了不起，手术做得好哇！"宋老的名声在当地越来越大，大家都知道宋老隔3天就会来一次，有些人很早就在门口等着宋老的到来，端茶倒水，将攒好的鸡蛋煮熟，甚至有人专门蒸几个白馒头给宋老。而宋老行医从不多收分文。有些贫困的患者，宋老还将收到的诊费给他们买药，甚至将变相的诊费如"白馒头""熟鸡蛋"等给营养不良的患者吃。宋老的名气在当地更响亮了，都说他不但医术好，而且是菩萨心肠。

1965年，宋老的父亲因常年劳累，得了痔疮，用了很多方法效果仍然不佳。宋老也是一筹莫展，在翻阅大量书籍后发现明矾液注射对痔疮的治疗有一定的作用，可市面上没有销售现成的药品，宋老利用晚上的时间自己熬制，但都以失败告终。几天后听到有人用甘油注射治疗痔疮的例子，但效果一般，宋老夜间就将甘油和明矾配比熬制，由于比例不合适以及熬制工具的简陋，还发生了一次爆炸事故。这给宋老留下深刻的教训。经过拜访请教化学专家，改进工艺，反复试验，终于熬成了，但遗憾的是，因玻璃注射器密闭不严而药液又比较涩而无法注射，后通过减少明矾的比例，勉强可以注入。但可喜的是经过两次注射，宋老父亲的痔疮再也没有犯过。

1966年，基地表扬了宋老的刻苦钻研精神，并经过与管城区卫生部门沟通，将基地的诊所与南关卫生院（后来并入郑州市向阳中心医院）合并，既方便了基地职工来看病就医，又为宋老增加了病员。宋老主要收治痔疮患者，还有了2间病房，以方便偏远的患者住院治疗。由于良好的疗效与口碑，来找宋老看痔疮的患者络绎不绝。由于成绩卓著，1968年宋老被任命为南关卫生院院长，很多其他地区的患者慕名而来。

三、广读书　习中医

宋老曾说过，他人生最大的捷径就是，用时间和生命阅读和拥抱了世上一流的书。正是因为读经典，读那些能够改变我们生命轨迹的书籍，不管走到哪个领域，都能比别人走得稍微远一点。他读书的选择是这样的：畅销书坚决不读。这并不是看不起畅销书，而是生命有限，只能用来读人类历史上大浪淘沙的作品。千百年来，能传世的著作是一代又一代人选择的结果。

宋老还认为，作为医者应该博览群书，涉猎百科，一要领略一下宗教、神学。读神学著作我们才能理解超越人性的东西，才能达到一种超尘脱俗的境界。二要学点哲学。哲学从某种意义上说，是寻找人之为人的存在根由的一种追问。作为一个人，我们要问自己是从哪里来的，要到哪里去。三要读点历史。历史是对人类到目前为止的所有生活场景进行最接近真实的描述。人的生命有限，如果想领略人类经历的甜酸苦辣、成功和失败、生命和死亡，就只能去读历史。四要学点心理学。像弗洛伊德这样的心理学家，他拆解的是人意识的存在，探寻的是一个人的意识和心灵究竟是怎样协调运行的，是如何保持人之为人的内在本质的。五要有文学功底。作家通过语言向人的想象力挑战，这是文学的基本功能。比如村上春树，他的作品的题材和写法奇诡诱人，但他是在试图捕捉现代文明里飘浮的现代人的存在本质和表征。六要浏览一些科学领域的一流读物。因为在科学思想和人文思想方面存在着某种意义上平行发展的东西。

1972年，郑州市管城区卫生系统进行医疗资源整合，南关卫生院等4家卫生院合并成郑州市向阳中心医院（现管城回族区人民医院），宋老被任命为肛肠科主任。20世纪70年代，随着社会发展，人们的饮食结构及生活节奏的改变，人们逐渐对肛肠疾病重视起来，肛肠疾患就诊率日益升高。为了提高业务水平，更好地为患者服务，宋老前往北京进修学习3个月。通过对北京的大部分医院走访发现，中医院的肛肠患者比较多，而去西医院就诊的肛肠患者很少。尤其是广安门医院的痔疮患者较多，其他肛门病患者也很多，只是都收治在疮疡外科。宋老发现，他们医院有很多种治疗方法比如中药坐浴法、肛门塞药法、痔疮注射法、痔疮切除结扎法等，还有肛裂和肛瘘的治疗以及脱肛的治疗等，都具有中医特色。通过一个半月的学习，宋老认识到中医药对痔疮确有疗效，但意识到自己的中医理论差，宋老学习到半程就毅然决然地离开了北京，回到郑州，下定决心要潜心学习中医知识。

由于宋老学习了3年西医知识，加上几年的临床实践，对肛肠解剖与生理了然于胸，但对中医知识却算是半个门外汉。咋这样说呢？因为宋老从小在三祖父那里耳濡目染，多少知道一些中医理论，但不系统，后来阅读的书籍大部分都是西医书籍，只是简单学了些偏方、验方。要想深入地把肛肠病研究下去，这点基础显然远远不够。

初涉中医，犹如眼前一片汪洋大海，又如置身云里雾里。要想像学西医那样学习，根本行不通；要想直接读肛肠相关书籍，更是如空中楼阁。不懂整体观念、辨证论治、五脏六腑、六经八纲、性味归经、君臣佐使，就无法品味到中医之奥妙。宋老深为苦恼，思考两月有余，觉得学习中医绝不是几月几年的事情，且终于认识到"将升岱岳，非径奚为；欲诣扶桑，无舟莫适"。

宋老苦于没有找到合适的老师，而只有自学。于是他白天坐诊上班，夜间埋头苦读。而中医书籍浩如烟海，必须有选择性地去阅读。许多人的经验是，应先从读经典开始，而中医的四大经典——《黄帝内经》《难经》《伤寒杂病论》《神农本草经》，由于年代久远，文辞古奥，没有一定的文化功底，阅读断句都成问题，要领悟到经典的意味则更是难上加难。

好在此时，医院招聘到一位学中医的李医生。对宋老而言，真是喜出望外，就如久旱逢雨。宋老在提起这位中医仙时说道："李仙真是个中医仙，别看他性情古怪，行为古板，对患者却极其热情，在向患者解释病情时，那叫一个不厌其烦，直到患者听懂为止。谁要是和他谈中医，他可以一夜不睡觉，经典条文，经典方剂，他能精确说出用量，和书本上一字不差。谁要是不懂装懂，他绝不跟你说第二次话。"但李医生对宋老是个例外。这是因为，李医生觉得宋老有和他相同的地方，那就是同样的对患者负责。但李医生知道宋老是西医出身，因而两人关于"中医"方面的交流几乎是零。就在宋老深感入门之难，准备放弃中医，好好做自己的"手术匠"时，李医生的一句话却让宋老终生难忘。他说："宋哥，您那么聪明，学中医一定比我更好，就算没底子也不怕，先从四小经典再到四大经典然后各家医论，十年后，您是我的老师。"

中医"四小经典"是指《医学三字经》《濒湖脉学》《药性歌括》《汤头歌诀》。大部分西学中的医生基本都是以"四小经典"开始学习中医的。这四部医籍，多以歌赋成分，诵之朗朗上口，易于记诵，医理浅显易懂，容易掌握和理解，是初学中医最方便、实用的教材。果不其然，宋老读完"四小经典"，再读"四大经典"，心里就透亮了很多，再读各家著作，似乎真的学会了中医一样。然而学习中医绝非如此简单。有一次，科室的同事感冒了，他见宋老天天抱着中医书籍阅读，觉得宋老看个感冒应该还是可以的，就不想麻烦李医生，遂想让宋老开张方子治治。宋老经不住央求，再说也想试试自己近两年来的中医水平，遂开了张3剂药的方子，同事吃了感冒确实大好，但就是有一种说不上来的轻微不舒服，由于年轻，身体强壮，最后也好了。后来宋老仔细琢磨自己的方子，然后和书本上对照，发现有味药物没有开，有两味药物的用量不适宜。宋老想，原来学习中医真的没有那么简单啊。

在随后的1年时间里，宋老发现自己的工作和生活都离不开中医了，读书读的是中医书籍，看病用的是中医理论西医方法。随着深入学习，发现的问题也越来越多，而且越来越尖锐。宋老虽知道自己医术进步了不少，但面临的问题不解决，很难有大的突破。一天，一位省卫生部门的同志找宋老看病，无意间提到"西学中班"的事情，宋老如获至宝，在仔细了解情况后，就报名参加了1976—1978年由河南中医学院组织的西学中班。在学习了一段时间后，宋老发现老师讲授的中医知识自己都会，于是忍不住问了老师，老师说："您的问题很好，因上一届同学反映上课听不懂，这是专门针对'西学中班'同学整理的教案。不过你需要解决的问题可以课下找我。"后来宋老把所问的问题和老师的解答整理成册，竟有几千页之多。自此，宋老和这位老师建立了深厚的感情，逢年过节宋老都去家里探望。老师不仅把中医理论知识的学习方法讲授给宋老，还教会了宋老建立中医思维和中医理念，而且还传授了宋老医学写作技巧，这对后来宋老的论文书写及图书编写有很大的帮助。可以说这次"西学中班"，宋老收获颇丰，为今后的医学生涯开辟了新的路径。

1978年，宋老前往沈阳市肛肠医院进修学习肛肠技术。这是他第二次，也是最后一次进修。这一年，对宋老来说也是非常重要的一年。因为已有十几年的工作经验做基础，学习的目的性就比较强。在当时，沈阳市肛肠医院是国内较早开展肛肠疾病治疗的专科医院，由于沈阳是工业城市，经济相对较发达，医疗卫生发展也走在前列。沈阳市肛肠医院专科性较强，技术过硬，对肛门病的研究分科较细，每个疾病的治疗方案都较为具体，总结出一套行之有效的新技术和新方法，因而吸引了国内很多的医生前去进修学习。宋老认真学习做笔记，将自己的经验与医生们进行交流，对不同疾病的不同术式，进行比较学习。当时他们医院新购买了一套纤维大肠镜设备，医院的医生及宋老对纤维大肠镜都很感兴趣。从国外进修回来的医生把在国外学的东西都和大家进行分享。但患者对这套设备并不感兴趣，甚而有些恐惧，很长一段时间，基本没有患者同意做此项检查。但宋老的热情没有丝毫降低。他和几个进修的同事商量后去找带教老师，说愿意在自己身上做试验。老师也是很震惊，经过和医院沟通，最后同意了。

虽然这是个新设备，但和现在最简单的电子结肠镜相比性能都差一大截。镜体较粗，柔软度差，图像不清晰，操作旋钮不灵活，等等；再加上操作医生是新手，宋老现在提起当时的那个情景，仍历历在目，那种胀、疼让人终生难忘。宋老说，当时检查了3个多小时，身上出的汗把检查床上铺的褥子都浸湿透了，医生说不能再查了，再查下去，小宋的命都没有了。但宋老咬紧牙关一个拒绝的字都没说，后来肚子疼了将近3个多月。老师告诉大家在接下来练习的时候只准进镜30 cm。这次的操作宋老终生难忘，对诊疗大肠病也有了真切感受。

进修回来后，宋老对肛肠病进行了重新梳理，对每个疾病的诊疗从理论到临床治疗都整理出自己的一套方案。宋老发现许多疾病单纯靠西医无法解决问题，便结合自己学习的中医理论，内科疾病以中医治疗为主，适量应用西药；外科病以中医传统手术和现代技术相结合，探索创新的手术方式。

宋老既无家传又无师承，靠刻苦自学，涉猎了《黄帝内经》《难经》《伤寒杂病论》《神农本草经》《医学三字经》《濒湖脉学》《药性歌括》《汤头歌诀》《千金要方》《外科正宗》《三因方》等中医名著以及金元四大家经验，打下了扎实的理论基础。其治学严谨而坚韧，坚持每日读书数小时。其立方遣药味少方精，重视佐药使药之功，配伍法度严谨。师古不泥古，灵活变通加减应用。同时自觉运用《黄帝内经》的理论和辨证思维指导实践，诊治患者思路明确，论理通达，同时力主中西汇通。

在诊治肛门疾病时，始终坚持整体观念，以病位为根本，以五脏为中心，以阴阳五行学说为指导。如《素问·生气通天论》云："因而饱食，筋脉横解，肠澼为痔。"提出痔由"筋脉横解"而成。其后历代均认为痔是血管经脉的病变，《内经知要》有"脉入肛，故为痔""痔乃筋脉"。《外科正宗》有"气血纵横，经络交错……浊气瘀血，流注肛门""气血侵入大肠，致谷道无出路，结积成块而为痔"。《普济方》云："盖热则血伤，血伤则经滞，经滞则气不周行，气与血俱滞，乘虚而堕入大肠，此其所以为痔也。"清代陈士铎《洞天奥旨》卷九云："痔疮生于谷道肛门之边，乃五脏七腑受湿热之毒而生者也……虽痔之形状甚多，而犯湿热则一也。"明确提出了湿邪致病的突出地位。湿性重着，常先伤于下，故肛门病中因湿而发病的较多。在治疗上，宋老以经典治法和术式为主，又加以自己的经验，以《黄帝内经》"散者收之，坚者软之，衰者补之，强者泻之，下者举之，结者散之"等原则为指导，提出泻火凉血、祛风除湿、清热润燥、解郁补虚等具体治法。方药也多是以经典方剂为主加减；在术式上以传统的外剥内扎为主，在器械选择上加以创新，既达到微创治疗的目的，又减轻了医护人员的劳动强度。

宋老在溃疡性大肠炎的治疗中，同样坚持整体观念和辨证论治，并总结出自己的诊治经验，采用了内服、直肠给药的方法进行中西医结合治疗。宋老认为溃疡性大肠炎是一种全身性疾病的局部表现，其特点为整体多虚，局部多实，本虚标实的一种疾病。在治疗时分清整体与局部、标与本的关系，以健脾益气为主，结合化湿、理气、抑肝、导滞、和血、温阳、补阴、补肾、固涩等为具体法则。局部治疗以清热、解毒、利湿、活血、凉血、祛腐生肌为原则。扶正祛邪兼顾并施。同时要根据大肠的生理病理特点用药，以疏导为主，慎用涩敛。还要根据"同病异治"的原则制订个体化方案，主张因人、因时、因地制宜和情志的调节。他非常重视直肠给药的治疗方法，根据具体方法可分为保留灌肠法、直肠点滴给药法、直肠喷粉法和栓剂塞肛法等。其中保留灌肠法为临床最普遍而常用的方法。此法使药物直达病所，又可避免上消化道酸碱度和酶对药物的影响，保持药物的性能，使药物吸收更为有效，并能延长药物作用时间，从而使肠黏膜修复、溃疡愈合而达治疗目的。

四、建学科　创名院

宋老自从被分配到郑州市向阳中心医院工作，一直都在想着如何更好地充分应用现有的医疗资源和创新性地继承发扬中医学等问题。20世纪60年代以后，虽然原有的"家庭诊所"和"中医馆"仍在延续，但是随着改革开放及医学院校的兴盛和医学生的增加，这两种旧的医疗场所受到很大的冲击，进而数量在持续递减，一些有成就的医学大家及家族性的中医馆将自己的秘方献给国家，甚至有些前辈带领弟子弃堂馆而投医院。如南京的丁泽民教授（1920—2014年）出身于江苏丁氏痔科，迄今数百年，嗣续祖业，为第八代传人。他幼承庭训，16岁时即随父著名中医丁氏痔科七代传人丁辅庭行医，后又拜师于两淮官医朱霞林门下，系统学习中医内科知识。1943年，丁泽民离家到扬州行医，而后在南京地区开办诊所，医术享誉四方。1956年，他放弃私人诊所的优厚待遇，将祖传的专科器械和验方献给政府，创建了南京市中医院肛肠科，并担任肛肠科主任中医师。宋老属于新时代的医生，有鉴于丁老先生的做法，心里也已早早在谋划自己未来的发展蓝图。

当时，医院科室少，病床少，患者也不多，基本上是几个性格合得来的医生组成一个小团队，啥病都看。人才队伍与学术水平都亟待建设与提高，医院领导看到这个情况也急在心里，因为招来的医生要不就是从诊所过来的，要不就是部队转业复员的，其父母在家开诊所，自己多少知道点医学知识，正规院校分配的屈指可数。

宋老结合数年来自己的经历与体会，决定走中医学的"中西医结合"，就像现在的医生执业类别一样，大方向是中医学，具体的是中西医结合诊疗模式。

科室刚成立的时候，只有宋老一个医生和一名护校刚毕业的护士，5张病床。因为以前宋老诊治的肛肠病患者多是门诊治疗的，而宋老在管城区南部积攒了一定的人缘，开科没多久，患者就住不下了。当时的肛肠科主要治疗痔疮、肛裂和肠炎等3个病种。宋老利用晚上阅读书籍和翻阅资料，将接诊的患者的医治情况写成书面的文字，闲下来的时间就抄写几份。刚开始大家还以为宋老在闹着玩呢，可连续几个月，就诊的患者有增无减，甚至有的时候，宋老劝患者早点出院。虽然患者多了，但宋老诊治时从来没有推诿患者或者不尽心治疗的。宋老虽然整天忙得不亦乐乎，但离他自己定的目标还有很大的距离。当时有多名医生想加入宋老的科室，但宋老基本上都没答应，原因一是，他们没有肛肠疾病的基础知识；二是，肛肠科又脏又臭，怕他们服务不好；三是，大部分人都觉得自己抱着"铁饭碗"，不愁吃喝，进取心差。但有真心想做事业的，宋老还是非常欢迎的。

1979年，宋老不仅治愈了无数患者，而且领导有方，工作踏实认真，肛肠科年年是医院经济效益最好的科室，经院党委及管城区卫生局联名推荐，区委组织部及人事部研究决定任命宋老为业务副院长。他对医院的科室进行重整和详细分科，分派相关医护人员去进修学习，为医院的进一步发展奠定了基础。1984年，宋老又被管城回族区任命为郑州市向阳中心医院院长，医院的业务得到快速发展，肛肠科病床扩充到60张，肛肠疾病的诊疗范围由原来的3个病种扩展到痔病、肛裂病、肛漏病、肛痈病、脱肛病、直肠炎、大肠炎、克罗恩病、肠痈、锁肛痔、大肠癌、大肠息肉以及其他肛肠疾病等十几个病种，制定了相关诊疗方案及相应的诊断标准，为中医肛肠的后期发展打下坚实基础。

1985年，郑州市政府为了更好地推动中原区域医疗发展，更好地大力发展中医，决定成立1~2个中医专科医院。宋老听闻消息后，连夜召开院委会，拟利用好郑州市政府的这次机遇，在现有医院的基础上建立一所中医肛肠病医院，但因种种原因，没能获得院委会及职工代表大会通过。宋老不愿意放弃这次机会，无论如何要把握住，实在不行的话自己单独办院。于是联系同学兼同事邵福元（后来的郑州市颈肩腰腿痛医院院长）多次向郑州市政府咨询，因当时政府的意思是在原有医院的基础上新开一所医院，或扩大规模，或一院两址，新开医院的话，需要相当长的时间去稳定，在一定情况下，与市政府的决定不相符。好在其他单位都没有申请，或者有些条件不符合。宋老在多次询问情况后，得到的结果是同意，但必须在2年内建成，3年内发挥出医院的服务能力。如果向阳中心医院所有职工都同意的话，宋老是有信心办成医院的。但宋老拿着市政府的批示文件在全院职工大会上向所有职工讲述各种有利条件和政策，仍没有超过半数的职工同意。万般无奈之下，于是宋老和同学邵福元相约同闯天下、敢为人先——一人创办一所医院。

在建院初期，随着各种具体的事情不断地涌现在面前，宋老开始有点动摇了，但已经没有了退路。在各种与医疗不沾边的事情的压力下，宋老一夜之间急白了头发。大的事情如选址征地、购买建筑材料、建筑、合同以及贷款等都需要宋老亲自去做，主体建成后的装修风格及科室分配和人员招聘等具体的小事更是让宋老应接不暇，而且也不敢有半点马虎。好在原单位肛肠科的几名职工不离不弃，日夜相伴，搬砖、和泥、平板车拉材料等，与宋老一同坚持着。功夫不负有心人，1986年9月，在郑州市政府的支持下，社会各界的帮扶下，宋老在郑州市陇海东路与城东路交叉口终于创建了一所河南首家诊疗大肠肛门疾病的中医专科医院——郑州市大肠肛门病医院。在以后的岁月里，经过苦心经营，医院取得了快速发展。1990年经郑州市委机构编制委员会批准，医院增挂"郑州市大肠肛门病研究所"牌子；1997年被郑州市卫生局定为"郑州市大肠肛门病防治中心"；1997年被河南省卫生厅定为"河南省肛肠病医疗中心"；2006年被河南省中医管理局定为"河南省重点肛肠专科医院"；2007年被国家中医药管理局定为"全国重点肛肠专科医院"；2010年被定为"郑州市肛肠病工程技术研究中心"；2011年被卫生部定为"全国临床重点肛肠专科医院"；2012年通过"全国三级甲等中医肛肠专科医院"评审验收；2012年被批准为"河南中医学院附属肛肠病医院"。

五、尊经典　做科研

宋老自从学习了中医经典著作之后，愈发对中医的经典理论信服和尊重，在每个疾病的诊疗过程中都以经典理论为基础，以六经辨证为纲领。肛肠疾病虽属于局部病变，但与五脏六腑关系密切，诊治时都以"整体观念"为出发点。但要处理好局部与整体的关系、方药配伍与病证的关系、内治法与外治法的关系等，这些在经典条文里是找不出来的。宋老从临床到科研及教学，从理论到实践，牢牢地掌握《黄帝内经》和《伤寒杂病论》的理论核心，自始至终贯穿着整体观、系统观和辨证观的哲学思想。同时，宋老认为中医的发展必须沿袭其自身的理论特点和理论基础，同时也要与现代科学相结合，借鉴西医之所长，宏观辨证与微观检查相结合。宋老通过数十年的临床实践，形成了自己独到的临证思路与遣方用药特点，他的学术思想、临证经验和思维方法等方面都体现在其所做过的中医研究和优秀成果之中。

宋老在1978—1980年间，通过对120例泄泻（慢性非特异性溃疡性结肠炎）患者进行辨证论治以及经肛门直肠给药，每个患者依据证型进行相应的治疗。其中分为三个证型。①脾虚夹湿型：症见初期或发作期时，腹痛、腹泻，里急后重，便次增多，便中挟有脓血，纳呆胸闷，面色萎黄，乏力，舌质淡、苔腻或白，脉滑数或濡软。治则：健脾除湿止泻。方药：参苓白术散加减，如党参、白术、怀山药、扁豆、苍术、当归、焦三仙、秦皮等水煎服，每日一剂，两次温服。灌肠方：黄芪、党参、甘草、苦参、白及等煎煮至100 mL，每日晚上睡前灌肠1次。15日为1个疗程。②脾肾两虚型：症见病程迁延日久，肠鸣腹泻或便中挟有黏液或黏液血便，多在黎明前泄泻，泻后则安，形寒腹冷，面色㿠白，腰膝酸软，睡眠欠佳，健忘，舌淡苔白，脉沉细无力。治则：补脾益肾止泻。处方：白参、白术、白芍、黄芪、黄精、枸杞子、菟丝子、吴茱萸、木香、肉桂、生地、升麻、葛根、附子、干姜等水煎服，日一剂，两次温服。灌肠方：白参、黄芪、白及、甘草等煎煮至100 mL，每日晚上睡前灌肠1次。白芨煎煮至100 mL，加云南白药。每日晚上睡前灌肠1次。15日为1个疗程。③血瘀肠络型：症见泄泻不爽，有虚急感，腹疼有定处，按之疼甚，面色晦滞，舌边有紫斑或色暗红，口干，多不欲饮，脉弦细涩。治则：活血化瘀，理肠通络。处方：生当归、生赤芍、桃仁、杏仁、丹参、蔻仁、滑石、川厚补、竹叶、木通等水煎服，一日1剂，两次温服。灌肠方：乳香、没药、莪术、白及、丹参等煎煮至100 mL，每日晚上睡前灌肠1次。15日为1个疗程。1980年，宋老所撰写的《120例慢性非特异性溃疡性结肠炎临床分析》在首次中华中医药学会肛肠专业委员会学术会议（福州）上进行了宣读，受到与会领导和专家的一致好评，并被新华社发文《治疗溃疡性结肠炎有了新对策》，后被多家省级报纸转载。该文于1982年被《新中医》杂志录用，1983年被全文翻译编入日本《中医临床讲座》一书，并被日本大肠肛门病学会会长高野正博邀请前往日本讲学。该研究1983年获得郑州市科技进步二等奖。后经多次论证，筛选相应的药物，形成多个协定方剂在临床应用，都取得很好的疗效。

宋老在对肛漏病20年的临床诊疗中，发现高位复杂性肛漏病在治疗中存在着患者痛苦大、治疗不彻底，而且易复发的特点，通过翻阅古籍，查阅文献，均没有找到最合适的根治办法。偶然间看到院中的一株月季花正在盛开，有的刚出来花骨朵，有的含苞待放，有的完全开放，而完全开放的月季花可看到花蕊和柱头，宋老顿时无比兴奋，心想，这不就如同"肛漏之花"吗！于是提出"花瓣样切口根治高位复杂性肛漏"观点，在不损伤肛门括约肌的情况下，开窗引流与对腔引流相结合，直通内口，橡皮筋虚挂，达到根治的目的。

宋老通过翻阅文献发现中医学中本病有较多论述，如《黄帝内经》云："陷脉为漏。"《奇效良方》云："至有失治而成漏者，成瘘而穿臀及有穿肠成孔，粪从孔中出者。"此指有内外口的完全肛瘘。《医学入门》云："漏有穿肠、穿臀、穿阴。"指肛门直肠瘘、坐骨直肠瘘、肛门阴道瘘。《外科十三方考》云："曲尺痔，此痔生于肛门侧边约一寸处，如疽如疖，穿头后时出脓水不干。延至数日后，患部即隆起化脓，再数月后，又有一枚肿起成脓，脓水不干，延至穿溃三四孔后内中即结成茧。"指枝管横生的多发瘘。又云："瓜蒂漏，此症先成一瘘，历数年后即延至胯上，或三五或六七不等。初则一孔疼痛出脓，继则牵连多孔出脓，故又名瓜藤漏，漏孔又一硬痕，如牵藤样……"是指复杂肛瘘有无数外口及硬索状瘘道。还云："雌雄漏，此瘘生于肛门外，隔一寸穿一孔，左右相对，一点不差，有时左孔流水而右孔闭。有时右孔流水而左孔闭。若受辛劳则瘘孔出脓。"即指蹄铁形肛瘘。《外科大成》云："肾囊漏。漏管通入于囊也。缠肠漏，为其管盘绕于肛门也。屈曲漏，为其管屈曲不直，难以下药至底也。串臀漏、蜂窝漏两症，若皮硬色黑，必内有重管。"即指比较复杂的肛门瘘管。《河间六书》云："盖以风热不散，谷气流滋，传于下部，故令肛门肿满，结如梅李核，甚至乃变而为漏也。"《疮疡经验全书》云："脏毒者，生于大肠尽处肛门是也……蓄毒在内，流积为痈，肛门肿痛，大便坚硬则肿痛，其旁生小者如贯珠，大者如李核，兼寒作热，疼痛难安，热盛则胀，翻凸虚浮，早治早愈，失治溃烂。"此即肛瘘急性发作或并结缔组织型外痔。中医学认为，肛漏的发病原因多为肛痈溃后久不收口，湿热余毒未尽；或痨虫内侵，肺、脾、肾三脏亏损；或因肛裂损伤日久染毒而成。包括外感风、寒、湿、热等邪，饮食不节，肺、脾、肾三阴亏损，负重奔走，劳碌不停，妇女生产用力、房劳过度、体弱病衰、虚劳久嗽等，导致机体阴阳失调，经络壅塞，气血不畅，正气内伤，毒邪乘虚而入；或机体脾胃功能受损，内生湿热，湿热下注，郁久不化，热腐成脓，穿肠穿臀而成脓肿、肛瘘。

宋老发现古籍对本病的治疗有较为详细的记载，中医也是最早主张开展痔漏手术的。如《五十二病方》中即有："杀狗，取其脬，穿签，入直（直肠）中，饮（吹）之。"再牵拉使痔漏灶暴露之后，加以切除的肛瘘牵引切开术。《外科正宗》主张："凡疮毒即已成，当托其脓；脓即已成，当用针通，此举世自然之良规也。"《外科图说》还发明了镰形刀切开法。首见于明代《古今医统》引《永类钤方》挂线术有："至于成漏穿肠，串臀中，有鹅管，年久深远者，必用永类钤方挂线法，庶可除根。"并有："予患此疾十七年，遍览群书，悉遵古治，治疗无功，几中砒毒，寝食忧惧。后遇江右李春山，只用芫根煮线，挂破大肠，七十余日，方获全功。病间熟思，天启斯理，后用治数人，不拘数疮，上用草探一孔，引线系肠外，坠铅锤悬，取速效。药线日下，肠肌随长，僻处既补，水逐线流，未穿疮孔，鹅管内消……不出二旬，线既过肛，如锤脱落，以药生肌，百治百中。"清代《外科图说》又创造探肛筒、过肛针、弯刀等，使挂线法更为完善。

宋老的手术方法为：在腰俞穴麻醉下施术，患者取侧卧位或加强截石位，先触指了解瘘管走行分布情况，再用探针自外向套管走向的方向及内口探入，若不能顺利通达内口及分支，可用过氧化氢冲洗管道，冲洗后注入20 mL亚甲蓝做标记，沿亚甲蓝显示的主管道行放射花瓣样切开，用探针或弯止血钳探查管道内口及病灶腔和支管的分布。左手食指扩开皮下组织及肌肉间隙，直达内口及病灶腔，化脓期要将脓腔内的间隔全部分开。彻底清除病灶、管壁、肛隐窝、肛腺导管及肛腺。采用冲洗、搔扒，或用干纱布擦拭等。若病灶腔位置高于内口或超过耻骨直肠肌，可在病灶腔的顶端造一个内口挂一个橡皮筋，保护括约肌，使其缓慢切断，原发内口也同样挂一个橡皮筋留置，待第一个橡皮筋脱落后，再紧缩第二个橡皮筋，防止内外括约肌同时切断，要注意观察主管向两旁蔓延扩大的支管及病灶。对一侧通向肛门后正中的高位瘘要考虑对侧也有同时存在的可能，根据支管及病灶腔的分布，沿肛缘，选择3~4个呈花瓣状的放射切口，以保证主管及支管病灶腔与主管道及各花瓣样切口之间要通畅，这是彻底清除病灶保护引流通畅根治的关键。原则是：①外口的形状为放射花瓣状，大小为病灶腔的两倍，内腔病灶清除要彻底。②花瓣状切口之间要保留充足的健康皮桥。③花瓣状引流口要保持距肛缘0.5~1.0 cm。④花瓣状创口和病灶腔之间不能存在直角，防止滞留感染物及粪便残渣。最后查无残留病灶及支管后将皮瓣修剪成花瓣样，查无活动性出血及病灶腔和支管存在后，抽纱条填塞、纱布覆盖，加压固定。丁字带包扎，术毕。

宋老认为花瓣样大创口是根治肛瘘的关键，治疗肛瘘传统的手术方法，弧形切口、短小切口或者采用一个主管引流，都给肛瘘手术后的引流、愈合、换药带来一定的困难，很难彻底清除病灶。手术失败原因很多，关键在切口不合理，引流不通畅，病灶腔得不到彻底清除，传统的挂线也不能完全解决这些问题。宋老在根据肛周解剖学生理学特点，吸取西医学的手术优点，采用手术创缘修剪成花瓣状并充分扩大引流通道，凡有病灶腔的部位均建立引流通道，并将皮肤创口修剪成花瓣状，彻底清除引流通道中的妨碍粪便及分泌物流出的组织，通道长轴无直角存在呈放射状，花瓣状切口的数目根据感染灶及病灶腔分布情况而选择切口。经过357例临床观察，宋老认为该切口：①符合肛周解剖生理学特点，易于有效发挥挂线的优点。②保证在肛瘘手术后愈合的过程中经常保持引流通畅，又不易贮留粪的残渣。③防止了桥形愈合及盲袋的形成。④能有效保护肛门括约肌功能及肛周皮肤功能的完整性。⑤防止了肛门的变形，增加了术后肛门的美观。

宋老同时提出，彻底清除感染灶是手术成功的重要因素，正确理解肛瘘的发病机制与位于括约肌间隙的肛腺和导管感染有密切关系，由于肛门周围解剖及生理的特点，原发感染灶可能在括约肌间隙中上下播散，甚至进入骨盆直肠的间隙或者水平播散或者环状播散，由于感染播散的广泛性，所以决定对感染腔要彻底打开进行扩创搔刮，用干纱布反复擦拭，再加上反复用甲硝唑、过氧化氢、盐水、混合液冲洗，在不影响括约肌功能的前提下，尽量扩大，以求彻底消除，对所有感染腔及管道均用钝性分离法，使之保持相通，对于主管道以外的支管或感染腔，均在保留充分皮桥的情况下与相应的皮肤呈花瓣状切开进行引流。另外，还要充分掌握挂线的原则，在手术时不仅需切断外括约肌皮下浅层，而且需切断深层和耻骨直肠肌，甚至有的需两处切断。宋老通过长期的临床探索，严格掌握挂线的松紧度，使括约肌缓慢勒割，并使周围组织产生慢性炎症反应，致使局部纤维化，将括约肌断端与周围组织粘连固定，当括约肌被橡皮筋缓慢割断时，组织一边创开，一边修复，保持原位粘连固定，所以分离后的括约肌断端距离就很小，修复后指诊触不出被分离的断端，由于损伤小，不至于发生括约肌大豁口而大便失禁。

宋老特别强调，加强术后疗法是不可忽视的措施。肛瘘手术做得再高明、再理想，如果术后治疗跟不上同样会导致失败或复发。肛漏病手术后的中药汤剂辨证论治、中药坐浴熏洗、每日换药冲洗、肛门功能锻炼等都要相应进行。宋老认为出色完成手术仅是成功的一半，要取得完全的成功，术后必须认真换药并系统地观察伤口变化及愈合情况，发现问题后及时改变换药方法及调整用药方案，必要时对感染分泌物做细菌培养，有目的地应用抗生素，对感染较重窦道及分泌物较多的伤口选择抗生素液冲洗加适量过氧化氢冲洗是提高疗效减轻换药痛苦的优选方法。

该项研究结果也是令人非常满意的，共357例患者，其中痊愈356例，有效1例。此方法为肛漏病的治疗提出了新术式，对肛漏病的治疗和预后贡献了新思路。本课题为1981年郑州市科技攻关项目，1985年6月，获得河南省科学技术进步三等奖。该术式目前仍在医院应用，治愈患者共计5 000余例。

宋老在研究便秘病的诊疗时提出辨证论治，根据病因病机诊断出相应的证型，逐个攻克。在治疗气虚型便秘时，结合多年诊疗经验，遣药组方，取得很好的疗效。这其中既有"整体观念、辨证论治"的中医思维，又有"同病异治"的临证发挥。宋老认为气虚型便秘多因罹患他病，久伤正气，或伤气，或伤阳，或伤阴血。温热病日久，余热留恋，阴津耗伤。肠道津亏，失于润降，则大便燥结而秘。多汗、呕吐、泄泻、多尿等病变，津液亡失过多及妇女崩漏、产后，以及各种原因所致的出血性病变，均可导致血虚，阴血亏少，津液不足，以致肠道失润而干涩，引起便秘。久病伤气，寒性病变伤阳，气虚大肠传导无力，阳虚肠道失于温润，可致排便困难而便秘。久病及血，血行不畅，或失血之后，血积不行，或跌打损伤，均致血瘀停积，津停失润，亦可发生便秘。

宋老治疗气虚型便秘以黄芪汤作为基本方，经过加减命名为"益气润肠丸"。由黄芪30 g、生白术30 g、枳实15 g、厚朴15 g、肉苁蓉15 g、桃仁15 g、当归15 g、桔梗10 g、胖大海10 g、火麻仁10 g组成，炼蜜成丸。方中黄芪、生白术健脾益气共为君药。枳实、厚朴消腐积、理气滞，肉苁蓉补肾壮阳、润肠通便，共为臣药。桃仁与当归相配伍，桃仁得当归，活血之力乃强，当归配桃仁，润肠之功倍增，两药相得益彰，肠润而便通，二者共为佐药。桔梗宣通肺气，起提壶揭盖之效，胖大海、火麻仁润肠通便，蜂蜜甘润，润肠通便，补益五脏，调和诸药共为使药。诸药配伍，共奏健脾益气、行气化滞、活血化瘀、润肠通便之效，通下不伤正，护肠不留邪。通过对120例气虚型便秘患者的临床研究发现，疗效肯定。该研究于2017年3月获得河南省中医药管理局科技进步三等奖。

宋老在研究大肠癌时发现，肿瘤是全身性疾病的局部表现，是一类病而不是一个病。中医学对大肠癌的记述散见于"肠积""积聚""肠蕈""肠风""癥瘕""脏结""脏毒便血""下痢""锁肛痔"等疾病的范围之内。如《外科大成》中说："锁肛痔，肛门内外如竹节锁紧，形如海蛇，里急后重，粪便细而带扁，时流臭水……"与大肠癌症状颇为相似。其致病因素是比较复杂的。中医学比较重视内因，认为本病是由于下述原因致成：忧思郁怒，饮食不节，久痢久泻，脾失健运，气机不畅，毒邪侵入，湿热蕴结，下注大肠，滞留积聚，凝结成积。如《灵枢·水胀》中"肠蕈何如，岐伯曰：寒气客于肠外，与卫气相搏，气不得荣，因有所系，癖而内著，恶气乃起，息肉乃生……"是指机体失调，再加上外来的因素，是诱发大肠癌的原因之一。然邪毒侵入主因是正气虚弱不足，即"邪之所凑，其气必虚"。《医宗必读》曰："积之成也，正气不足，而后邪气踞之。"这说明人体正气不足，机体阴阳失调，脏腑、经络、气血功能失调，引起气滞、血瘀、痰凝、热毒、湿聚等互相交结，再加外来因素，以致引起肿瘤的发生。在临床上常是几种因素相互交叉出现，互为因果，相互联系。如气滞血瘀、痰凝湿聚、痰瘀互结，邪实正虚等。但其主要是机体阴阳失调，正气虚弱，抵抗力低下，这是发病的主要因素，即内因。所谓外因，是指各种邪气、邪毒等因素长期不断侵袭，久而久之，导致肿瘤的发生。这说明，正气虚弱是形成积聚癥瘕的内在根据。在一定条件下，外因也能起决定的作用，但主要还需通过内因而起作用。因为癌症是全身性疾病的局部表现，因此，在治疗癌肿时，除应用理气、活血、化痰、软坚、清热、利湿等病因疗法外，还必须从整体的全面观点出发，调整脏腑、经络的机能，扶正祛邪，调动机体的内在因素，来达到消除肿瘤的目的。

宋老认为，大肠癌的发病与内因和外因都有关系，该病的发生多责之于"气"。气乃一身之根本，气行则血行，气滞则血瘀，久则郁结成瘤。大肠癌的基本病机可概括为"虚、实"两个字，"虚"指气虚、血虚、脏腑机能低下，表现为正气虚；"实"指毒盛，邪气盛，癌瘤生长迅速，脏毒蕴结于大肠，痰湿瘀血互结助长其型，表现为邪气实。虚不补则不足以抗邪，邪不祛则难以固其本，故治疗应掌握病机，辨证虚实，有的放矢，既要健脾益气，扶正固本，又兼解毒散瘀，消肿化坚。宋老借鉴先贤之经验，结合现代药理研究成果，参合数十年临证诊治大肠癌心得，遣药组方，名曰："抗癌液"。抗癌液从古方举元煎（出自《景岳全书》）、莪术散（出自《寿世保元》）化裁而来。黄芪补气升阳，生津养血，党参大补元气、补脾益肺、生津安神，共为君药；三棱、莪术为臣药，破血行气、消积止痛；土茯苓、白花蛇舌草、败酱草、瞿麦共为佐药，清热解毒，利湿通淋，祛瘀止痛；炙甘草补虚、解毒，调和诸药，为使药。全方九味药，君臣有序，佐使有节，使邪去而不伤正，标本兼治，共奏益气扶正，消瘤散结之效。现代药理学研究表明，方中的许多单味药均有不同程度的抗肿瘤作用，临床疗效可靠，并制成汤剂、丸剂以及栓剂等，通过不同途径给药，在大肠癌患者术前、术后以及无法手术的晚期患者治疗中取得十分满意的疗效，具有显著的增效减毒作用，提高了患者的生活及生存质量，明显提高患者的5年生存率，有些患者生存达10年以上。

通过郑州市大肠肛门病医院实验研究证明：抗癌液对人大肠癌裸鼠移植瘤有确切的抑瘤效果，其作用与5-氟尿嘧啶（5-FU）的抑瘤作用大致相当；具有抑制人大肠癌细胞增殖的作用，其机制可能与改善肿瘤细胞核形态、降低核内物质合成代谢、诱导细胞重新分化逆转归正及调节VEGF、EGFR和P53的表达有关；抗癌液与5-FU联合应用协同增效作用非常明显。该项研究于2016年1月经鉴定获得河南省科技成果，2017年3月获得河南省中医管理局科技进步三等奖。

另外，宋老还对其他肛肠疾病进行了研究，如痔病、脱肛、肛裂病等，先后获得数十项省市级进步奖项。

六、淡名利 重学术

宋老先后担任郑州市向阳中心医院院长、郑州市大肠肛门病医院（河南中医药大学附属郑州市大肠肛门病医院）院长、书记等职，是被人事部、卫生部、国家中医药管理局认定的全国首批500名著名老中医之一，是终身享受国务院政府特殊津贴专家；担任中华中医药学会肛肠专业委员会副主任委员，世界中医学会联合会肛肠专业委员会副主任委员，河南省中医学会常务理事，河南省中医（中西医结合）肛肠专业委员会主任委员等；担任中国肛肠病杂志副主编；先后获得"河南省劳动模范""河南中医事业终身成就奖""河南省优秀共产党员"等荣誉称号；2013年被定为"全国名老中医药专家传承工作室"建设项目专家，2014年被评为"国医大师候选人"。

宋老先后为河南省第七次党代会代表，河南省第五、六、七、八届政协委员等。1983年4月至1988年1月，任第五届河南省政协委员；1988年1月至1993年1月，任第六届河南省政协委员；1993年4月至1998年1月，任第七届河南省政协委员；1998年1月至2003年1月，任第八届河南省政协委员。曾有151条建议以提案形式提出，78条提案被采纳执行。为河南省医疗卫生事业的发展及规划提出很多具有建设性的提案，特别对我省中医药的发展及具体问题的解决有较大的贡献。直接对河南省中医事业发展有建设性的提案有25条被采纳，如河南省中医管理局人员编制问题的探讨建议（1982年）、河南省中医院建设立项问题的建议（1984）、关于医护人员职称晋级"评"与"聘"分开的提案（1993）等。但，宋老说，这些都是虚名，是党和国家的信任，是中医肛肠同仁的抬举，作为一名中医医生，还是要把工作重点放到中医上，仔细继承，认真发扬中医精神，把中医学做好才是我应该做的事情。

宋老从事中医临床工作近60年来，先后研制出"双白健脾胶囊""云竹润肠丸""黄地清肠丸"等30余种专科用药。中药经肛门直肠给药的方法治疗炎性肠病、便秘、晚期大肠癌等相关研究，临床疗效突出。宋老还主持研发了"自动洗肠机""蹲位检查机""直肠点滴给药机""自动升降检查床"及"痔瘘熏洗机"等多种专科设备。先后获得了国家发明专利2项，国家实用新型专利8项，发表学术论文百余篇。先后主编了《中国大肠肛门病学》《中国肛肠病学》《中医肿瘤治疗学》等十余部著作，参编了《中西医结合肛肠病学》等数十部肛肠著作。其中《中国大肠肛门病学》为1985年我国首部出版的关于大肠肛门病的诊疗专著，先后参加香港书展和莫斯科、东京等国书展并获奖，其中香港文汇报称该书为"精品"。为中医肛肠的发展及学术推广做出了突出的贡献。

第二章

学术思想

第一节　学术精华

一、诊当整体，治必辨证

　　中医学认为，人是一个有机的整体，是以五脏为中心，通过经络"内属于脏腑，外络于肢节"的作用而实现的。中医学以阴阳五行学说为指导，阐释人体生理病理和疾病的防治规律，形成了整体观念、辨证论治等一整套独特的理论体系，创立了多种多样的治疗方法，并积累了丰富的经验而传承至今。宋老认为，中医肛肠病学是中医学的一个重要组成部分，同样应遵循中医学的整体观念及辨证论治，因此，宋老在诊治大肠肛门疾病时强调"诊当整体，治必辨证"的临床思维。

　　我国古代医学家对大肠肛门的解剖于2000多年前就有比较详细的记载。《灵枢·肠胃》云："谷所从出入、浅深、远近、长短之度：唇至齿长九分，口广二寸半……咽门重十两，广一寸半，至胃长一尺六寸；胃纡曲屈，伸之，长二尺六寸，大一尺五寸，径五寸，大容三斗五升；小肠后附脊左环，回周迭积，其注于回肠者，外附于脐上，回运环十六曲，大二寸半，径八分分之少半，长三丈三尺；回肠当脐左环，回周叶积而下，回运环反十六曲，大四寸，径一寸寸之少半，长二丈一尺；广肠传脊，以受回肠，左环叶脊，上下辟，大八寸，径二寸寸之大半，长二尺八寸。肠胃所入至所出，长六丈四寸四分，回曲环反，三十二曲也。"又如《灵枢·经水》云："若夫八尺之士，皮肉在此，外可度量切循而得之，其死可解剖而视之，其脏之坚脆，腑之大小，谷之多少，脉之长短，血之清浊，气之多少，十二经之多血少气，与其少血多气，与其皆多血气，与其皆少血气，皆有大数。"明代李梴《医学入门》云："魄门上应阑门，长二尺八寸，而大八寸，受谷九升三合八分（魄门者，肺藏魄也。又曰广肠，言广阔于大小肠也。又曰肛门，言其处似车缸形也……）。肛之重也，仅十二两，肠之重也，再加二斤……，总通于肺，而心肾膀胱连络系膈（肛门亦大肠之下截也，总与肺为表里。大小肠之系自膈下与脊膂连，心肾膀胱相系脂膜筋络，散布包裹，然各分纹理，罗络大小肠与膀胱。其细脉之中乃气血津液流走之道）。"

从上述可以看出大肠肛门和其他脏腑的解剖关系。从功能上说，大肠具有传导排泄水谷糟粕等作用，肛门具有调节和控制排便的功能。《素问·五脏别论》篇云："夫胃、大肠、小肠、三焦、膀胱，此五者，天气之所生也，其气象天，故泻而不藏。此受五脏浊气，名曰传化之府，此不能久留，输泻者也。魄门亦为五脏使，水谷不得久藏。"又云："六腑者，传化物而不藏，故实而不能满也。所以然者，水谷入口，则胃实而肠虚；食下，则肠实而胃虚。故曰实而不满，满而不实也。"《灵枢·本输》："肺合大肠，大肠者，传道之腑。"金代李杲《兰室秘藏》："夫大肠庚也，主津，本性燥，清肃杀之气。本位主收，其所司行津，以从足阳明旺则生化万物者也。足阳明为中州之土，若阳衰亦殒杀万物，故云万物生于土而归于土者是也。"

大肠属六腑之一，六腑以通为用，故《素问·五脏别论》云："夫胃、大肠、小肠、三焦、膀胱，此五者，天气之所生也，其气象天，故泻而不藏。此受五脏浊气，名曰传化之府，此不能久留，输泻者也。"传导排泄糟粕，这一功能活动，主要体现在以通为用、以降为顺这一生理特性上。从形态上来看，大肠为一管状结构，内腔较小肠大而广，回运环曲亦少。这一形态结构，是与大肠排泄功能相一致的。如由于某种原因致肠腔形态改变，就会产生传导障碍。《疡医大全》谓："经曰：大肠者传导之官，变化出焉，上受胃家之糟粕，下输于广肠，旧谷出而新谷可进，故字从肉从易，又畅也。通畅水谷之道也。"大肠以通为用、以降为顺的这一生理特性，对维持人体饮食物的消化吸收和水液代谢起到了重要作用。故《灵枢·平人绝谷》云："平人则不然，胃满则肠虚，肠满则胃虚，更虚更满，故气得上下，五脏安定，血脉和利，精神乃居，故神者，水谷之精气也。"

大肠主津，靠肺肾气化。《灵枢·经脉》云："大肠……是主津液所生病者。"张景岳注："大肠与肺为表里，肺主气而津液由于气化，故凡大肠之泄或秘，皆津液所生之病。"《脾胃论》说："大肠主津，小肠主液，大肠小肠受胃之营气乃能行津液于上焦。"大肠参与津液之代谢，并分泌产生某些物质，有的可润滑肠管，帮助排便。如此功能正常，则大肠濡润，粪便成形，排出较易。有的参与机体的其他生理活动。

大肠传导功能的实现，还有赖于气血的推动和濡养，只有气血旺盛，血脉调和，大肠才能传导有序，排泄正常。其传导，主要靠肺气之下达，才能承小肠之传物，故在生理上与肺、小肠的关系更为密切。肺气宜降，肺气不降大肠易滞。《医经精义》说："大肠之所以能传导者，以其为肺之府，肺气下达，故能传导。"

大肠变化靠小肠余气，太过则实，不及则虚。大肠的变化功能与小肠密切相关，是小肠泌别清浊功能的延续。所以，小肠之余气，直接影响大肠的"变化"功能。小肠通过泌别清浊，清者上输于脾，浊者下输至大肠，其中还有部分未被小肠吸收利用的水液和精微物质，则要靠大肠的"变化"作用来完成，即将浊中之清重新吸收，浊中之浊由魄门排出。

宋老指出，大肠肛门功能的完成离不开五脏的调摄与影响。构成人体的各个部分之间，各个脏腑形体官窍之间，结构上不可分割，功能上相互协调、相互为用，病理上相互影响。如《素问·五脏别论》云："魄门亦为五脏使，水谷不得久藏。"人体脏腑之间在功能上既有明确分工，又有密切联系；既能相互促进，又能相互制约，从而保持着机体内外环境的统一，维持着人体的正常生命活动。大肠之所有功能，均与其他脏腑相关，为了便于学习和研究，作者把大肠之传输变化和肛门之启闭论述如下，并论及有关脏腑。此处就五脏对大肠功能之影响而深论之。

1. 肺主气与宣发肃降，表里相互为用

肺与大肠，一阴一阳，表里相合，脏腑相配，肺主气，主宣发与肃降。肺与大肠共应于皮毛，如《灵枢·本藏》云："肺合大肠，大肠者，皮其应。"这说明皮毛与大肠肛门也有着密切的联系。临床上，外感泄泻就是在外邪侵入皮毛后，内应于大肠而发病，如胃肠型感冒，既可见到发热、恶寒、咳嗽、舌淡脉浮之表证，又可见到腹泻、腹痛之里证。而某些大肠肛门病也可出现于皮毛，即有诸内必形诸外。如痔瘘疾患可在眼球结膜、唇系带和背部找到相应的痔征等。

肺气的肃降，有助于大肠的传导。肺的生理功能正常，肺气充足，则大肠传导功能能顺利进行。若肺气虚弱或宣降失常，可导致大肠传导功能失常。如肺气虚弱之气虚便秘，肺热下迫大肠可致脱肛等。而大肠肛门的通降功能，又有利于肺气的宣发和肃降，二者在生理上相辅相成，病理上又相互影响。如大肠传导失司，腑气不通，魄门不能输泻浊气，则可影响肺的肃降，产生咳喘、胸闷，故古人用宣白承气汤治疗肺热喘满、大便秘结，机制就在于此。若大肠传导过度，魄门失司，久泻耗气，则可出现气短乏力、语声低微等肺气不足之证。

2.脾主运化升清，关连大肠之传导

脾为后天之本，气血升化之源，脾气主升，胃气主降为气机升降的枢纽，气机升降有序，则肛门启闭正常。脾主统血，有统摄血液在经脉中运行、防止溢出脉外的功能。沈明宗在《金匮要略编注》中说："五脏六腑之血，全赖脾气统摄。"即是此意。若脾的统摄功能失常，则可出现便血。另外，脾气具有升清固脱作用，肛门位置低下，之所以能正常舒缩活动而不致脱垂，全赖脾之升举固脱。若脾气虚弱，升清固脱失常，一方面可出现水谷精微不化等大肠传导功能的障碍，产生腹泻；另一方面则可因摄纳无权而发生脱肛。中气下陷，脾虚运化失职，大肠传导无力，魄门开启迟缓，也会出现气虚便秘。反之，若久泻久痢则可伤脾，出现神疲倦怠、形体消瘦，纳食呆滞等脾气亏损之象，浊气不降，也可影响脾胃转枢气机的功能，出现腹胀、腹痛、脘闷嗳气、食欲减退，甚则呕吐。

3.肾开窍于二阴，主司魄门之启闭

肾开窍于前后二阴，司二便，二阴的开阖与肾的气化功能有关。《素问·脉要精微论》说："五脏者，中之守也……仓廪不藏者，是门户不要也……"《薛氏医案·脱肛》云："肾主大便，故肾虚者多患此证。"肾中精气充足，气化功能正常，则肛门启闭有度。若肾阳虚损，不能温煦下元，常可致五更泻；肾阴亏虚可致肠液枯涸，魄门不利，出现便秘；肾的封藏失司，关门不利，可出现久泻滑脱。反之，如肛门受损，泻利日久，又可损伤肾阴、肾阳，而出现腰膝酸痛、畏寒肢冷等。

4.肝主疏泄，调畅气机

肝功能正常，则人体气机升降出入疏通畅达，魄门功能正常。肝气不和，气机壅滞，魄门启闭不利，则腹满胀闷，大便涩滞。肝气郁结，疏泄失常，可致肝脾不和。肝主筋，亦可影响大肠筋脉之功能。

5.心藏神，魄门亦为心使

心为"五脏六腑之大主"。心神主宰魄门的启闭，"主明则下安"，心神正常则魄门启闭有序，排便有时有节。心神不明，则魄门启闭无序，大便失禁，无时无节。

宋老认为，人生活在自然和社会环境中，人体的生理功能和病理变化，又受到自然环境、社会条件的影响。肛肠病虽然属于身体的局部病变，但诊病切莫顾此失彼，顾重失轻，一叶障目。"整体"即中医之整体观念，它是中国古代哲

学思想和方法在中医学中的具体体现，是同源异构及普遍联系思维方法的具体表达。宋老常要求徒弟在处理有关肛肠疾病等问题时，必须注重人体自身的完整性及人与自然社会环境之间的统一性和联系性。对于人的生理、病理、诊法、辨证、养生、防治等各个方面不可忘却整体观念，这是中医学的基础理论，也是临床实践的指导思想。

宋老在临床实践中指出，所有的疾病都需要辨证，特别是中医临床实践中，病证无辨无据，何谈治法？从"辨证论治"的字义可以看出其意义。《说文解字》中记载："辨，判也。""证，谏也。""论，议也。""治，水。出东莱曲城阳丘山，南入海。"由此可见，辨证，是在认识疾病的过程中确立证候的思维和实践过程，将四诊所收集的有关疾病的症状和体征运用中医学理论进行分析、综合，辨清疾病的原因、性质、部位及发展趋向，然后概括、判断为某种性质的证候的过程。论治，是在通过辨证思维得出证候诊断的基础上确立相应的治疗原则和方法，选择适当的治疗手段和措施来处理疾病的思维和实践过程。辨证论治是中医学认识疾病和处理疾病的基本原则，宋老发现，在现代中医基础理论框架建立后，辨证论治与整体观念为中医学理论体系的两大主要特点。"辨证论治"是中医学中的核心内容，长期以来一直被认为是中医学理论体系中最具特色的学术精髓，而且作为一种原则、一种技术规范几乎支配着中医临床实践的全过程，是开展中医诊治、研究必须遵循的一个重要原则。辨证中，既要掌握本腑病症，又要了解涉及的其他五腑及五脏所表现的病症。另外，还要结合四诊情况。只有这样，才能真正地了解疾病所属的证型，确立针对证型的治则，有目的地按照君臣佐使的原则遣药组方。

宋老在临床诊治中总结出自己的辨证论治步骤模式，即先诊病，次辨证，再论治。诊病中提出：追询病史、探求病因、落实病位、阐明病机、分清病性、详悉病势、确定病名。提出辨证论治的现代化需要从中西医结合的角度入手，结合理化检查，结合微观辨证与现代药理研究，进行疾病的中西医结合治疗，丰富辨证论治的内容，弥补其不足。辨证：运用四诊等手段诊察疾病的证候或信息。对症状进行比较、鉴别和初步地辨识，运用现代理化检测技术和方法进一步扩大和发展中医的诊察方法。辨病因、病位、病性、病情、病势、标本、病机等进而确定证型。论治：根据证型，确定治则，然后遣药组方。

二、异病同治，同病异治

宋老认为，中医学博大精深，要想充分地了解和掌握它，需循序渐进，博览群书，手不释卷，要深钻，要学活。"异病同治"与"同病异治"，二者相同的是"证"，不同的是治则。首先说，"异病同治"是指在不同的疾病过程中，由于病因、病理、发展趋势等的相似而出现了相同的病机变化，即出现了相同的"证"。这时可以采用相同的治疗措施和方法，包括相同的方剂，如便秘和肠炎后期出现的气虚血弱证，都可以用补气养血的治法。"同病异治"则是指在相同的疾病过程中由于病因、病机、发展趋势等的不同，出现了不同的病理变化，即出现了不同的"证"，这时需要采用不同的治疗方法和手段，如内痔病的风伤肠络证和湿热下注证，就需要不同的治则。

症状和体征是病和证的基本要素，疾病和证候都由症状和体征构成。有内在联系的症状和体征组合在一起即构成证候，证候反映疾病某一阶段或某一类型的病变本质；各阶段或类型的证候贯串并叠合起来，便是疾病的全过程。"异病同治"和"同病异治"都是辨证论治的精神实质，即"证同治亦同，证异治亦异"思想的具体表现形式，反映了中医学诊治疾病着眼于对证候的辨析和因证候而治的特点。

三、辨证与辨病相结合

宋老认为，中医学在认识和处理疾病的过程中，既强调辨证论治，又讲究辨证与辨病相结合。证，即证候，是疾病过程中某一阶段或某一类型的病理概括，一般由一组相对固定的、有内在联系的、能揭示疾病某一阶段或某一类型病变本质的症状和体征构成。证是病机的外在反映，能够揭示病变的机制和发展趋势，病机是证候的内在本质。由于病机的内涵中包括了病变的部位、原因、性质和邪正盛衰变化，故证候能够揭示病变的机制和发展趋势，中医学将其作为确定治法、处方遣药的依据。病，即疾病，是致病邪气作用于人体，人体正气与之抗争而引起的机体阴阳失调、脏腑组织损伤、生理机能失常或心理活动障碍的一个完整的生命过程。在这一过程中，始终存在着损伤、障碍与修复、调节的矛盾斗争。疾病一般都有一定的发病原因及病理演变规律，有较固定的临床症状和体征，有诊断要点和与之相似疾病的鉴别点。

中医临床通常的诊治原则为"以辨病为先，以辨证为主"，证往往与具体的病相联系，也随具体的病有相应的改变。虽然辨证论治是中医学的研究思路和方法，但是治疗的"证"是由"病"而来，没病不可能有证，因此要以辨病为先。中医学在注重"辨证论治"的同时，也仍在运用辨病治疗思维，如对大肠癌的防治。某些病还可用有特异性治疗作用的中药单方或复方治疗，如痢疾一般可用黄连、三颗针、马齿苋等治之，肠痈一般可用大黄牡丹汤治之等。但是多数疾病都有比较长的过程，在这个过程中每个阶段的病理变化不尽相同，又多呈现出不同的类型，很难确定划一的治疗方法，只能根据疾病发展过程中的证来确定治疗方针，也就是说，不是根据病，而是根据证来确定治疗方法，因此要以辨证为主。这样一来，辨病论治就成为辨证论治的一种特殊表现形式。

四、重视六经八纲

宋老治病时指出，百病生于六经，诊治莫忘八纲。《素问·热论》中论述："伤寒一日，巨（太）阳受之……二日阳明受之……三日少阳受之……四日太阴受之……五日少阴受之……六日厥阴受之。"六经之间，周而复始，灌注全身，一经之病可以传变他经，大肠属阳明之经，与太阴肺经相表里，与阳明胃经相呼应，与太阳、少阳、厥阴、少阴皆有联系，因此诊治阳明经大肠之病，勿忘与心、肝、脾、肺、肾五脏及胃、小肠、胆、三焦和心包之间的联系。明代医家张景岳深谙八纲的重大意义，在《景岳全书》"阴阳篇"与"六变辨"中，对阴、阳、表、里、寒、热、虚、实进行了深刻的理论与临床实践相结合的论述："审阴阳乃为医道之纲领，阴阳无谬，治焉有差？"又说："六变者，表、里、寒、热、虚、实也，是即医中之关键。明此六者，万病皆指诸掌矣。"虽然肛肠病变多以局部表现为主，但由于人体的内部气血、经络以及脏腑之间的联系，局部病变往往是气血、经络或其他脏腑为病的反映。故《外科启玄》说："凡疮疡，皆由五脏不和，六腑壅滞，则令经脉不通而生焉。"此即"有诸内，必形诸于外"的传变关系。所以，诊断肛肠疾病时应有整体辨证观，必须辨清疾病的阴阳属性、表里关系，寒热之象，虚实盛衰、经络所在、发病缓急、病程长短、病位深浅，以及肿、痛、痒、脓等病症的性质，才能做出准确的诊断。

六经八纲是中医的重要内容，掌握了六经八纲，方可领略中医的浩瀚与奇妙，学习及运用中医诊治病患时，才能高屋建瓴，统观全局；在处理诸多疑难重症时方可得心应手，左右逢源，收到意想不到的效果。

五、切脉观舌，四诊合参

宋老诊病，力主认证，将证认清，治之则如同启锁，一推即开。认证之根本在于辨清病的本质，不可为外象所惑，不可一观病患，不闻脉舌，妄下治法、方药。若细观详查，先辨阴阳，以求其本，病本既明，虚实寒热则迎刃而解。在诊断中，宋老在诊断大肠肛门疾病中始终把脉诊、舌诊辨证放在首位，强调四诊合参，认为问诊在于得其病情，辨其寒温，审其虚实，反对"医者不屑问，病者不肯言"的态度。

1. 问诊

问诊是医生有目的、有步骤地询问患者或其家属，以求全面地了解疾病的有关情况，为辨证论治提供依据。问诊是诊断疾病的重要步骤，历来为医家所重视，张景岳认为，问诊是"观察之要领，临证之首务"。问诊内容包括患者一般情况、主诉、现病史、既往史、个人史、家族史等，与现代医学基本相同。但在询问时，必须根据中医的基本理论，从整体出发，按辨证要求，有目的地进行问诊。肛肠疾病，在问诊时，还应结合肛肠病的部位特点，有目的、有重点、有次序地加以询问。

（1）问寒热：询问患者是否发热、恶寒，并注意寒热的轻重、出现形式及久暂。如发热伴有恶寒，发热较急的，多见于肛痈早期；若发热较高或过高，而不恶寒者，为里热证，多见于肛痈溃脓期，或见于邪毒内陷的败血症。如为潮热，按时而至，常于午后发热，肛肠疾病所表现的潮热有虚实之分，实证潮热多见于肠胃痞满燥实之阳明腑实证；虚证潮热多见于肛周慢性特异性感染之阴虚证。若久病畏寒而不发热，多为阳虚证，可伴有口淡不渴、腹痛泄泻等里寒症状，可见于慢性结肠炎，以及部分肛周慢性感染性疾患。一般急性感染性疾患病位愈表浅者，寒热见症出现得愈晚，或不出现，表现愈轻；反之则出现得愈早，表现愈显著。

（2）问汗：了解患者是否出汗及汗出的多少、时间及其兼症。肛肠病而见汗出者，多属实热证、痛证或虚证。若肛周红肿热痛，身热盛而大汗出者，多为热邪迫津外泄。肿疡初期，正气较盛，病邪常可随汗而出，故有时可见汗出热退，肿痛渐消；若汗出热不退，则表明热毒炽盛，难以内消，势必成脓。肛肠病痛证中常以大汗出为其伴发症状，肛痛剧烈难耐，气急于内，逼汗于外，此尤多见于表虚之人。若动则汗出，且身无寒热，而伴有气短乏力者，多为气虚阳虚。气虚便秘者可伴有自汗。肛漏溃脓日久，耗伤阴血，患者常有盗汗，并伴有潮热、乏力等症，此乃阴虚热扰，津液外泄所致。若肛肠手术后，忽见汗出淋漓，并伴有面色㿠白、心慌、头晕、肢软等症，多为大出血迹象，须高度重视。

（3）问饮食：包括患者饮食嗜好、冷热喜恶、食量多少、食欲、食后感觉、口渴情况等。许多肛肠疾病的发生发展均与饮食有关。如痔疾、肛周脓肿、肛瘘等，常因过食肥甘辛辣而引发或加重。不思饮食，进食乏味，食量减少，多为内伤饮食；喜热食，或食后常感饱胀，多为脾胃虚寒。对于突发肛门剧痛、便血者，应注意询问是否曾误吞骨刺、果核等尖锐硬物。在诊治过程中，注意经常询问患者的饮食变化情况，并借以推断患者的病情预后。若患者胃纳不减，乃脾胃无恙、正气尚足之象；若食欲大减甚者不思饮食，乃胃气衰败，正虚邪进之象。另外，还须注意了解患者的口渴情况。口渴多饮常见于热证；大渴喜冷饮，为热盛伤津；口渴而不多饮，常见于急性热病，多属热入营血，也可见于湿热证。

（4）问大便：肛肠病变与大便的异常有着重要的联系，对肛肠疾病的诊断有着重要的临床价值。问患者大便时，应注意询问大便的次数、质地、排便时的感觉和粪便的颜色、形态及伴随症状等。大便经常秘结不通，排便时间延长，粪质干燥、干硬，或有便意而排便困难者，即属便秘。如便次增多，粪便稀薄者，即属泄泻。暴泻者，多由湿热困脾所致；久泻者多属脾虚，水湿不化所成。如便中夹有未消化食物者，多为脾胃气虚阳弱，或风、湿、寒、热诸邪客犯脾胃所致的飧泄。如大便时干时稀，肠鸣腹痛，泻后仍腹痛者，多由肝脾不和所致。若大便先干后溏，多属脾胃虚冷；水粪夹杂，下利清谷或五更泄泻，多为脾肾阳虚。如便次增多有脓血黏液伴有里急后重者，多为湿热蕴结，气血瘀滞，肠络受损所致。赤多白少为热重于湿，白多赤少为湿重于热，常见于大肠炎症性病变或肿瘤。如排便时肛门有灼热感，多为热毒炽盛，热迫大肠所致。大便时肛门有重坠感，多为湿热内阻大肠，或为气虚下陷所致。如患者排便不爽，伴有腹痛，矢气较多，排出即舒者，多为大肠气机不畅；伴有腹胀、呕恶且泻下酸腐者，多为伤食积滞；伴有里急后重，且便中夹有黏液，甚至脓血者，多为湿热蕴结。如患者大便不能自控，滑脱不禁，甚者便出而不自知者，即为大便失禁。多为脾肾失约，魄门外伤所致。发生于疫毒痢高热神昏之时者，多为热毒内闭，神志昏蒙，肛门失司；发生于久泻久痢之后，且伴形寒肢冷，腰酸耳鸣者，多为脾肾阳虚，肛门不固；发生于久病之后或见于年老体衰，且伴有纳呆乏力者，多为脾气虚陷，肾气不固。如粪便变扁、变细或表面出现沟痕，应考虑是否患有肛门直肠肿瘤，但严重的内痔也可出现类似变化，可结合兼症予以鉴别。便血为肛肠疾病最为常见的症状之一。问便血着重询问便血的方式、血色、血量等，并结合临床其他症状，对便血的性质做出全面的分析。如便血质清色鲜，血出如射或点滴而下，兼见便秘口渴者，多为风热燥邪伤及血络之肠风下血。如便血污浊，兼见便下不爽，胸腹痞满者，多为大肠湿热蕴于血分之脏毒下血。如血色淡红且量多，兼见纳呆、便溏、乏力者，多为脾气虚弱，摄血无权所致。如便血深红，且量少，兼见口干、烦热、消瘦、腰酸等症者，多为肝肾阴虚，虚火内扰动血所致。一般而言，血色鲜红者出血部位较低，血色愈暗，往往出血部位愈高。但有些直肠低位出血，由于反流蓄积于直肠壶腹，时间较长者，也可见血色紫黑而暗，或有血块。便血常因粪便通过时造成局部损伤而致。因此，便血量的变化也可反映病变部位损伤的程度。

（5）问脱出：脱出是指病变组织脱出肛门外的症状。可见于内痔、直肠脱垂、直肠息肉等疾病。问诊时，应对脱出的诱因及还纳的方式进行准确的辨别。一般来说，用力排便时脱出，还纳较易者，病情轻；非排便时增加腹压即可脱出，还纳较难者，病情重。伴有肛门坠胀灼热，大便不爽，且脱出物表面鲜红、糜烂、渗出较多者，属湿热下注之实证；经常脱出肛门松弛，排便无力，伴有神疲、气短者，多属气虚下陷。若脱出物嵌顿于肛缘，不能自行纳入，疼痛较甚者，即为气血瘀滞。

（6）问肛周潮湿：肛周潮湿是肛肠病常见症状，由肛门异常分泌所致。可见于肛门湿疹、肛瘘、肛门失禁、脱肛等多种疾病。由于肛门部位隐蔽，患者难以直接观察到，故问肛门潮湿时，除问患者局部感觉外，还可询问分泌物污染内裤情况。若滋水量多质稠多为实证，滋水清稀多为虚证。热重于湿者皮肤潮红、糜烂；湿重于热者，滋水淋漓不断，但皮色不红。

（7）问肛门瘙痒：肛门瘙痒是一种可见于多种肛门疾病的症状。瘙痒的发生常由风、湿、热、虫之邪客于皮肤，或血虚风燥所致。问诊时应根据瘙痒表现的特点及兼症的不同加以鉴别。如瘙痒无度，部位不定，无潮湿糜烂者多为风胜；瘙痒伴有黄水淋漓，表皮蚀烂者多为湿胜；肛周皮肤灼热作痒，且皮色潮红，甚至糜烂者多为热胜；如虫行皮中，夜间痒甚者多为虫淫；皮肤燥痒，脱屑，很少糜烂者，多为血虚。如瘙痒发生在肛周脓肿初起之时，多是毒势炽盛，为病变将进一步发展之象；如瘙痒发生在肛周脓肿溃后或术后，且局部创面焮热奇痒，多为创面不洁所致；如在溃疡腐肉已脱，新肉渐生之时，创面皮肉间微微作痒，常是将要收口的佳象。

（8）问疼痛：多数肛周疾患，均有不同程度的疼痛症状。临床上，认真询问疼痛的特征，并结合兼症加以分析，不仅有助于鉴别诊断，而且有助于确定病变的性质和程度。问疼痛时，应着重询问疼痛的部位、性质和时间。凡疼痛剧烈，按则痛甚者多为实证；痛势隐隐，按之痛减者，多属虚证；灼痛，遇冷痛缓者，多属热证；冷痛，得热痛减者，多属寒证；痛处胀闷，时感抽掣，喜缓怒甚者，多属气滞；痛如针刺，痛处不移而拒按者，多属血瘀。

（9）问其他：除上述问诊内容外，临床还应注意询问患者以往患病情况，生活起居情况，以及女性患者的经带胎产情况等。

2. 闻诊

闻诊以辨别声音之韵为主要，以五声五音五脏之变，声音相应为无病，反则乱而为病，盖情志之表现，为内有所感，而发于外也。其他如语言、呼吸、咳嗽、嗳气、呃逆、呕吐等声，皆可据以为诊。闻诊除听声外，还包括嗅味，亦应重视。

3. 望诊

望诊是医生运用视觉对患者的神、色、形态、舌象以及分泌物色、质的异常变化，进行有目的的观察，以测知脏腑病变，诊断疾病情况的一种方法。祖国医学通过长期大量的医疗实践，逐步认识到人体外部，特别是面部、舌部与脏腑的关系非常密切。如果脏腑气血阴阳有了变化，就必然反映到体表，正如《灵枢·本藏》云："视其外应，以知其内脏，则知所病矣。"《丹溪心法》

云："欲知其内者，当以观乎外，诊于外者，斯以知其内。盖有诸内者，必形诸外。"由此可知，望诊在诊断上占有重要的地位。在肛肠科，局部望诊尤为重要，可直接观察病变部位、性质、特征等，甚至通过局部望诊即可确定诊断。

（1）望目：目为肝之窍，但五脏六腑之精气皆上注于目，故目的异常变化，不仅关系到肝，而且也能反映其他脏腑的病变。根据目与脏腑的关系，望目还可识痔。方法是将眼球分成八个区域（图2-1）。不同的区域代表人体一定的脏腑与组织器官，而右眼的右下方和左眼的左下方是"乾"位，属肺经。在生理功能和脏腑关系上，肺与大肠相表里。内痔发生在大肠的末端，可以从目的乾位反映出来，这就是祖国医学中所说的"有诸内必行诸外"。望目时，如医生见患者乾位有增粗、迂曲、颜色紫暗的血管，则表示有内痔，并根据这种异常的血管数，作为判断内痔的数。如右眼乾位有1支异常血管，左眼乾位有2支异常血管，据此判断肛门内右侧有1个内痔，左侧有2个内痔，初步诊断共有3个内痔。

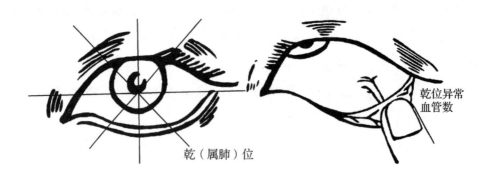

乾（属肺）位

乾位异常血管数

图2-1 观眼识痔

（2）望唇系带：望唇可知许多疾病，望唇系带还可诊断痔与肛瘘（图2-2）。望唇系带诊痔，是根据上唇系带的小白点来诊断痔疮的。检查方法是：医者以左手或右手拇、示二指，翻起被检查者上唇，注意唇内正中与牙龈交界处的唇系带，有形状不同、大小不等的小滤泡及小白点，对痔疮诊断有相当的价值。唇系带白点诊断痔疮的原理，系因痔疮生于肛门的内外，与任督二脉有密切关系。督脉起长强，并于脊里之上，经风府，越百会，终于唇系带龈交之处；任脉起于会阴（会阴为任督交会之处），以上至毛际，循腹里，上关元，至咽喉间，终于下唇之承浆。故肛门有痔疮可以反映至唇系带上。观察痔核的方法：凡在唇系带上有点状结节者，标示有痔核。一个小点标示一个痔，若有数个大小不相同的小点，标示有数个大小不同的痔。部位：小点在唇系带正中线上，多是外痔；

小点在正中旁，多是内痔；小点在唇系带左侧，标示痔核在肛内左侧；小点在唇系带右侧，标示痔核在肛内右侧；小点在唇系带上端，痔核多靠近肛门12点处；小点在唇系带下端，痔核多靠近肛门6点处。色泽：小点色白而硬，标示痔核生长时间久，色红而软，标示痔核初生或时间短，红多白少，标示肛门括约肌松弛，或因痔核引起脱肛，往往脱肛与痔核并存。

观察瘘管的方法：凡在唇系带上有长条形结节者，标示瘘管。部位：长条形结节越靠近唇系带正中线，标示瘘管浅，靠近肛缘；反之，标示瘘管深，若沿唇系带上下排列，标示瘘管在肛门周围。

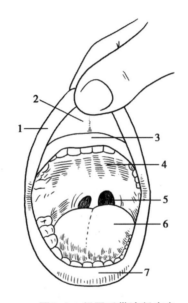

图2-2 望唇系带诊断痔瘘

1.上唇；2.上唇系带；3.牙龈；4.软腭；5.咽峡；6.舌；7.下唇

（3）望舌：望舌诊更为重要。舌为五脏六腑之总使。心开窍于舌，胃咽上接于舌，脾脉夹舌本；肾肝之脉络亦上系于舌根，因此可以通过望舌观测脏腑经络的寒热虚实。宋老认为，舌诊是中医诊断疾病的重要手段之一，也是肛肠科辨证的重要依据。故《辨舌指南》说："辨舌质可决五脏之虚实，视舌苔可察六淫之深浅。"通过对患者舌质、舌苔的观察，可以判断肛肠病变的寒热、虚实。如舌质淡白，多为气血不足，常见于长期便血之患者；舌质胖嫩而淡白者，多为脾肾阳虚；舌红苔黄腻，则多属热毒壅盛，湿热内蕴，可见于肛痈、痔疾及大肠炎症病变。若舌绛多为热证，实热多为邪入营血之征，虚热常属阴虚火旺之象；如舌绛而色暗或有瘀斑瘀点，是血瘀夹热；如舌苔厚腻，表示湿偏重；若舌苔干燥，表示津液已伤。下利日久如见舌淡且边有齿痕，多属脾阳虚衰，水湿不化之象。根苔厚腻，不思饮食，为肠内积滞。若见黑苔则为大热大寒之证。其他肛肠疾患也可根据舌质和舌苔的变化，结合全身情况对疾病进行诊察辨证。

（4）望肛门：望肛缘有无肿物、赘生物，其大小、位置、性质如何。如见患者排便时肛内有肿物脱出为团状黏膜样肿物，便后能自行还纳或手托复位者为内痔；如在肛门或一侧见到赘生样肿物，则多为外痔；如在肛门一侧见到光滑呈暗紫色的肿物，则多是血栓性外痔；脱出物为圆形，如樱桃状，色暗红（鲜红）而有蒂者，多为肥大肛乳头瘤或直肠息肉；若见患者排便或下蹲用力时有肿物脱出肛外，外观呈球形、圆锥形、牛角形或"腊肠样"，表面附有黏液或溃疡糜烂，脱出物有螺旋状折叠的皱襞，则为直肠脱垂。若见肛门附近有淡红色或污灰色湿润小丘疹，逐渐成疣状增殖，凸凹不平，大小不等甚或如鸡蛋，形如菜花者，或连成片状，为肛门疣。

望肛门周围有无裂口及溃口，并注意其位置、数目以及与肛缘的距离。如肛管部有梭形溃疡，周围皮肤增厚并有赘生物者为肛裂。肛外有溃口（或有愈合后的点状疤痕），流脓水者为肛周脓肿溃破或肛漏；如外口皮下呈潜行性空洞、肉芽苍白水肿、分泌物稀薄者，多为结核性肛瘘。

望肛门周围皮肤及血迹、分泌物、脓液。若肛周皮肤皱襞某侧消失，继而膨隆，则可能有脓肿发生。若肛周皮肤糜烂或有密集的小丘疹，潮湿发痒者多为肛门湿疹。若肛门皮肤有白斑，则有恶变可能。如有血迹，则应考虑为内痔、肛裂、直肠息肉或肛管癌等。如有分泌物或脓液，则应考虑肛窦炎、肛周脓肿或肛漏。

（5）望大便：大便稀溏如糜，色深黄而黏，多属肠中有湿热；大便稀薄如水样，夹有不消化食物，多属寒湿；便如黏冻，夹有脓血，为痢疾；色白者为病在气分，色赤者为病在血分，赤白相杂者，多属气血俱病，先便后血，其色黑褐的为远血；先血后便，其色鲜红的为近血；便血如坏枣水样或混合状态的血性糊状便多是直肠癌；粪便形状为软便、水样便、黏液便，一日数次或十数次者，多为克罗恩病。

（6）望脓液：脓液稠厚者，元气较充；淡薄者，元气多弱。若先出黄的稠厚脓液，次出黄稠滋水，为将敛佳象；若薄脓转为厚脓，为体虚渐复，收敛佳象；

若厚脓转为薄脓，为体质渐衰，一时难敛；若溃后脓水直流，但其色不晦，其气不臭，未为败象；若脓稀似粉浆污水，或夹有败絮状物质，而色晦腥臭者，为气血衰竭，是属败象。若黄白质稠，色泽鲜明，为气血充足；黄浊质稠，为气火有余；黄白质稀，色泽洁净者，气血虽虚，不是败象；脓色绿黑稀薄者，为蓄毒日久，有损伤筋骨之可能，脓中夹有瘀血、色紫成块者，为血络受伤。脓色如姜汁，则每多兼患黄疸，病势较重。脓液透明呈粉液胶状，应考虑黏液癌。脓液黏稠呈白色糊糊状，多为汗腺炎。脓液中有均匀黄色小颗粒，多为放线菌感染，脓液色绿多为绿脓杆菌感染。脓液色黄白而臭，多为大肠杆菌感染。脓液稀薄，呈米泔样或夹杂败絮状物，多为结核杆菌感染。脓液混有鲜血，为脓肿溃破不久。脓液黏稠而厚，多为急性炎症。

4.切诊

宋老认为四诊之切诊以切脉为重中之重。《素问·三部九候论》云："人有三部，部有三候，以决死生，以处百病，以调虚实，而除邪疾。"这是以三部九候来诊治全身的诊法。三部，指人的头、手、足三部；三候，指每部分为天、地、人。故称三部九候。从《脉经》的序言中可以知道"脉理精微，其体难辨……在心易了，指下难明"。脉诊是一门很难掌握的诊断技术。它包含的脉学内容非常丰富。脉象受脏腑功能病理改变的影响，通过错综复杂的现象，显示出脉搏形象的变化，从而把疾病的变化和脉搏的变化有机地联系起来，从中找出辨认病理的迹象，找到论治疾病的理法方药依据。

宋老认为，一个称职的肛肠科医师必须把28种脉象烂熟于心，而且要明白相兼之脉对应相兼之病，切莫强置于六纲之中，牵强附会，悬想臆断，并非真知。应该明确，今天我们看待脉诊，不但要发扬它的用途，应知依脉诊病，乃四诊中的重要环节，证实望、闻、问三诊之验否，就必须验证于脉诊，而且寸、关、尺分主人体上中下三部的病苦，也有一定的核实价值。

六、取长补短，中西结合

宋老习医从不因循守旧，故步自封，而是思想开明，乐于接受新生事物。自1959年从西医院校毕业，就从事医学诊疗工作，苦于当时医疗资源的限制，很多疾病在医学上无法解释。而在接触中医的过程中，他又力图用科学的道理来揭示中医治疗的原理，并不断用现代医学的观点来拓宽自己的思路，后来发现虽然可以用中医理论解释疾病，但是缺乏直观的证据。他说："中医博大精深，但也不能骄傲自大，目中无人，西医也同样存在了很长时间，而且发展得有声有色，凡有用的东西，都应兼收并蓄，中医和西医要取长补短，化为神奇。"宋老最欣赏张锡纯的治学主张，虽到耄耋之年，仍虚心学习西医的诊断技术与检验知识，志在"西为中用"，使中医有所创新、有所发展。

宋老在诊治疾病时常把西医的"症状""体征"与中医的"证候"结合起来，联合诊断。而且善于运用现代生理学和解剖学的观点解释脉象的原理，从血液流动与血管的关系上解释中医的脉象变化，在中西医结合上迈出了可喜的步伐。随着现代医学的不断发展，他又系统地学习了中医，并且与现代医学紧密结合起来，在中医临床工作中，经常参考西医学的有关内容，在病因和发病机制上有了更深入的了解与认识，对指导中医的临床实践起到了积极的作用，制订出中医治疗的理想方案，并收到了显著效果。在学术研究上他一贯反对盲目自大、故步自封、妄自菲薄，主张实事求是，学以致用，齐头并进。宋老一生不追求名利，只把救死扶伤作为自己的天职，体现了他高尚的医德和品质。在年迈体弱的今天，仍不顾领导和家人的劝说，坚持来医院坐诊。他说，我看到患者时是最开心的，说明大家还在想着我、信任我，一看到慕名而来的患者，就算加班加点，也从无怨言。我的心也踏实，我的生活也是充实的，这数十年的医学知识没有浪费，还能为社会贡献自己的微薄之力。

第二节　临证特色

一、注重专科检查

肛门直肠指诊是肛肠科突出中医特色的专科检查，可减少直肠癌的漏诊，因为约80%的直肠癌都位于手指可触及的部位。指诊还可以了解肛周及直肠远端的其他疾病，了解有无肿块，以及肿物的软硬度、光滑度、压痛感、波动感等，有无条索状物，了解肛门直肠有无狭窄，在内痔区细心触摸痔体的大小，有无动脉搏动；

宋老认为肛门直肠指诊痛苦小、准确率高、简便易行，举手之劳可得回天之力。

在诊疗大肠病时，宋老把乙状结肠镜检查纳入常规检查，并提出谁检查谁诊治。乙状结肠镜检查是一种简单、实用、安全、基本无痛苦的方法，它可在直视下了解病变部位、病灶大小，直肠黏膜的颜色、充血程度、出血及溃疡的面积、肿物大小等，采用此法提高了大肠病的确诊率。

肛门镜检查是肛门直肠疾病的常规检查方法之一，适用于肛管、直肠末端及齿线附近的病变，还可进行活体组织检查。该方法不仅简单易行，而且临床价值大。电子内窥镜的发展彻底改变了传统检查的不足，对于痔疮、肛乳头肥大、肛漏、肛裂等，能够迅速并准确地了解其病灶的部位以及发展程度，通过采用医用视频及摄像技术，医患双方在检查过程中可同时清晰地观察到放大数十倍的病灶部位。同时可将病灶锁定后打印成像，为治疗前后进行比较提供可靠依据，大大提高了肛肠疾病的诊断及其鉴别诊断。电子结肠镜的应用是肛肠病学上的一个重要进展，为全大肠的直接观察、采取活检进行组织病理学检查、疾病的早期诊断提供了重要手段。为有蒂的息肉可在镜下应用高频电源装置进行切除。在手术台上可帮助术者检查肠腔内的病变，避免遗漏和不必要的过多切除肠管。

肛肠疾病的临床症状如脱出、便血，多是在蹲、坐位排大便时发作，肛肠疾病中如痔病、脱肛病的诊断需要根据脱出长度及脱出组织性质进行分期诊断。2006年宋老经过多年实践研制出"坐、蹲位检查机"，获得实用新型专利，应用于临床。坐、蹲位检查机避免了医生诊断的不便，使肛肠疾病病变在检查时更加清晰地显现，同时可以减少患者的痛苦，避免了误诊和漏诊，为疾病的后期治疗提供不可或缺的帮助。蹲位检查是患者在排便努挣状态下进行的检查，由于不方便往往被省略。有很多肛肠疾病是以脱出、出血等为主症前来就诊的，仅据患者的自述及肛门镜检查，很难确定脱出物的形态、大小，是局部脱出还是环状脱出，出血点在什么部位等。蹲位检查可直接观察，定位准确，给诊断治疗提供直观的依据。

大肠造影检查：结肠造影检查可分为单对比造影检查和结肠双重造影检查。单对比造影检查是将钡剂或水溶性造影剂经直肠导管注入直肠和结肠。结肠双重造影检查又称结肠气钡双重造影检查，是将钡剂经肛门注入直肠和结肠至横结肠中部，然后注入气体，使钡剂在结肠黏膜表面良好涂布后开始摄片。应用荧光透视良好显示结肠及直肠黏膜，避免相互重叠，能够显示单对比造影不能显示的结肠黏膜形态。气钡双重造影通过良好的黏膜涂布、适量的气体充盈、不同体位的摄片可以良好显示微小的黏膜异常。

对于慢传输型便秘的诊断一直是困扰肛肠科医生的医疗难题，同时该病也对患者造成极大的痛苦。宋老经过反复试验，终于研制出一种诊断本病的传输标志物。本标志物口服后在X线下清晰显影，相对密度更接近粪便的相对密度，在人体内不溶解、不消化、不吸收，完整排出，而且对人体安全无毒。

肛管直肠压力测定是一个状态描述性检测，即是对目前肛管、直肠功能状态的一个描述。它是一种安全、无创的客观检查技术。直肠感觉检测常包括直肠初始感觉容量、直肠便意感觉容量、直肠最大耐受量，常常与肛管直肠压力测定同时完成。

二、重视外治法

在治疗肛肠病时，宋老认为在内治的基础上切莫忘了外治，外治法可使药物直接作用于患部，针对性强，药物吸收迅速，无创伤，可荡涤污浊毒邪，使经气血脉通畅，气机调和，腠理疏通，能起到立竿见影的效果。如中药熏洗、坐浴、外敷，栓剂纳肛，特别是直肠给药等在肛肠疾病的治疗上取得了十分满意的效果。

直肠给药是指通过肛门将药物送入肠管，通过直肠黏膜的迅速吸收进入大循环，发挥药效以治疗全身或局部疾病的给药方法。直肠给药是目前TDDS制剂（靶向给药系统）中诸多黏膜给药新剂型发展中的一种，也是祖国医学的传统外治方法。按其给药方法可分为栓剂塞肛法、保留灌肠法、直肠点滴法；按其药物组成又可分为西药直肠给药、中药直肠给药、中西医结合直肠给药。目前，通过直肠黏膜给药以发挥全身或局部的治疗作用已成为国内外医学界研究的一个重要的给药途径，被广泛应用于各科临床，尤其是肛肠科。直肠给药时药物进入肠管，在治疗肛肠疾病中可直达病所，药液通过直肠黏膜吸收后能促进血液循环，改善组织营养，降低毛细血管通透性，减少炎症渗出，有利于抑制结缔组织增生，促进炎症包块吸收和痉挛的解除，对肛管、结直肠直接发挥润滑、消炎、消肿、止血、收敛、止痒、止痛、导泻、杀虫及局部麻醉、抗肿瘤等局部作用。局部治疗药力集中，直接作用于病灶，药效维持时间长、疗效好。并且直肠给药因其药效成分及其赋形能有效地保护创面，减轻粪便对肛肠疾病手术切口的不良刺激，间接地减轻术后肛门疼痛，促进了肛周的血液循环，从而有利于切口的愈合。直肠给药的三条吸收途径均不经过胃和小肠，直肠的pH较温和，不存在破坏药物的酶，避免了酸、碱消化酶对药物的影响和破坏作用；并且药物进入直肠的深度愈小（大约距肛门2 cm），药物在吸收时不经肝脏的量愈多。还可以通过制作成直肠吸收促进剂、缓释控释制剂从而增加药物的作用时间，因而直肠给药大大地提高了药物的生物利用度，减轻药物对胃肠道的刺激。宋老认为，外治法具有操作简单、适应范围广泛、疗效可靠、很少受条件限制、创伤小等多种优势，便于临床应用及自行应用。

三、注重脉诊与肛肠病的结合

宋老认为，肛肠疾病的发生，是人体脏腑气血病理变化在局部的表现，而肛肠局部的病变又必将不同程度地影响到有关的脏腑、经络，促使脉象发生变化。因此，脉诊在肛肠病的诊断中，具有重要的临床价值。正如《疡科选粹》中所说："痈疽固有形之病，目可得而识也。其真元之虚实，治法之补泻，不脉何以知之？"临床脉象甚多，现仅就肛肠病中较为常见的脉象做一简要介绍。

浮脉：轻取即得，重按稍弱，如水上漂木，即为浮脉。主表证。有力为表实，无力为表虚。此脉常见于肛肠病初期，邪毒初犯肛肠，病位尚浅者，或兼有表证时。肛周脓肿脓已成而未溃，热毒较盛，有时也可见浮脉兼数。若脓肿溃后而见浮脉，且浮而无力则多是正气已虚，邪毒未尽之象。痢疾初起，肺系感染每多浮脉。

沉脉：轻取不应，重按始得，如石沉水底者为沉脉。主里证。有力为里实，无力为里虚。肛肠病日久邪深者，多见沉脉。如肛漏长期溃漏脓血，可见脉沉细或兼数。阳气虚陷不能升举所致的脱肛症，常见脉沉而无力。若肛周脓肿未溃而见脉象沉迟者，其病位多较高深，其脓难溃；若已溃而见脉沉者，则多为病深而遗毒难去之象。脉沉实有力，根苔黄厚，多为肠有积滞。

迟脉：一息三至，脉来去极慢者为迟脉。主寒证。有力为寒实疼痛，无力为阳损虚寒。迟脉常见于肛肠病之阴寒证。肛周脓肿脉迟，多属寒邪凝滞，未溃者经年累月，难脓难溃，已溃者，脓液稀薄如涎涕，疮口难敛。迟脉亦可见于久泻、久痢而证属脾肾虚寒者。肛瘘病久，阳气虚损，阴寒内伏，亦可见迟脉。

数脉：一息五六至，脉流薄疾者为数脉。主热证。有力者为实热，无力者为虚热。数脉在肛肠病中最为常见，是热毒为患的征象。常见于肛周脓肿、肛漏发作、内痔嵌顿、肠痈、肠炎等疾患。脓肿初成，酿脓欲溃，正气尚足，热毒炽盛，此时脉多滑数而有力。脓肿已溃，毒邪外泄，气血耗伤，此时脉多数而无力。肛周脓肿或肠痈常有浮数、紧数、洪数等几种相兼脉象，若见浮数之脉，脓虽未成，有消散之可能；若见紧数之脉，脓虽未成，但毒已结聚，消散无望。紧脉去但见数脉者，为脓势已成，若见洪数之脉，则脓必大成。肛瘘溃脓日久，脉数且沉细无力，多为阴血亏耗，虚阳偏亢。

滑脉：脉象往来流利，应指圆滑，如盘走珠者为滑脉。主痰盛、食滞、实热诸证。常人亦可见有滑脉，因血旺气盛，故脉来流利。肛周脓肿成脓时，若见脉滑数者，多为热毒炽盛，正气尚足之象；脓已溃而仍见滑脉者，多为热邪未消，余毒未尽之征。此外，大肠湿热泻痢，或有饮食积滞者，均可见到滑脉。

弱脉：脉象极软而沉细，按之乃得，举之无有即为弱脉。常见于气血不足及阴精阳气亏虚者。肛肠疾病中属慢性消耗性疾患者多见。长期溃脓的复杂性肛瘘、便血日久等症，脾胃虚弱之久泻、久痢、脱肛等症以及肛肠手术失血过多，也可见弱脉。

芤脉：脉象浮大而软，按之中空，状如葱管者为芤脉。主亡血、伤精，是阴血亏虚于内的表现。常见于大量失血之后或手术失血过多及术后并发大出血者。此为危象，凡见芤脉，当立即予以救治。

牢脉：指沉取实大弦长，坚牢不移。牢脉轻取、中取均不应，沉取始得，但搏动有力，势大形长，多见于阴寒内盛，疝气，积证如大肠癌。

四、遣药组方，勿忘经典

宋老在诊治患者遣药组方时，主张在辨明医理的基础上，用药精当，勿忘经典。他认为古方经典之形成，是前人经过千锤百炼治疗经验的总结，又经过反复使用证明其特效。但使用古方时，切忌生搬硬套，胶柱鼓瑟，必须在辨证下化裁，重新组合，使之符合当下病情，这样才能切中病机而取效。

五、调和阴阳，重甘草之功

宋老认为，所病者，皆因阴阳失和，当平调之，此国老（甘草）效见也。宋老重视中医的辨证论治，辨证的首纲就是辨阴阳，无论患病的时间长短，都会出现阴阳的失调，无非会出现：阴偏盛、阴偏衰、阳偏盛、阳偏衰及阴阳皆衰等情况。用药当补阳如肉桂、巴戟天、附子等药物或者滋阴如生地黄、麦冬、芍药等药物。虽然方中可避免"十八反""十九畏"等情况，也有滋阴、补阳的药物，但从整体出发，结果不尽完美。甘草，味甘，性平，归肺、脾、胃经，具有补脾益气，清热解毒，调和诸药的作用。用药少而效宏，能达到补阴、助阳及调和阴阳的预期效果。

六、治泻当全面考虑

宋老认为溃疡性结肠炎是一种全身性疾病的局部表现，其特点为整体多虚，局部多实，本虚标实。宋老治疗溃疡性结肠炎的经验总括为"七个不能忘"。

不能忘整体与局部、标与本的关系。宋老认为局部病变往往是整体病变的反映。本病虽为大肠的局部病灶，但和机体的整体病变密切相关。因而调整全身脏腑阴阳气血的平衡，可促进局部病灶的吸收。而局部病灶的好转，又有助于整体机能的恢复。然本病本在脾、标在肠，治脾是整体治疗的关键，临床应以健脾益气为基本，结合化湿、理气、抑肝、导滞、和血、温阳、补阴、补肾、固涩等为法则。局部治疗当以清热、解毒、利湿、活血、凉血、祛腐生肌为原则，此多与整体治疗同用，能够提高临床疗效，是局部结合整体、标本兼治的体现。

不能忘扶正祛邪的关系。本病病机虽然复杂多变，但不外虚实两端，故治之当以"虚则补之，实者泻之"为原则，即证属虚者，当用扶正之法，如本病见便溏，神疲乏力，不思饮食，舌淡，脉弱之脾虚证，当治以健脾益气；脾虚中气下陷，见久泻脱肛者，当补中益气，升举阳气；脾虚及肾，见便下稀薄，五更即泻，身倦食少，畏寒肢冷之脾肾两虚证，又当双补脾肾；泻久伤阴，见有阴虚者，治以滋补阴液；脾肾虚弱日久，气血生化无源，精不化血，可见乏力、头晕、消瘦等气血虚证，以补益气血，此皆属扶正之法也。而证属实者，又当取祛邪之法，如泻下赤白脓血，肛门灼热，脉滑数，证属湿热证，当清泻肠中湿热；泻下赤白黏液白冻，夹脓血，腹中冷痛，拒按，证属寒湿证，当温散寒湿；见腹泻，便下臭如败卵，或夹脓血，脘腹胀满，厌食之食积之证，当消食导滞；腹泻，便下脓血鲜红，或纯下血水，不能食，腹痛，里急后重，舌质绛，脉滑数之热毒之证，又当清热解毒；泻下脓血，血色紫暗，或有血块，腹部刺痛，面色晦滞等瘀血之证，又当活血化瘀，如此等等，均属祛邪之法。本病虽不离虚实之证，但往往是虚实互见，以虚为本，故治疗当扶正祛邪并施，注意扶正配以祛邪，祛邪勿伤正。

不能忘顾护脾胃，用药宜温运。本病以脾虚为本，虽有湿热、食积、气滞、血瘀之变，其根本仍为中阳不振，脾虚不运，在立法施药上应健脾益气，温运化湿，宜用温运，慎用苦寒。脾胃得以顾护，正气强壮，寒湿等邪则无处可容，有利于本病的治疗和康复，故对本病的治疗应始终照顾脾胃。即便有湿热之征，亦宜在温运化湿的基础上兼用少量的苦寒清热之品，特别是久病更须注意。

不能忘疏导为主与慎用涩敛。本病病因多端，有兼寒兼气滞血瘀及食积之不同。在治疗上还应注意疏泄导滞，运化祛湿，活血祛瘀，消除食积，这样不但使邪去，也有利于正气的恢复，湿去食消则脾胃功能才能得以恢复，大肠得以通畅。本病日久不愈，病久入络，湿邪内伏常致瘀血气阻，不可轻投收敛固涩之品。即便当用固法时，也要兼顾导滞，否则易致水湿等病邪内遏，生闭门留寇之弊，而延误病机。

不能忘因人、因时、因地制宜。中医治病立法往往不离整体观念及辨证论治的特点。对于本病应该根据患者的年龄、性别、体质、生活习惯特点及不同的气候特点、不同地区的地理特点来考虑治疗用药的原则，根据辨证的结果确立治疗方法，具体情况具体分析，才能取得满意的效果。

不能忘调节情志。宋老非常重视情志失调在本病发生过程中的作用。或因忧郁恼怒，精神紧张，以致肝失条达，失于疏泄，肝气横逆，乘脾犯胃，脾胃受制，气滞血涩，饮食难化，日久胶结，可渐成泻下赤白黏冻而发病；亦可由于情志失调日久，耗伤肝阴，损伤肝气，肝阴不足，相火上亢侮脾可泻，肝气不足，疏泄不及，非但脾土失其疏条之助，肠腑也会乏其束要调运而发本病。由情志失调而产生本病，大都是在脾气素虚，或本有食滞、湿阻的情况下随触而发的，所以始终要坚持调节情志。

不能忘直肠给药要辨证选药。直肠给药疗法主要有保留灌肠法、直肠点滴给药法、直肠喷粉法和栓剂塞肛法等，其中保留灌肠法为临床最普遍而常用的方法。现代医学认为本病为主要侵犯肠黏膜或黏膜下层，伴有糜烂和浅表溃疡的非特异性疾病。病变以远端结肠为主，而此法使药物直达病所，又可避免上消化道酸碱度和酶对药物的影响，保持药物性能，使药物吸收更为奏效，并能延长药物的作用时间，从而使肠黏膜修复、溃疡愈合而达到治疗目的。

第三章

临床精粹

第一节 经方治验

1. 黄土汤治疗脾肾阳虚型泄泻

验案： 梁某，男，56岁。

初诊： 2013年9月18日。患者无明显诱因见腹胀泄泻，日行3次之多，便后带有暗色血1~2年。因劳心过度，饮食不节，偶有饮酒，起初大便溏泄，便色偏黄，遇冷或饮用冷饮后尤重，喜饮热水，腹稍胀痛即如厕解之，后见大便后带有些许暗色黏血，纳食尚可；舌质红润、苔白滑，脉沉滑。专科检查：指诊：指套染血。结肠镜：直肠黏膜充血，片状糜烂，表面有血性分泌物附着。

中医诊断： 泄泻（脾肾阳虚证）。

西医诊断： 溃疡性结肠炎。

治法： 温阳健脾，养血止血。

方药： 黄土汤加减：灶心黄土30 g，黄芩10 g，生地黄10 g，白术20 g，炮附子（先煎）6 g，阿胶20 g，炙甘草6 g。10剂，每日1剂，水煎温服，分早晚服。青黛20 g，儿茶12 g，白及20 g，赤石脂12 g，枯矾12 g，10剂，煎至50 mL，于临睡前取膝肘卧位保留灌肠。甲硝唑栓（院内制剂），每次2枚，每日2次，纳肛。胃肠护腹袋疗法：将约300 g生姜榨取汁液，把准备好的丝棉浸泡其中，然后将韭菜子、苍术、佩兰、艾叶等制成细粉均匀地撒在丝棉上，24小时阴干。最后用棉布包裹含药丝棉缝制成肚兜，让患者束在腹部，一个月更换一次。穴位封闭：取天枢、上巨虚，用维生素B₁注射液，每穴注射1 mL，15天一次。针刺大肠俞、关元、肾俞、脾俞等穴，共14次，每日1次，每次30分钟。

二诊： 2013年10月2日。患者服上药后来我院复诊。诉腹胀泄泻症状好转，大便次数每日2~3次，便血量不减，色鲜红带有黏液，且伴有未消化食物残渣，腹中肠鸣；舌质淡红、苔白滑，脉沉滑。粪便检查：镜下有大量的红细胞、脓细胞，大便隐血试验呈阳性。电子肠镜检查：黏膜多发性浅表溃疡，伴充血水肿。病变从直肠开始，呈弥漫性分布，黏膜粗糙呈细颗粒状，黏膜血管模糊，质脆易出血，结肠见到假息肉现象。

观其便血鲜红且量多，便中有未消化食物残渣，舌脉变化不大，上方加

三七、白及、炒麦芽，继服。方药如下：灶心黄土30 g，黄芩炭10 g，生地黄10 g，白术20 g，炮附6 g（先煎），三七3 g，白及20 g，阿胶20 g，炒麦芽30 g，炙甘草6 g。10剂，每日1剂，水煎温服，分早晚服。针刺停，余治疗同前。

三诊： 2013年10月12日。服上药后，大便每日3次左右，不成形，便血明显减少，纳眠可；舌质淡红，苔白，脉缓。疗效明确，上方不做加减，继服10剂，巩固疗效，余治疗停。

按语： 中医学认为，泄泻由脾虚湿盛，脾失健运，大小肠传化失常，升降失调，清浊不分而成。脾肾阳虚多由于泻痢日久，脾阳虚导致肾阳虚，肾阳既虚，复又不能温养脾土，致脾虚与湿盛久存难祛。

黄土汤出自《金匮要略》，本方证总的来说为脾气虚寒，不能统血而血溢于外所致。脾主统血，气能摄血，统摄相辅。如脾阳不足，脾气虚弱，则可失去统摄之权，血从上出为吐、衄；从下出又为崩漏、便血。当此之时，非培土补中则脾不能统，非温脾暖肾则寒不能除，非养血调木则热不能解，故治疗时宜温阳健脾，养血止血为根本，兼顾调养肝肾为法。方中灶心土味辛性温入脾，燥湿补中，涩肠止血，为主药；配以白术、附子温脾阳而补中气，助主药以复统摄之权，为辅药；然而尚虑其辛温太过耗血动血，更配苦寒之黄芩与甘寒滋润之干地黄及滋阴养血并能止血的阿胶共同制约白术、附子过于温燥之性，为佐药；甘草调和诸药，为使药。和而成方，寒热并用，标本兼治，刚柔相济，温阳而不伤阴，滋阴而不损阳。所以吴瑭称本方为"甘苦合用，刚柔互济法"。而尤在泾又称本方为"有制之师"。对便血、吐、衄、崩漏下血因余阳气虚乏所致者，应用本方有较好的效果。

2.小建中汤治疗中虚脏寒型泄泻

验案： 王某，女，32岁。

初诊： 2014年1月5日。患者以"不明原因腹痛3年"为主诉来门诊求治。自诉近3年来脐周常隐痛，喜按，遇暖可缓解，大便泄泻，每日3次左右，饮冷食后症状加重，四肢酸楚，手足烦热，神疲乏力。曾诊为肠易激综合征（IBS），对症治疗，病情未见好转，因而转求中医治疗。舌淡，苔薄白，脉弦细。专科检查：指诊：肛门部痉挛。结肠镜：横结肠黏膜轻度充血水肿。气钡双重造影显示：结肠充盈伴有激惹征象，无明显病理改变。

中医诊断： 泄泻（中虚脏寒证）。

西医诊断： 溃疡性结肠炎。

治法： 温中补虚，缓急止痛。

方药： 小建中汤加减：白芍18 g，桂枝9 g，炙甘草6 g，生姜10 g，大枣4 g，饴糖30 g。15剂，每日1剂，水煎温服，分早晚服。青黛20 g，儿茶12 g，白及20 g，赤石脂12 g，枯矾12 g，煎至50 mL，于临睡前取膝肘卧位保留灌肠。甲硝唑栓（院内制剂），每次两枚，每日两次，纳肛。胃肠护腹袋疗法：将约300 g生姜榨取汁液，把准备好的丝棉浸泡其中，然后将白术、苍术、佩兰、艾叶等制成细粉均匀地撒在丝棉上，24小时阴干。最后用棉布包裹含药丝棉缝制成肚兜，让患者束在腹部，一个月更换一次。穴位封闭：取天枢、上巨虚，用维生素B_1注射液，每穴注射1 mL，15天一次。胃俞、大肠俞、肾俞、脾俞等穴针刺，共10次，每日1次，每次30分钟。

二诊： 2014年1月20日。患者腹痛次数较前减少，大便每日1次，便溏，仍觉神疲乏力；舌淡，苔薄白，脉细。

患者因长期大便次数增多，伤津耗气，治疗方法应在原方基础上增加补养气血之药。组方如下：白芍18 g，桂枝9 g，炙甘草6 g，生姜10 g，党参15 g，黄芪15 g，当归15 g，大枣4 g，饴糖30 g。15剂，每日1剂，水煎温服，分早晚服。余治疗同前。

三诊： 2014年2月4日。患者前来就诊诉：服上方后腹痛症状基本消失，大便正常，日常活动渐觉体力好转，想求上方10剂继续服用。宋老观其脉象较前有力，舌淡红，苔薄白，脉平。治疗效果明确，遂上方药物不变，继服10剂。

按语： 本病病位在脐周，涉及肝、脾、胃诸脏。中焦虚寒，肝脾不和为基本病机，脾阳不振为主要发病基础，饮食不调为主要发病诱因。小建中汤出自《伤寒论》，本方证为中焦虚寒，营卫气血不足所致。盖此因胃肠失于温煦，则脘腹挛急疼痛，导致营卫俱乏，阴阳失调，则虚劳发热，致心气不足，心阳失宣而心悸不宁。"虚劳里急"为体内阴精阳气俱不足。尤在泾谓："欲求阴阳之机者，必求于中气，求中气者，必以建中也。""治病必求于本"，故立温中补虚之法，以健中焦营气。本方为桂枝汤倍芍药，重用饴糖而成。方中饴糖甘温质润，益脾气而养脾阴，温补中焦，兼可缓肝之急，润肺之燥，为主药；桂枝温阳气，芍药益阴气，并为辅药；且饴糖合桂枝，甘温相得，能温中补虚，炙甘草甘温益气，即助饴糖、桂枝益气温中，又合芍药酸甘化阴而益肝滋脾，为佐药；生姜温胃，大枣补脾，合而升腾中焦生化之气而行津液，和营卫为使药。合而成方，于辛甘化阳之中，又具酸甘化阴之用，共奏温中补虚，和里缓急之功。中气健，化源充，则五脏有所养，里急腹痛，手足烦热，心悸虚烦可除。本方且阴阳兼顾，营卫俱补，补而不滞，温而不燥，确系以阳生阴之法，可有以能促质之效。临床应用时，需注意方中各药配伍用量之比例，以符合本方立法之意图。

3. 葛根黄芩黄连汤治疗湿热内蕴型泄泻

验案：黄某，男，25岁。

初诊：1999年5月14日。患者平素喜食辛辣刺激，膏粱厚味，嗜酒。一年前出现腹泻、左下腹痛、脓血便。近半个月加重，大便溏，里急后重，伴有黏液血便，每天3~5次。2个月前曾在某医院就诊，经纤维结肠镜及大便培养等检查，诊断为溃疡性结肠炎（左半结肠）。曾服柳氮磺胺吡啶等治疗1月余，症状反加重，遂来我院转中医治疗。诊见：症如前述；舌红、苔黄厚腻，脉弦。专科检查：直肠镜：直肠黏膜充血，有片状糜烂，表面脓性分泌物附着。指诊：肛门部松弛无力，指套染血。

中医诊断：泄泻（湿热内蕴证）。

西医诊断：溃疡性结肠炎。

治法：解表清里止泻。

方药：葛根黄芩黄连汤加减：葛根15 g，黄芩9 g，黄连6 g，炙甘草3 g。10剂，每日1剂，水煎温服，分早晚服。青黛20 g，儿茶12 g，白及20 g，赤石脂12 g，枯矾12 g，煎至50 mL，于临睡前取膝肘卧位保留灌肠。甲硝唑栓（院内制剂），每次2枚，每日2次，纳肛。胃肠护腹袋疗法：将约300 g生姜榨取汁液，把准备好的丝棉浸泡其中，然后将白术、苍术、佩兰、艾叶等制成细粉均匀地撒在丝棉上，24小时阴干。最后用棉布包裹含药丝棉缝制成肚兜，让患者束在腹部，一个月更换一次。穴位封闭：取天枢、上巨虚，用维生素B_1注射液，每穴注射1 mL，15天一次。胃俞、大肠俞、肾俞、脾俞等穴针刺，共10次，每日1次，每次30分钟。

二诊：1999年5月25日。患者大便次数减少，便溏，但仍偶有腹痛，黏液脓血便仍明显；舌淡红，苔白，脉缓。

守原方加炒白芍、木香、延胡索、牡丹皮。具体组方如下：葛根15 g，黄芩9 g，黄连6 g，炒白芍15 g，木香12 g，延胡索12 g，牡丹皮15 g，炙甘草3 g。10剂，每日1剂，水煎温服，分早晚服。余治疗同前。

三诊：1999年6月10日。患者诉腹痛症状明显改善，偶有便溏，无黏液和血；舌淡红，苔薄白，脉缓。

考虑久病脾虚湿困，于上方去延胡索、牡丹皮，加党参、茯苓、白术调理脾胃。组方如下：葛根15 g，黄芩9 g，黄连6 g，炒白芍15 g，木香12 g，党参15 g，茯苓12 g，白术12 g，炙甘草3 g。10剂，每日1剂，水煎温服，分早晚服，余治疗停。

按语：痢疾不外乎外感、内伤两大类。一是外感时行疫毒，二是内伤饮食。两者均可致邪蕴肠腹，气血壅滞，传导失司，是主要以腹痛腹泻、里急后重、排赤白脓血为临床表现的具有传染性的外感疾病。如吴鞠通所说："湿温内蕴，夹杂饮食停滞，气不得运，血不得行，遂成滞下，俗名痢疾。"夏秋之季，湿热熏蒸，人处其间，易为湿热秽浊疫气所感。宋老指出，尤其小儿脏腑娇嫩，受邪之后，易于深入脏腑，毒深热重，侵入营血，引发惊厥、昏迷等危候。临床遇到此病该当重视。

葛根黄芩黄连汤出自《伤寒论》，是因外感时行证，医反下之，利遂不止，脉促者，表未解也。喘而汗出者，葛根黄芩黄连汤主之。此为误下使邪热内陷于三阳经之里，阳明之腑也。本方主治伤寒表征未解，医反误下，邪陷阳明致成热利的方剂。表证未解，里热已炽，可见身热口渴，胸脘热烦，苔黄脉数等症；里热上蒸于肺则作喘，外蒸于肌表则汗出。治宜外解肌表之邪，内清肠胃之热。方中重用葛根为主药，既能清热解表，又能升发脾胃清阳之气而治下利，柯琴谓其"气清质重""先煎葛根而后纳诸药"，则"解肌之力优、而清中之气锐"。黄芩、黄连苦寒质燥，善清胃肠湿热治疗热利，为辅药，炙甘草和中安正，协调诸药，为佐使药。合而成方，使表邪得解，里热得清，则热利自愈。

此外，本方运用于温病里热从阳明外达，初起即见下利壮热，烦躁口渴，溲短而赤，其所利之物，臭秽异常，自觉肛门灼热者，亦甚贴切。若下利而不发热，脉沉迟或微弱，病属虚寒者，不宜使用本方。

4.白头翁汤治疗湿热蕴结痢疾

验案： 徐某，男，46岁。

初诊： 2008年8月21日。患者下痢脓血2天，加重半天。身困乏力7天，纳差。3天前连吃两顿剩饭，饭有腐味，同日又食用生黄瓜，次日开始腹痛、腹胀、干呕，里急后重，开始腹泻，脓血渐多，大便频数，质黏稠如胶冻，肛门有灼热感，小便黄；舌红，苔厚腻微黄，脉滑微数。专科检查：指诊，肛门部松弛无力，指套染血。直肠镜：直肠黏膜充血，有片状糜烂，表面脓性分泌物附着。

中医诊断： 痢疾（湿热蕴结证）。

西医诊断： 溃疡性结肠炎。

治法： 清热解毒，凉血止痢。

方药： 白头翁汤加减：白头翁15 g，黄柏12 g，黄连6 g，秦皮9 g。10剂，每日2剂，水煎温服，每4小时服汤剂1次，禁食24小时，后改为无渣流食。青黛20 g，儿茶12 g，白及20 g，赤石脂12 g，枯矾12 g，煎至50 mL，于临睡前取膝肘卧位保留灌肠。甲硝唑栓（院内制剂），每次两枚，每日两次，纳肛。穴位封闭：取天枢、上巨虚，用维生素B$_1$注射液，每穴注射1 mL，15天一次。胃俞、大肠俞、肾俞、脾俞等穴针刺，共10次，每日1次，每次30分钟。

二诊： 2008年8月26日。患者复诊：下痢脓血停止，里急后重减轻，时有轻微腹痛，稍有食欲；舌淡红，苔微厚腻，脉平缓。

此时痢疾之毒已基本消解，但胃肠之湿热尚未清解，胃气尚未得复，治则当清解中焦湿热与调理胃肠之气并用，仍用白头翁汤加减，具体药用如下：白头翁9 g，黄连9 g，木香6 g，陈皮12 g，苍术9 g，白扁豆20 g，淡竹叶6 g，茯苓10 g，木通6 g，白术10 g，川楝子10 g，甘草6 g。10剂，水煎服，每日1剂。余治疗同前，继续食用无渣流食。

三诊： 2008年9月7日。患者电话告知诸症消失，宋老嘱其7天内注意饮食清洁，勿食生冷，勿饮酒。

按语： 热痢的病机有湿热痢和疫毒痢之分，湿热之痢感受湿热之邪，同时体内湿热内蕴，饮食不化，积滞于中、下焦，外感之邪与内积湿热滞于胃肠，致使水谷不能正常腐熟，邪气与腐败之物相合，与胃肠之气血胶结，滞于肠中，相结不行。可见湿热性热痢病机的关键在湿热与败食相结于胃肠之中，邪气与腐败之水谷共渍于中、下焦。疫毒痢病机重点是疫毒客体，邪盛于内，疫毒之邪充滞胃肠，水谷不化，又与胃肠之血相结，毒物、败食、腐血夹杂而下。

医圣张仲景将热痢条的诊治列入厥阴病篇之中，而未纳入阳明病篇。宋老体会认为，不能机械理解仲景所述之条文，也不能把厥阴病都理解为阴经之病证，更不能理解为厥阴病只为消渴病而立。其实，医圣在厥阴篇中阐述的是外感病发展到厥阴经，可能出现的寒热错杂的种种情况，而热痢的病机是邪客于里，脉反见浮数者，是阳气未复之象，邪入内伤及阴络，而下痢脓血；其次，热痢之疾，不可抗而不治，湿热之邪或毒已入内伤身，只抗不治邪不自除，尤其胃肠之中的邪气，水谷日三而进，腐败之物不清，久而不治，胃肠之气受伤而虚，而邪仍留，若治之不当或治而不彻底等，均可致邪留不去，热痢转而成虚寒之痢；热痢之治，中药最佳，汤药穿胃肠而过，可清胃肠，除污腐，且药力可直接作用于胃肠中的腐败之毒，无须使药力经过血液的循环再到胃肠，故临床作用显著。

白头翁汤出自《伤寒论》，本方是治热痢下重的主要方剂。治宜清热解毒，凉血止痢。方中白头翁清血分之热，为热毒赤痢之要药，《本经》谓其主"逐血止痢"，《别录》称其"止毒痢"，为主药；黄连、黄柏清热解毒，坚阴止痢；秦皮清肝热，止热痢，共为辅佐药。合而成方，则力专效宏，能清热解毒，凉血止痢。

5. 大承气汤治疗阳明腑实型便秘

验案：张某，女，30岁。

初诊：2012年7月3日。患者5日未解大便，不转矢气，恶心欲吐，脘腹胀满，腹痛拒按，按之有硬块，烦躁，口渴，无食欲，口气有异味；舌红，苔黄燥，脉弦有力。专科检查：视诊，肛门口无明显异常；肛门直肠指诊，进指顺利，肠腔灼热，可触及干硬大便。气钡双重造影显示：直肠及乙状结肠可见大量粪便阴影，无明显病理改变。

中医诊断：便秘（阳明腑实证）。

西医诊断：便秘。

治法：峻下热结。

方药：大承气汤加减：大黄12 g，厚朴15 g，枳实9 g，芒硝6 g。7剂，每日2剂，水煎温服，分早晚服。通便栓（院内制剂，成分有液状石蜡、大黄、芒硝等），每次2枚，每日2次，纳肛。导便液（宋老经验方，成分：皂角12 g，鹅不食草12 g，生大黄6 g，细辛3 g）15剂，煎至50 mL，于晨起取膝肘卧位灌肠。将大黄3 g、芒硝1 g等制成细粉用陈醋调制成糊状，敷于肚脐，纱布覆盖，隔日1次。中脘、大肠俞、天枢、脾俞等穴针刺，共14次，每日1次，每次30分钟。

二诊：2012年7月18日。患者服7剂药后复诊，诉服药第2日大便已解，腹胀症状缓解，已进食，但觉周身乏力，手心有汗，口干；舌淡红，苔黄，脉弦。具体方药如下：大黄12 g，厚朴15 g，枳实9 g，芒硝6 g，党参15 g，玄参12 g，生地黄15 g。10剂，每日1剂，水煎温服，分早晚服。余治疗同前。

三诊：2012年7月28日。患者服上方后已无乏力之感，腹胀症状亦消失，大便2日1次，不觉口干；舌淡红，苔白，脉缓。继服上方5剂，余治疗停。

按语：便秘是由不同病理过程引起的一种复杂的临床常见的症状。以大便秘结不通致排便间隔时间延长或排便困难、艰涩不畅为其特征。中药治疗本病有其优势，临床应用广泛。按照中医理论"里实热证"应遵循"六腑以通为用"的原则，攻下法特别是寒下法为治疗根本。《伤寒论》中以大承气汤"急下之"为治则。经曰："六腑者传化物而不藏，故实而不能满也。"六腑以通为用，以降为顺。所谓："阳明之邪，仍假阳明为出路。"急用攻下，承顺胃气，痛苦疾患霍然而愈。

大承气汤出自《伤寒论》，本方为治阳明腑实证的主方。其成因系由伤寒之邪内传阳明之腑，入里化热，或温病邪入胃肠，热盛灼津，燥屎乃成，邪热与肠中燥屎互结成实所致。实热内结，胃肠气滞，腑气不通，故大便秘结不通，频转矢气、脘腹痞满胀满；燥屎结聚肠中，则腹痛拒按、按之坚硬；里热炽盛，上扰神明，故谵语；四肢皆禀气于阳明，阳明经气旺于申酉之时，热结于里，郁蒸于外，故潮热、手足濈然汗出；舌苔黄燥，或焦黑燥裂，脉沉实，是热盛津伤，燥实内结之征。前人将本方证的症候特点归纳为"痞、满、燥、实"四字。"痞"是自觉胸脘压重闷塞，按之板硬；"满"是脘腹胀满，按之有抵抗感；"燥"是指肠中粪便既燥且坚，此时以手按患者腹部坚硬；"实"是指肠胃有燥屎与热邪互结，大便秘结不通，或下利清水臭秽而腹胀痛不减者。本方四味，即针对痞、满、燥、实而设，其中枳实消痞破结，厚朴除满行气，芒硝润燥软坚，大黄攻下除实。此外，大黄、厚朴、枳实有抗菌消炎作用。四药合用，为抗菌性泻下剂。至于本方另外一个"热结旁流"证，乃燥屎坚结于里，胃肠欲排除而不能，逼迫津液从燥屎之旁流下所致。热厥、痉病、发狂等，皆因实热内结，或气血阻滞，阳气受遏，不能外达于四肢；或热盛伤津劫液，筋脉失养而挛急；或胃肠浊热上扰心神，神明昏乱等所造成。症候表现虽然各异，然其病机则同，皆是里热结实之重证。法当峻下热结，急下存阴，釜底抽薪。方中大黄苦寒，泻下热结，荡涤胃肠，为主药；芒硝软坚润燥，通导大便，为辅药；大黄、芒硝素有动、静结合之称，相辅相成。枳实、厚朴行气消胀，破结除满为佐、使药。一则可排出肠中蓄积之气，二则可推动硝、黄荡涤之力，合成泄下热结、消除痞满之用。四药合用，峻下热结，为寒下法中的峻剂。故名"大承气"。吴瑭《温病条辨》说："承气者，承胃气也……日大承气者，合四药而观之，可谓无坚不破，无微不入，故日大也。"本方煎服方法，先煎枳、朴，后下大黄，芒硝溶服。因大黄生用、后下则泻下之力峻，久煎则泻下之力缓，正如《伤寒来苏集·伤寒附翼》所说"生者气锐而先行，熟者气钝而和缓"。

6. 小承气汤治疗阳明腑实轻证便秘

验案： 张某，男，56岁。

初诊： 2009年11月8日。患者长期便秘，解大便时需努挣，便头硬，便出先硬后溏，脘腹胀满，潮热汗出；舌红，苔黄厚，脉滑数。专科检查：视诊，肛门口无明显异常；肛门直肠指诊：进指顺利，肠腔灼热，可触及干硬大便。气钡双重造影显示：直肠及乙状结肠可见大量粪便阴影，无明显病理改变。

中医诊断： 便秘（阳明腑实轻证）。

西医诊断： 便秘。

治法： 轻下热结。

方药： 小承气汤加减：大黄15 g，厚朴6 g，枳实9 g。10剂，每日1剂，水煎温服，分早晚服。通便栓（院内制剂，成分有液状石蜡、大黄、芒硝等），每次2枚，每日2次，纳肛。导便液（皂角12 g，鹅不食草12 g，生大黄6 g，细辛3 g）15剂，煎至50 mL，于晨起取膝肘卧位灌肠。将大黄3 g、芒硝1 g等制成细粉用陈醋调制成糊状，敷于肚脐，纱布覆盖粘贴，隔日1次。中脘、大肠俞、天枢、脾俞等穴针刺，共14次，每日1次，每次30分钟。

二诊：2009年11月18日。患者服药后，便秘症状缓解，便溏，手足汗出；舌红，苔黄厚，脉滑数。方药如下：大黄15 g，厚朴6 g，枳实9 g，柴胡15 g，杏仁

10 g，白芍30 g。10剂，每日1剂，水煎温服，分早晚服。针刺停，余治疗同前。

三诊：2009年11月28日。患者诉大便日行一次，偶有便溏，手足汗出症状缓解；舌淡红，苔黄，脉缓。症状得到控制，上方不变，继服10剂，每日1剂，水煎温服，分早晚服。

四诊：2009年12月8日。患者来电诉症状已完全消失，生活如常人。

按语：小承气汤出自《伤寒论》。与大承气汤主证来对比，大承气汤是痞满燥实，四证俱全，即使它可以用于热结旁流证，或者热厥、痉病、发狂，这些都是属于在热实互结基础上发生的，热实互结在大承气汤证里，相对是重证，所以要峻下热结。小承气汤证是轻下热结。在《伤寒论》里，形容小承气汤证，说它有一个特征是，初头硬，后必溏，大便秘结，大便不好解，开始是硬的，后面是软的。这和大承气汤燥屎、燥结特点不同，说明它燥结不甚，而是痞满燥实四证当中燥证不具，而是热实互结轻证，热实互结阻滞气机是有的，痞满也是有的，当然也不是很重。所以从病机和症状比，它具有痞满实而不燥，临床燥屎内结，燥实不重，所以有大便秘结现象，往往有初头硬、后必溏这个特点，这是小承气汤治疗的一个方面。

如果说用于痢疾初起，腹中胀痛，里急后重，痢疾一般是湿热，湿热郁滞肠道，搏结气血造成的。因为它有湿热积滞，而且这类属于较轻的，用小承气汤能够攻下积滞，它虽然轻下，反能攻下积滞，热毒搏结气血，大黄也能起到通因通用、清热解毒、解除热毒的作用。所以这个小承气汤，用于痢疾初起，腹中胀痛，里急后重，因为里面有调气和止血的成分，体现通因通用的，这里也就是异病同治，在主治方面的体现。

小承气汤和大承气汤比较，小承气汤中的大黄量没有变，厚朴量减少了，只剩1/4。枳实也减少了，而且大黄又不后下，那这个方的泻下作用就缓和的多，叫它轻下热结。后世有很多方剂，利用小承气汤作为一个基础方，经过配伍，也经常用于兼有热实互结的症候，所以这个方，既是大承气汤衍生出来的加减方，又成为热实互结不甚的这一类的基础方。

小承气汤方中，大黄攻积导滞、活血祛瘀、除燥结积滞，枳实、厚朴下气宽中散结，三者合用具有荡涤胃肠实热、攻积散结作用。又肺与大肠相表里，肺气宣肃影响大肠传导功能，唐容川《医经精义》言："大肠传导，全赖肝疏泄之力。以理论则为金木交合。以形论则为血能润肠，肠能导滞之故，所以肝病宜疏泄大肠，以行其郁结也。肝升降失常导致大肠传导失常。"具有降宣双重功效的杏仁协同厚朴、枳实宣肺，白芍柔肝，柴胡疏肝调气机升降。全方通里攻下、破痞除满、宣肺疏肝、下气导滞以恢复肠道功能。

7. 调胃承气汤治疗胃肠燥热型便秘

验案：冯某，女，38岁。

初诊：2011年7月19日。患者2个月前无明显诱因出现大便排出困难，3～4日1次，大便干结。平素喜爱吃辛辣食物，自调理饮食后症状稍有缓解，未服用过泻药；舌红，少苔，脉细数。专科检查：视诊：肛门口无明显异常；肛门直肠指诊：进指顺利，肠腔灼热，可触及干硬大便。气钡双重造影显示：直肠部可见大量粪便阴影，无明显病理改变。

中医诊断：便秘（胃肠燥热证）。

西医诊断：便秘。

治法：缓下热结。

方药：调胃承气汤加减：大黄12 g，芒硝9 g，炙甘草6 g。10剂，每日1剂，水煎凉服，分早晚服。另饮食清淡，多饮水。通便栓（院内制剂，成分有液状石蜡、大黄、芒硝等），每次2枚，每日2次，纳肛。导便液（宋老经验方，成分：皂角12 g，鹅不食草12 g，生大黄6 g，细辛3 g）15剂，煎至50 mL，于晨起取膝肘卧位灌肠。将大黄3 g、芒硝1 g等制成细粉用陈醋调制成糊状，敷于肚脐，纱布覆盖，粘贴，隔日1次。中脘、大肠俞、天枢、脾俞等穴针刺，共14次，每日1次，每次30分钟。

二诊：2011年7月29日。患者诉，服上方后，诸症状消失，生活如常人。去芒硝，加麻仁9 g、木香12 g、黄连12 g。14剂，每日1剂，早晚温服。方药如下：大黄9 g，黄连12 g，木香9 g，麻仁9g，炙甘草6 g。

按语：调胃承气汤出自《伤寒论》，本方治伤寒发汗后，恶热、谵语、心烦、中满、脉仍浮者，是伤寒发汗不解，转入阳明腑证，热已内攻，行将内结之主方，其病比大承气汤证较轻，比小承气汤较重，应该有满燥实为主证，乃内热炽盛，津液被灼所致。

便秘有以下特点：一是排便时间间隔长；二是大便干结，如羊粪，似板栗，或大便嵌塞；三是排便用时长；四是排便困难，努挣难下；五是排不净感。饮食入胃，经过脾胃运化其精微，吸收其精华后，所剩糟粕形成大便，由大肠传送而出。《黄帝内经》云："水谷者，常并居于胃中，成糟粕而俱下于大肠。"又云："大肠者，传导之官，变化出焉。"如果胃肠功能正常，则大便通畅，不会发生便秘；如果胃肠受病，或因燥热内结，或因气滞不行，或因气虚传送无力，或因血虚津液亏耗，肠道干涩，或因阴寒凝结等均可导致便秘。

《黄帝内经》云："热淫于内，治以咸寒，佐以苦甘。"方中芒硝味咸性寒，能泻下攻积，润燥软坚，用芒硝咸寒之品以除内热；大黄味苦性寒，能泻下攻积，清热泻火，凉血解毒，逐瘀通经，用大黄以荡涤胃肠实热；炙甘草味甘性平，以助芒硝、大黄陈推而缓中，即缓和芒硝大黄速下，欲留于肠中以泄内热，并不是用来防止芒硝、大黄峻下伤胃。此三味药合用，使燥屎除而满自消，燥热散而津自留。

8. 麻子仁丸治疗胃肠蕴热型便秘

验案：刘某，女，26岁。

初诊：2013年7月2日。患者产后大便数日不解，解时艰涩难下，脘中痞满，腹部胀满，小便黄，频数，纳差；舌红，苔薄黄，脉细数。

中医诊断：便秘（胃肠蕴热证）。

西医诊断：便秘。

治法：清热导滞，润肠通便。

方药：麻子仁丸加减：麻子仁15 g，芍药20 g，枳实15 g，大黄6 g，厚朴15 g，杏仁15 g。10剂，每日1剂，水煎温服，分早晚服。通便栓（院内制剂，成分有液状石蜡、大黄、芒硝等）2枚，每日2次，纳肛。导便液（宋老经验方，成分：皂角12 g，鹅不食草12 g，生大黄6 g，细辛3 g）15剂，煎至50 mL，于晨起取膝肘卧位灌肠。将大黄3 g、芒硝1 g等制成细粉用陈醋调制成糊状，敷于肚脐，纱布覆盖，粘贴，隔日1次。中脘、大肠俞、天枢、脾俞等穴针刺，共14次，每日1次，每次30分钟。

二诊：2013年7月12日。患者服药后大便易于解出，但仍有口干咽燥，虚烦盗汗；舌红，苔薄黄少津，脉数。给予方药如下：麻子仁15 g，芍药20 g，枳实15 g，大黄6 g，厚朴15 g，杏仁15 g，生地黄12 g，玉竹15 g，石斛12 g。10剂，每日1剂，水煎温服，分早晚服。针刺停，余治疗同前。

三诊：2013年7月22日。患者诉大便基本排出正常，偶汗出、心悸，胃闷胀不舒；舌淡红，苔薄白，脉缓。上方加麦冬，五味子，鸡内金，佛手。具体药物如下：麻子仁15 g，芍药20 g，枳实15 g，大黄6 g，厚朴15 g，杏仁15 g，生地黄12 g，玉竹15 g，石斛12 g，麦冬15 g，五味子15 g，鸡内金12 g，佛手12 g。10剂，每日1剂，水煎温服，分早晚服。余治疗停。

服药后随访，患者如常人。

按语： 产后饮食如常，大便干燥，或数日不解，解时艰难疼涩，难以解出者，称产后大便难，亦称产后大便不通，产后大便秘涩，西医学称产后便秘。历代医家认为，产后大便难，是因产时失血伤津或阴虚，肠胃热结所致。产后便难，诊断不难。根据病史，素体气血亏虚，或有便秘病史，结合临床表现，产后大便困难，排出不畅，或数日不解，或干燥疼痛难以解出。饮食正常，查肛门局部亦无异常者，即可确诊为本病。

麻子仁丸出自《伤寒论》，本方是主治肠胃燥热，脾约便秘之证。《伤寒论》曰："趺阳脉浮而涩，浮则胃气强，涩则小便数，浮涩相搏，大便则硬，其脾为约，麻子仁丸主之。"《素问·经脉别论》谓："饮入于胃，游溢精气，上输于脾。脾气散精，上归于肺，通调入道，下输膀胱。水精四布，五经并行。"由此可知，脾主为胃行其津液，今脾弱胃强，约束津液不能四布，但输膀胱，致小便数而且多，大便秘结不通，故曰"其脾为约"。本方又名"脾约麻仁丸""脾约丸"。名曰脾约，正是取其能治脾约证之意。

本方是由小承气汤加麻子仁、杏仁、芍药、蜂蜜组成。麻子仁润肠通便为主药；杏仁降气润肠，芍药养阴和里为辅药；大黄通便泄热，枳实、厚朴下气破结，加强降泄通便之力为佐药；蜂蜜能润燥滑肠，为使药。综观全方，不但有润下之功，而且泻而不峻，润而不腻。麻子仁丸虽亦用小承气汤泻肠胃之燥热积滞，但用量较小，更取质润多脂麻子仁、白芍、杏仁、蜂蜜组成。一是可益阳增液，润肠清便，使腑气通，津液行；二是可减缓小承气汤攻下之力，使下而不伤正。且原方只服10剂，逐渐加大，更加说明本方立意通便润肠，实属缓下之剂。对于肠中燥，有积滞的便秘者相当适用；对于老年人、产后便秘妇女以及习惯性便秘患者，服用效佳。

9. 大黄牡丹汤治疗阳明腑实型肠痈

验案：马某，女，43岁。

初诊：2014年7月8日。患者聚餐后右下腹疼痛、拒按，呕吐17小时来诊。诉晚饭后，突然下腹部痛，以脐周围明显，3小时后转至右下腹，呈持续性疼痛，伴呕吐、便秘、尿黄；舌质红，舌苔薄黄，脉弦略数。查体：血压正常，体温37.7℃，右下腹压痛（+），反跳痛（+），白细胞11.6×10^9/L。

中医诊断：肠痈（阳明腑实证）。

西医诊断：急性阑尾炎。

治法：泄热破瘀，散结消肿。

方药：大黄牡丹汤加减：大黄15 g，牡丹皮13 g，桃仁9 g，冬瓜仁30 g，芒硝12 g。7剂，每日1剂，水煎温服，分早晚服。甲硝唑栓（院内制剂），每次4枚，每日2次，纳肛。

二诊：2014年7月15日。腹痛逐渐缓解，呕吐停止，其他症状亦明显改善，第4天腹痛完全消失，体温正常，白细胞复查6.8×10^9/L，舌质红，舌苔薄，脉数。继服5剂，病情痊愈。

按语：肠痈是指发生于肠道的痈肿，属内痈范畴。临床上，西医称谓的急性阑尾炎、回肠末端憩室炎、克罗恩病等均属肠痈范畴，其中以急性阑尾炎最为常见。肠痈病名最早见于《素问·厥论》："少阳厥逆……发肠痈。"《金匮要略》总结了肠痈辨证论治的基本规律，推出了大黄牡丹皮汤等有效方剂，至今仍为后世医家所应用。本病的特点是：转移性右下腹疼痛，伴恶心、呕吐、发热，右下腹局限性压痛或拒按。

肠痈有湿热瘀滞与寒湿郁滞之分，本方只宜于湿热瘀滞，阳明腑实之证，且脓未成而病情较急者为宜。根据宋老经验，多数患者服药1~2天后，症状好转，尤为显著的是，随着排便次数的增多，腹痛随之而减轻，符合"不通则痛，通者不痛"的道理。继之，体温下降，白细胞计数恢复正常，患者痊愈出院，少数患者配合针刺及外敷消炎散。《金匮要略》云："肠痈者，少腹肿痞，按之即痛如淋，小便自调，时时发热，自汗出，复恶寒，其脉迟紧者，脓未成，可下之，当有血；脉洪数者，脓已成，不可下也，大黄牡丹汤主之。"

大黄牡丹汤出自《金匮要略》，该方是主治肠痈。肠痈多由肠道湿热郁蒸，气血凝集而成。方中用大黄泻肠中湿热瘀结之毒，牡丹皮凉血、散血、活血祛瘀,共为主药;芒硝软坚散结,助大黄促其速下,桃仁助牡丹皮活血化瘀,共为辅药;另加一味治内痈的要药冬瓜子,清肠中湿热,排脓消痈,为佐药。综观全方,是由苦寒泻下、散结消肿、清热除湿三类组成,使其热结通而痈自散,血行畅而肿痛消。

10. 理中汤治疗脾胃虚弱型泄泻

验案: 冯某,男,43岁。

初诊: 2013年10月10日。患者10年前开始出现慢性腹泻,当时在多家医院就诊,诊断为"溃疡性结肠炎"。初诊前1个月,患者因过食辛辣及过量吸烟喝酒出现腹泻加重,每日腹泻5次左右,便稀色黄不成形,并且时伴腹部冷痛,纳差,小便少;舌质淡,苔白,脉细弱。专科检查:肛门部外观无异常;肛门直肠指诊:指套染暗红色脓血;电子结肠镜:直肠、乙状结肠结合部见弥漫性充血、水肿和浅表溃疡;粪便原虫镜检未见寄生虫及虫卵。

中医诊断: 泄泻(脾胃虚弱证)。

西医诊断: 溃疡性结肠炎。

治法: 温中祛寒,补气健脾。

方药: 理中汤加减:党参15 g,干姜6 g,甘草10 g,白术15 g。10剂,每日1剂,水煎温服,分早晚服。青黛20 g,五味子20 g,乌梅20 g,白及20 g,金樱子12 g,15剂,煎至50 mL,于临睡前取膝肘卧位保留灌肠。白矾20 g,黄柏15 g,花椒10 g,五倍子15 g,15剂,水煎,肛门部熏洗,每日2次,甲硝唑栓(院内制剂),每次2枚,每日2次,纳肛。针刺百会、长强、提肛、气海、足三里、天枢等穴用补法,共14次,每日1次,每次30分钟。

二诊: 2013年10月25日。患者诉大便次数稍减少,每日3次左右,但仍便稀不成形,腹部偶有冷痛,饮食尚可;舌质淡,苔白,脉弱。

患者久病体虚,便次稍减少但大便仍不成形,考虑其腹部冷痛,增加温阳健脾燥湿之功,理中汤基础上加制附子、茯苓、柴胡、肉桂。具体组方如下:党参15 g,干姜6 g,甘草10 g,白术15 g,制附子3 g,茯苓10 g,柴胡10 g,肉桂8 g。10剂,每日1剂,水煎温服,分早晚服。余治疗同前。

三诊: 2013年11月5日。患者服上方后来诊,诉大便每日3次左右,偶有条状便;舌质淡,苔白,脉细弱。嘱上方不变,再予10剂,以培元固本。余治疗停。

四诊：2013年11月15日。患者来电话诉大便每日2次左右，便成形，其余症状均消失，生活已如常人。

按语：中医学认为，久泻病位主要在脾胃，涉及肝肾，病程一般较长，病性多为本虚标实、虚实夹杂、寒热并存。初期发作多实，久病缓解期多虚。《景岳全书·泄泻》中提到："泄泻之本无不由于脾胃，盖胃为水谷之海，而脾主运化，使脾健胃和，则水谷腐熟而化气化血，以行营卫。若饮食失节，起居不时，以致脾胃受伤，则水反为湿，谷反为滞，精华之气不能输化，乃至合污下降，而泄痢作矣。"

理中汤出自《伤寒论》，本方证为脾胃虚寒，运化失职，升降失常所致。脾胃居中，应五行而属土，土气运转，升清阳而降浊阴，一旦阳气虚衰，寒从中生，运化、统血以及升清降浊等功能失常，即可产生吐泻腹痛或失血、胸痹、喜唾涎沫、腹满食少、霍乱、小儿慢惊等证。如吐泻日久，筋脉失养，则可出现惊风。凡此种种，虽见证不一，但源在"脾胃虚寒"。"治病必求于本"，故立温中散寒，补气健脾之法。本方以辛热之干姜，温中焦脾胃而祛里寒，炮黑又可止血，为主药；人参大补元气，助运化而升降，为辅药；白术健脾燥湿，甘草益气和中，共为佐使药。四药配合，中焦之寒得辛热而去，中焦之虚得甘温而复，清阳升而浊阴降，运化健而中焦治，故谓"理中"也。程应旄说得好："理中者，实以爕理之功，予中焦之阳也。"所以，凡中气虚欠，暴受风寒，太阳病腹痛，呕吐、下利、腹满不食，脉迟缓，口淡舌白者，均可用本方治疗。然理中丸以蜜为丸，属于缓调之剂，宜病情较轻，病程较长者，如病情较急，宜改丸为汤，收效更速。故原方后有"然不及汤"之语。综观本方，药仅四味，相得益彰，确能温健中焦营气，又可甘温降热，可广泛应用于中焦虚寒、营气不足之证。

至于阴虚失血而用此方，是根据"阳虚阴必走"之理，以面㿠神疲、舌白脉迟等虚寒症状，温之则中阳振奋，血有统率，不止血而血自止；但须注意"阳虚"二字，否则，不宜使用。又治疗阳虚失血，宜将干姜制成炮姜（黑姜、姜炭）应用。至于病后喜唾涎沫，久久不愈，是脾气虚寒，不能摄津，津上溢于口之故，宜以本方丸剂口服，自然慢慢见效而愈。至于胸痹，系由上焦阳气不足，阴寒之邪上乘，胸中之气痹而不通所致。可用本方温中散寒，益气健脾，使中焦气旺，则上焦之气开发，逆气则平，胸痹自安。

11. 真武汤治疗脾肾阳虚型泄泻

验案： 王某，男，75岁。

初诊： 2010年5月9日。患者腹泻30年，大便日行10余次，便质溏薄，小便不利，伴面色青黄，精神萎靡，形寒、四肢不温，腰膝冷痛，下肢浮肿；舌胖质淡，苔薄白，脉沉弦而虚。专科检查：肛门部外观无异常；肛门直肠指诊：指套染暗红色脓血；电子结肠镜：直肠、乙状结肠结合部见弥漫性充血、水肿和浅表溃疡；粪便原虫镜检：未见寄生虫及虫卵。

中医诊断： 泄泻（脾肾阳虚证）。

西医诊断： 溃疡性结肠炎。

治法： 健脾补肾，温阳利水。

方药： 真武汤加减：茯苓15 g，芍药15 g，白术15 g，生姜3片，附子6 g。10剂，每日1剂，水煎温服，分早晚服。青黛20 g，儿茶12 g，白及20 g，赤石脂12 g，枯矾12 g，15剂，煎至50 mL，于临睡前取膝肘卧位保留灌肠。甲硝唑栓（院内制剂），每次2枚，每日2次，纳肛。胃肠护腹袋疗法：将约300 g生姜榨取汁液，把准备好的丝棉浸泡其中，然后将白术、苍术、佩兰、艾叶等制成细粉均匀地撒在丝棉上，24小时阴干。最后用棉布包裹含药丝棉缝制成肚兜，让患者束在腹部，1个月更换1次。穴位封闭：取天枢、上巨虚，用维生素B$_1$注射液，每穴注射1 mL，15天1次。取合谷、上巨虚、肝俞、脾俞等穴针刺，共14次，每日1次，每次30分钟。

二诊： 2010年5月20日。小便量增多，下肢浮肿减轻，大便溏薄，每日7～8次；舌脉变化不大。上方加山药、草果、木香，以健脾理气。具体组方如下：茯苓15 g，芍药15 g，白术15 g，生姜3片，附子6 g，山药20 g，草果10 g，木香8 g。10剂，每日1剂，水煎温服，分早晚服。余治疗同前。

三诊： 2010年6月3日。患者述水肿日益减退，大便次数减少至日行3～4次，形寒肢冷，腰膝冷痛；舌质淡，苔薄白，脉沉细。上方加山药、草果、木香、仙茅、仙灵脾。具体组方如下：茯苓15 g，芍药15 g，白术15 g，生姜3片，附子6 g，山药20 g，草果10 g，木香8 g，仙茅10 g，仙灵脾10 g。10剂，每日1剂，水煎温服，分早晚服。针刺停，余治疗同前。

四诊： 2010年6月13日。水肿大减，小便自利，腰膝冷痛减轻，四肢温，大便日行2次左右，饮食诸症明显改善；舌质淡，苔薄白，脉缓。继服上方7剂，生活如常人。

按语： 脾肾阳虚泄泻多由感受寒邪较重，或久病耗气损伤脾肾之阳气，或久泻不止，损伤脾肾之阳，或其他脏腑的亏虚，累及脾肾两脏等引起。其常见于虚劳、泄泻、痢疾、水肿、鼓胀、肾风，以及西医的慢性肠胃炎、慢性肾炎、慢性肾功能衰竭等疾病。阳虚寒盛，气机凝滞，而见面色㿠白，畏寒肢冷，腰膝酸软，腹中冷痛。常见病症为久泻久痢、五更泄泻、下利清谷、水湿泛滥、小便不利、面浮肢肿、腹胀如鼓、小便频数、余沥不尽、夜尿频。其病因病机多由脾、肾久病耗气伤阳，或久泄久痢，或水邪久踞，导致肾阳虚衰不能温养脾阳，或脾阳久虚不能充养肾阳，终则脾肾阳气俱伤而成。脾为后天之本，肾为先天之本。脾主运化水谷精微，须借助肾阳的温煦，肾脏精气亦有赖于水谷精微的不断补充与化生。脾与肾，后天与先天是相互资生、相互影响的。《医宗必读·虚痨》："……脾肾者，水为万物之元，土为万物之母，两脏安和，一身皆治，百疾不生。夫脾具土德，脾安则肾愈安也。肾兼水火，肾安则水不挟肝上泛而凌土湿，火能益土运行而化精微，故肾安则脾愈安也。"

真武汤出自《伤寒论》，本方为治疗脾肾阳虚，水气内停的主要方剂。肾为水火之脏，主化气而利水，肾阳不足，则气不化水，故恶寒而小便不利，不渴，苔白，脉象沉细。水气内停，则腹痛下利；溢于表，则四肢疼重，或肢体浮肿。寒水内动，上凌心肺，下犯清阳则心悸，头眩。如此种种，虽成因见证各有不同，但都与阳气衰微，水气内停有关，故立温阳利水法以治其本。方中附子大辛大热，温肾阳，祛寒邪之水，为主药；茯苓甘淡渗利，健脾渗湿，以利水邪，生姜辛温，既助附子之温阳祛寒，又伍茯苓以温散水气，均为辅药；白术健脾渗湿，以扶脾之运化；其用白芍者，一是取其利小便，二是取其缓急止腹痛，《神农本草经》称芍药"主邪气腹痛……止痛，利小便"，或取其敛阴缓急，以解身之瞤动，为佐药。综观全方，温中有散，利中有化，脾肾双补，阴水得制，故为脾肾阳虚，寒水为病的有效之剂。

12. 乌梅丸加减治疗寒热夹杂型休息痢

验案： 陈某，女，54岁。

初诊： 2015年3月1日。患者以"大便异常6年余，加重半个月"为主诉门诊求治。6年前，无明显诱因出现大便困难与腹泻交替出现，初起症状轻，每日3次左右，未予以重视。半个月前受凉后突然腹泻不止，每日8次左右，便下黏液泡沫，而后便秘黏腻难出，胸中烦闷，口中黏腻，纳眠差。舌红，苔腻，脉弦滑。专科检查：指诊：肛门部痉挛。直肠镜：直肠黏膜轻度充血水肿。钡剂灌肠：X线钡剂灌肠可见结肠充盈迅速及激惹征，无明显肠结构改变。

中医诊断：休息痢（寒热夹杂证）。

西医诊断：肠易激综合征。

治法：疏肝理肠，寒热平调。

处方：乌梅丸加减：乌梅肉12 g，细辛18 g，黄连18 g，黄柏18 g，干姜30 g，炙附子18 g，桂枝12 g，党参12 g，当归12 g，水煎服，15剂。甲硝唑栓（院内制剂），每次2枚，每日2次，纳肛。青黛20 g，柴胡20 g，夏枯草20 g，赤石脂12 g，五倍子12 g，15剂，煎至50 mL，于临睡前取膝肘卧位保留灌肠。胃肠护腹袋疗法：将约300 g生姜榨取汁液，把准备好的丝棉浸泡其中，然后将薄荷、藿香、佩兰、艾叶等制成细粉均匀地撒在丝棉上，24小时阴干。最后用棉布包裹含药丝棉缝制成肚兜，让患者束在腹部，1个月更换1次。穴位封闭：取天枢、上巨虚穴，用维生素B$_1$注射液，每穴注射1 mL，15天一次。取中脘、太冲、足三里、大肠俞等穴针刺，共14次，每日1次，每次30分钟。

二诊：2015年3月16日。患者腹泻症状减轻，泻下清稀，夹有食物残渣，每日5~6次，便秘症状消失，胸脘痞闷，腹部隐隐作痛，泻后痛减，不欲饮食，食后腹胀加重，眠差。舌淡，苔白腻，脉弦。患者为中老年女性，时值更年期，中焦虚寒，故腹痛腹泻，泻后痛减；再胃中谷食不得腐化，便出之物残渣。方药：乌梅肉12 g，细辛18 g，干姜30 g，炙附子18 g，桂枝12 g，党参12 g，当归12 g，水煎服，15剂。针刺停，余治疗同前。

三诊：2015年4月1日。患者服上方后，症状得到良好控制，腹泻每日3次左右，偶尔大便成形，腹部疼痛不明显，纳眠可。守上方不变，继服巩固疗效。余治疗停。

追访一年未再出现上述不适，生活如常人。

按语：恼怒忧思等情绪因素刺激可影响肝之疏泄，肝郁日久失于疏泄则气机不利，血行亦随之瘀结，久病入络可见病情加重，除见泄泻或便秘等肠易激综合征症状外，还伴有少腹胀满且疼痛部位相对固定，其腹胀腹痛每于情志不畅时加重等情况。气行则血行，气滞则血亦滞，因此气滞常可导致血瘀。素体阳虚，阳气不足，无力推动血行，血脉不畅遂成瘀滞；湿邪日久，阻滞气机，也可致血行不畅而留瘀；肝郁脾虚日久，脾气亏虚，气虚而推动无力亦可导致血瘀。肠易激综合征之血瘀论并非指具体形成的瘀血肿块，而是指肠易激综合征久病不愈，由浅入深地发展而影响血行，呈现一种瘀滞之象，即叶天士所谓的"久病从瘀"。瘀血阻滞肠中，气机不通则痛，故可见腹胀、腹痛；瘀血阻滞气机，大肠失于传导，故可见便秘或腹泻；瘀血阻络，肠道失荣而传导失司，则可见便秘与腹泻交替发生。本病例中，患者中焦虚寒，故烦闷不欲食，便下黏液泡沫；下焦湿热，故便下黏液不畅，舌红苔腻，脉弦滑；寒热错杂，故腹泻与便秘交作。乌梅丸出自《伤寒论》，方中乌梅酸温安蛔，涩肠止痢，为君药。花椒、细辛性味辛温，辛可伏蛔，温能祛寒并用，共为臣药。附子、干姜、桂枝温脏祛寒；人参、当归养气血，共为佐药。全方共奏缓肝调中，清上温下之功。

第二节　时方治验

一、痔　疮

痔是直肠末端黏膜下和肛管皮肤下的静脉丛发生扩张、曲张所形成的柔软静脉团，又称痔疮、痔核。痔是最常见的肛肠科疾病，是中国医学最早记载的疾病之一，素有"十男九痔""十女十痔"的说法。痔是由于人类直立而特有的疾病，国内流行病学调查显示痔的发病率占肛肠疾病的87.25%，且女性多于男性，可发生于任何年龄，但以成年人居多。中医学认为本病的发生多与风、湿、瘀及气虚有关，加之脏腑本虚，风燥湿热下迫，瘀阻魄门，瘀血浊气结滞不散，筋脉横解，导致脏腑功能失调而成痔。具体病因包括饮食不节、房事不慎、外感六淫、久坐久立、负重远行、久泻久痢、久咳、便秘、妊娠等。宋老常以祛风、润燥、清热、凉血、利湿、理气、活血、化瘀、健脾、益气、摄血等法取效。

1.凉血地黄汤、槐花散加减治疗风伤肠络型内痔

验案：刘某，女，54岁。

初诊：1995年10月24日，患者以"肛内有肿物脱出，伴大便带血、肛门部潮湿瘙痒1个月"为主诉门诊求治。1个月前，因饮食辛辣后出现肛内肿物脱出，如枣样大小，可完全回纳；伴有便血，鲜红色，呈喷射状，间断性发作，并伴有肛门部潮湿、瘙痒等症状。未予以重视及特殊治疗。来诊见面色苍白，体倦乏力，纳食、睡眠差，便干，2日行1次，小便可；舌质红，苔薄黄，脉数。专科检查：（膀胱截石位）视诊：可见截石位11点处一枣样大小肿物脱出肛门，色淡红，可回纳；肛门直肠指诊：肛门痉挛，截石位3、7、11点处可触及柔软黏膜隆起，指套染血；肛门镜检查：截石位3、7、11点处齿线上黏膜隆起，色淡红，表面光滑，附有少量血性分泌物。

中医诊断： 内痔病（风伤肠络证）。

西医诊断： 内痔（Ⅱ期）。

治法： 清热凉血，祛风通便。

处方： 凉血地黄汤、槐花散加减：生地黄30 g，桃仁20 g，地榆30 g，槐角20 g，防风20 g，当归尾15 g，黄连15 g，炙甘草6 g，水煎服，15剂；白矾10 g，石榴皮10 g，苦参10 g，蛇床子10 g，水煎肛门部熏洗，15剂；甲硝唑栓（院内制剂），每次2枚，每日2次，纳肛。

二诊： 1995年11月7日。服上方14剂，患者神志清，精神佳，纳眠均可，肛门部无脱出肿物，诉排便时偶脱出如花生米样肿物，余无不适，大便日行1次，便软；舌淡红，苔薄白，脉缓有力。查肛门镜：截石位3、7、11点处齿线上黏膜隆起，色淡红色，表面光滑。方药：桃仁20 g，升麻20 g，葛根15 g，黄芪15 g，炙甘草6 g，续用1个月，外用药同前。后追访1年未再发作，生活如常人。

按语： 内痔是指肛门齿线以上，直肠末端黏膜下的痔内静脉丛扩大曲张和充血所形成的柔软静脉团。是肛门直肠病中最常见的疾病。多发生于截石位3、7、11点处，以11点处最为常见。其特点是便血，痔核脱出，肛门不适感。本例痔病，由于饮食不节、过食辛辣厚味食物，燥热内生，下迫大肠，风善行而数变，又多夹热，热迫血溢，血不循经而下溢出血，所下之血色泽鲜红，下血暴急呈喷射状。凉血地黄汤出自《医宗金鉴》，原方书云本方用于跌扑损伤而致出血，也属热盛迫血妄行者。治以凉血止血之法。而本方中运用生地黄清热凉血，养阴生津为君药，赤芍、当归尾清热凉血，滋阴熄火，且能引血归经为臣药，黄连、炙甘草为佐清热解毒为佐药，麻仁、杏仁润肠通便为使药，加用槐角以增凉血止血之效。槐花散出自《普济本事方》，本方所治肠风、脏毒皆因风热或湿热邪毒，壅遏肠道血分，损伤脉络，血渗外溢所致。治宜清肠凉血为主，兼以疏风行气。方中槐花苦微寒，善清大肠湿热，凉血止血，为君药。侧柏叶味苦微寒，清热止血，可增强君药凉血止血之力，为臣药。荆芥穗辛散疏风，微温不燥，炒用入血分而止血；盖大肠气机被风热湿毒所遏，故用枳壳行气宽肠，以达"气调则血调"之目的，共为佐药。诸药合用，既能凉血止血，又能清肠疏风，俟风热、湿热邪毒得清，则便血自止。

2. 脏连丸加减治疗湿热下注型内痔

验案：曾某，女，34岁。

初诊：2006年6月2日。患者以"便血伴肛内肿物脱出半月余"为主诉门诊求治，半个月前，患者因过食生冷食物后便时出血，量多，色鲜红，肛内肿物脱出，便后可自行回纳，伴肛门灼热感，未予重视。此后每因过食生冷食物后症状加重，未予特殊治疗。来诊见纳可眠差，便偶干；舌红，苔黄腻，脉弦数。专科检查：（膀胱截石位）视诊：截石位3、7、11点处有肛缘肿物，色淡红，可回纳；指诊：肛门痉挛，截石位3、7、11点处可触及柔软黏膜隆起，指套染血；肛门镜下见：截石位3、7、11点齿线上黏膜隆起，色淡红表面光滑，附有血性分泌物。

中医诊断：内痔病（湿热下注证）。

西医诊断：内痔（Ⅱ期）。

治法：清热利湿止血。

方药：脏连丸加减：黄连15 g，黄芩12 g，地黄9 g，赤芍9 g，当归9 g，槐角10 g，槐花12 g，荆芥穗9 g，地榆炭9 g，炙甘草6 g，水煎服，10剂；白矾10 g，石榴皮10 g，苦参10 g，蛇床子10 g，水煎肛门部熏洗，10剂；甲硝唑栓（院内制剂），每次2枚，每日2次，纳肛。

二诊：2006年6月12日。服上方10剂，患者神志清，精神可，纳眠均可，便血量较前明显减少，肛内无肿物脱出，诉便后偶有手纸染血，量少，色鲜红，肛门部仍有灼热感，上方加白头翁20 g，秦艽20 g，继服半个月，外用药同前。后追访1年未再发作，生活如常人。

按语：本例痔病，由于饮食不节，恣食生冷，伤及脾胃而滋生内湿，湿与热结，下迫大肠，导致肛门部气血纵横，经络交错而生内痔。热盛则迫血妄行，血不循经，则血下溢而便血，湿热下注大肠，肠道气机不畅，经络阻滞，则肛门内有块物脱出。脏连丸出自《外科正宗》，方中黄连、黄芩清热泻火止血；生地黄、阿胶滋阴凉血，养血止血；当归补血活血止痛；槐花、槐角、地榆炭泻热清肠，凉血止血；荆芥穗辛散疏风，与上药相配疏风理血。诸药共用，共奏清肠止血之功。

3. 止痛如神汤治疗气滞血瘀型内痔

验案： 刘某，女，64岁。

初诊： 2001年3月2日。患者以"肛内肿物脱出伴疼痛10天余"为主诉门诊求治，10天前，患者因平素情志不畅后出现肛内肿物脱出，不可自行回纳，需用手方可回纳，伴肛管紧缩，坠胀疼痛，肿物触痛明显，未予特殊治疗来诊，见纳可眠差，便质软成形；舌红，苔黄腻，脉弦数。专科检查：（膀胱截石位）视诊：截石位3、5、7、11点处肛缘肿物，色淡红；指诊：触痛明显；肛门镜下见：截石位3、5、7、11点处黏膜隆起，呈淡红色，表面光滑。

中医诊断： 内痔病（气滞血瘀型）。

西医诊断： 内痔（Ⅲ期）。

治法： 清热利湿，祛风活血。

处方： 秦艽15 g，桃仁15 g，皂角子15 g，苍术10 g，防风10 g，黄柏10 g，当归尾10 g，泽泻10 g，槟榔10 g，熟大黄10 g，水煎服，15剂。白矾10 g，石榴皮10 g，苦参10 g，蛇床子10 g，水煎肛门部熏洗，15剂；甲硝唑栓（院内制剂），每次2枚，每日2次，纳肛。

二诊： 2001年3月17日。服上方15剂，患者神志清，精神可，纳眠均可，肛门部肿物回纳，诉便后肛内肿物偶有脱出，便后自行回纳，大便日行1次，质软成形，小便调；舌红，苔黄，脉弦。查肛门镜：截石位3、7、11点处齿线上黏膜隆起，色淡红，表面光滑。效不更方，外用药同前。后追访1年未再发作，生活如常人。

按语： 气为血之帅，气行则血行，气滞则血瘀。本例痔病，因平素情志不畅，肝气郁滞，气滞血瘀，热结肠燥，气机阻滞而运行不畅，气滞则血瘀阻于肛门，故肛门内块物脱出，坠胀疼痛，气机不畅，统摄无力，则血不循经，导致血栓形成。止痛如神汤出自《外科启玄》，其中黄柏、熟大黄清热泻火，泽泻泻热，合用则火得泄，热结除；桃仁、皂角刺、当归尾活血止痛、润肠通便，则津乏得除；秦艽、防风祛风湿，止痛；槟榔行气又能缓泻而通便，两药合用，则具清热、活血、润肠通便，缓急止痛之功。

4. 补中益气汤治疗脾虚气陷型内痔

验案： 周某，女，57岁。

初诊： 1999年2月2日。患者以"肛内肿物脱出伴便血10天余"为主诉门诊求治，10天前，患者因过度劳累后出现肛内肿物脱出，不可自行回纳，需用手方可回纳，伴便血，色淡，未予特殊治疗。来诊见面色少华，神疲乏力，少气懒言，肛门松弛，纳少便溏，纳可眠差，便质不成形；舌淡，边有齿痕，苔薄白，脉弱。专科检查：（膀胱截石位）视诊：截石位3、7、11点处肛缘肿物，色淡红；指诊：截石位3、7、11点处可触及柔软黏膜隆起，指套染血；肛门镜下见：截石位3、7、11点处齿线上黏膜隆起，色淡红，表面光滑，附有少量血性分泌物。

中医诊断： 内痔病（脾虚气陷型）。

西医诊断： 内痔（Ⅱ期）。

治则： 补中益气，升阳举陷。

处方： 补中益气汤加减：黄芪18 g，甘草9 g，人参9 g，当归3 g，橘皮6 g，升麻6 g，柴胡6 g，白术9 g，水煎服，15剂。白矾10 g，石榴皮10 g，苦参10 g，蛇床子10 g，水煎，肛门部熏洗，15剂；甲硝唑栓（院内制剂），每次2枚，每日2次，纳肛。

二诊： 1999年2月17日，服上方14剂，患者神志清，精神可，纳眠均可，肛门内无脱出肿物，未见便血，患者诉偶有便后肛内肿物脱出，便后能自行回纳，余无不适，大便每日1~2次，质软成形，小便调；舌淡，苔薄白，脉缓。查肛门镜：截石位3、7点处齿线上黏膜隆起，色淡红色，表面光滑。效不更方，继用1个月，外用药同前。后追访一年未再发作，生活如常人。

按语： 老年人气虚，或妇人生育过多，及小儿久泻久痢，导致脾胃功能失常，脾虚气陷，中气不足，无力摄纳，导致痔核脱出不得回纳，气虚则无以生化，无力摄血，气虚则血虚，导致气血两虚，故下血量多而色淡。本例痔病为老年人气虚不能摄血。补中益气汤来源于《脾胃论》，本方是李东垣所立，此皆脾胃之气不足所致也，李氏明确指出"唯当以辛甘温之剂，补其中而升其阳，甘寒以泻其火则愈"。至于脾胃气虚证、气虚下陷证，皆由饮食劳倦、损伤脾胃所致，脾主升清，脾虚则清阳不升，中气下陷，故见脱肛、子宫脱垂及久泻、久痢等。方中重用黄芪为君，其性甘温入脾肺经，而补中气、固表气，且升阳举陷；臣以人参，大补元气；甘草补脾和中，君臣相伍，如《医宗金鉴》谓"黄芪补表气，人参补里气，甘草补中气"，可大补一身之气；佐以白术补气健脾，助脾运化，以资气血生化之源；其气既虚，营血易亏，故佐当归以补血营血，且血为气之宅，可使所补之气有所依附；陈皮理气和胃，使诸药补而不滞；更加升麻、柴胡为佐使，升阳举陷，与人参、黄芪配伍，可升阳举陷。诸药合用，既补中焦脾胃之气，又升提下陷之气。

5. 活血散瘀汤治疗气滞血瘀型外痔

验案： 刘某，女，34岁。

初诊： 2001年8月6日。患者以"肛缘肿物伴疼痛2天"为主诉门诊求治。2天前，因饮食辛辣后自觉肛缘有一肿物，色红，排便时增大，异物感强烈，并伴有胀痛，局部触及一硬性结节，未予以重视及特殊治疗。来诊见纳食、睡眠差，便质软成形，2日行1次，小便可；舌质紫暗，苔薄黄，脉弦涩。专科检查：（膀胱截石位）视诊：可见肛缘截石位7点处有一花生米大小肿物，色红。肛门直肠指诊：有触痛。肛门镜检查：截石位7点处齿线下黏膜隆起，色红。

中医诊断： 外痔病（气滞血瘀证）。

西医诊断： 外痔。

治法： 理气化瘀。

处方： 活血散瘀汤加减：川芎5 g，当归尾5 g，赤芍5 g，苏木5 g，牡丹皮5 g，枳壳5 g，瓜蒌仁5 g，桃仁5 g，槟榔3 g，大黄8 g，石榴皮10 g，苦参10 g，水煎服，15剂。白矾10 g，石榴皮10 g，苦参10 g，蛇床子10 g，水煎肛门部熏洗，15剂；甲硝唑栓（院内制剂），每次2枚，每日2次，纳肛。

二诊： 2001年8月21日。服上方14剂，患者神志清，精神佳，纳眠均可，大便日行1次，便软；舌暗，苔薄黄，脉弦。查肛门镜：截石位7点处齿线下黏膜隆起，色淡红。效不更方，继用1个月，外用药同前。后追访1年未再发作，生活如常人。

按语： 外痔是发生于肛管齿线之下的痔，多由肛缘皮肤感染，或痔外静脉丛破裂出血，或反复感染，结缔组织增生，或痔外静脉丛扩大曲张而成，其特点是自觉肛门坠胀、疼痛，有异物感。中医学认为饮食不节，醉饱无时，恣食肥腻，过食辛辣，内蕴热毒，外伤风湿或破损染毒，以致气血、湿热结聚肛门，冲突为痔。多因过食辛辣、饮烈性酒，腹泻、便秘、手术等因素而诱发，起病时肛缘皮肤突然肿胀疼痛，伴肛门异物感，排便、坐位、行走甚至咳嗽等动作时均可加重疼痛，检查时可见肛缘肿物肿胀明显、光亮、色淡红或淡白，触痛明显，内无硬结。活血散瘀汤出自《外科正宗》，方中川芎、当归尾、赤芍、牡丹皮、苏木、桃仁活血祛瘀，通调血脉；枳壳、槟榔破气消积，疏通气道；大黄、瓜蒌仁攻逐瘀结，润肠通腑，且槟榔、枳壳亦助大黄攻逐，当归尾、川芎、苏木、赤芍之破瘀，得利气之品，则祛瘀之功益著。全方配伍甚佳。

6. 萆薢渗湿汤治疗湿热下注型外痔

验案： 徐某，男，36岁。

初诊： 2000年10月1日。患者以"肛缘肿物伴灼热疼痛1天"为主诉门诊求治。1天前，因饮酒后自觉肛缘有一肿物，灼热疼痛，伴有局部分泌物，未予以重视及特殊治疗。来诊见精神差，纳食、睡眠差，便稍干，日行1次，小便可；舌质红，苔黄腻，脉滑数。专科检查：（膀胱截石位）视诊：可见肛缘截石位5点处有一花生米大小肿物，色红；肛门直肠指诊：触痛明显；肛门镜检查：截石位5点处齿线下黏膜隆起，色红。

中医诊断： 外痔病（湿热下注证）。

西医诊断： 外痔。

治法： 清热利湿，消肿止痛。

处方： 萆薢渗湿汤加减：萆薢30 g，薏苡仁30 g，赤茯苓15 g，黄柏15 g，牡丹皮15 g，泽泻15 g，滑石30 g，通草6 g，大黄10 g（后下），石榴皮10 g，苦参10 g，水煎服，15剂。白矾10 g，石榴皮10 g，苦参10 g，蛇床子10 g，水煎，肛门部熏洗，15剂。甲硝唑栓（院内制剂），每次2枚，每日2次，纳肛。

二诊： 2000年10月15日。服上方14剂，患者神志清，精神佳，纳眠均可，肛缘肿物缩小，分泌物较前明显减少，患者诉有瘙痒感，大便日行1次，便质软成形；舌质红，苔薄黄，脉数。查肛门镜：截石位5点处齿线下黏膜隆起，色淡红色，上方加浮萍9 g，白蒺藜15 g，继服1个月，外用药同前。后追访1年未再发作，生活如常人。

按语： 本例外痔因过食辛辣刺激食物，饮烈性酒等因素而诱发，起病时肛缘肿物突然肿胀疼痛,伴灼热感,局部可有分泌物。萆薢渗湿汤出自《疡科心得集》,方用萆薢、薏苡仁、滑石、通草、赤茯苓、泽泻清热渗湿利水为主,配以黄柏解毒而除下焦湿热,牡丹皮凉血活血。合解湿毒,利水湿,祛血滞于一方,为其配伍特点。临床应用以下部或下肢的红肿热痛、渗流滋水,舌苔黄腻,为其辨证要点。临床如见湿重者,加黄连、黄芩、苍术;瘀热甚者,加生地黄、赤芍;小便黄赤者,加车前子、木通;大便秘结者,加生大黄。

7. 补中益气汤治疗脾虚气陷型外痔

验案: 薛某,女,59岁。

初诊: 1998年4月2日。患者以"肛缘肿物1周"为主诉门诊求治。1周前,因过度劳累后自觉肛缘有一肿物,坠胀感明显,便意明显,未予以重视及特殊治疗。来诊见精神差,神疲乏力、纳眠差,便不成形,日行2~3次,小便调;舌质淡,苔薄白,脉细无力。专科检查:(膀胱截石位)视诊:可见肛缘截石位11点处一较大肿物,色红;肛门直肠指诊:无异常;肛门镜检查,截石位11点处齿线下黏膜隆起,色红。

中医诊断: 外痔病(脾虚气陷证)。

西医诊断: 外痔。

治法: 健脾益气。

处方: 补中益气汤加减:黄芪15 g,白术10 g,党参15 g,当归6 g,陈皮6 g,柴胡5 g,升麻5 g,石榴皮10 g,苦参10 g,炙甘草5 g,水煎服,15剂。白矾10 g,石榴皮10 g,苦参10 g,蛇床子10 g,水煎,肛门部熏洗,15剂。甲硝唑栓(院内制剂),每次2枚,每日2次,纳肛。

二诊: 1998年4月16日。服上方14剂,患者神志清,精神佳,纳眠均可,肛缘肿物缩小,坠胀感明显缓解,患者未诉明显特殊不适,大便日行1次,便质软成形;舌质红,苔薄白,脉细。查肛门镜:截石位11点处齿下黏膜隆起,色淡红色,效不更方,继服1个月,外用药同前。后追访1年未再发作,生活如常人。

按语: 该患者年高且体弱多病,脾胃功能失常,中气不足,脾虚气陷,无力摄纳,导致肛门坠胀,肿物难以消退。补中益气汤出自《东垣十书》,本方证多由饮食劳倦,损伤脾胃气虚,清阳下陷所致。脾胃为营卫气血生化之源,脾胃气虚,纳运乏力,故见饮食减少,少气懒言,大便稀溏;脾主升清,脾虚则清阳不升，中气下陷，故见脱肛，子宫脱垂等；清阳陷于下焦，郁遏不达则发热；气虚腠理不固，阴液外泄则自汗。方中黄芪味甘微温，入脾肺经，补中益气，升阳固表，故为君药。配伍人参、炙甘草、白术，补气健脾为臣药。当归养血和营，协人参、黄芪补气养血；陈皮理气和胃，使诸药补而不滞，共为佐药。少量升麻、柴胡升阳举陷，协助君药以升提下陷之中气，共为佐使。炙甘草调和诸药为使药。

二、肛　裂

肛裂是发生于肛管皮肤的全层纵行裂开并形成感染性溃疡者，中医学称为"钩肠痔""裂痔"等。古代中医经典文献中并无"肛裂"的记载，古代医家大多将肛裂纳入"痔"的范畴。在清代祁坤《外科大成》记有"钩肠痔，肛门内外有痔，褶缝破烂，便如羊屎，粪后有血，秽臭大痛者……"清代吴谦《医宗金鉴·外科心法要诀》有"肛门围绕折纹破裂便结者，火燥也"的记载。我国第一部痔瘘专著即清代的《马氏痔瘘科七十二种》正式提出了"裂肛痔"的病名。肛裂的发病率约占肛肠病的20%，肛裂患者多为青壮年，20～40岁是本病的高发年龄段，男女发病之比约为1：2.5，女性的发病率较高。中医学认为本病多由血热肠燥或阴虚乏津，导致大便秘结，排便努挣，引起肛门皮肤裂伤，湿毒之邪乘虚而入皮肤筋络，局部气血瘀滞，运行不畅，破溃之处缺乏气血营养，经久不敛而发病。宋老常以泻热、滋阴、理气、活血、补血、凉血、润肠、通便等法取效。

1. 凉血地黄汤加减治疗血热肠燥型肛裂

验案：郭某，女，34岁。

初诊：2013年4月3日。患者以"便后肛门疼痛伴大便带血3个月"为主诉门诊求治。患者平素喜食辛辣之物，临厕久蹲努挣。3年前因大便秘结不畅、便后肛门部坠胀疼痛，偶伴少量鲜血便，无黏液脓血便，未行系统检查及治疗，每因饮食不慎，上述症状反复发作，自用马应龙痔疮膏，症状有所缓解。3个月前因食辛辣之物，大便时出现肛门剧痛难忍，休息半小时后可缓解，便纸染血，无黏液便、脓血及黑便。神志清，精神可，表情痛苦，每2～3天大便1次，质硬，小便通畅，纳眠可；舌红，苔黄燥，脉弦数。专科检查：视诊：肛门部截石位6点位肛管见一梭形裂口，色紫暗，6、12点处可见皮赘，约1 cm×1 cm。指诊：肛门裹指感明显，肛内指诊未触及明显硬块，6点位压痛明显，退出指套无血染。肛门镜：直肠黏膜充血水肿。实验室检查：未见明显异常。

中医诊断： 钩肠痔（血热肠燥证）。

西医诊断： 肛裂。

治法： 清热止痛，凉血通便。

处方： 凉血地黄汤加减：细生地黄20 g，当归尾15 g，槐角15 g，黄连9 g，麻子仁15 g，赤芍12 g，杏仁9 g，天花粉12 g，炙甘草6 g，水煎服，15剂。白矾10 g，石榴皮10 g，苦参10 g，蛇床子10 g，水煎肛门部熏洗，15剂。甲硝唑栓（院内制剂），每次2枚，每日2次，纳肛。

二诊： 2013年4月18日。服上方14剂，患者诉肛门部未再疼痛，偶有瘙痒，大便日行1次，便软；舌淡红，苔白，脉弦。视诊：肛门部截石位6点处肛管见一梭形裂口，裂口变浅，色鲜红。触诊：肛门放松，6点处压痛不明显。肛门镜：肛内黏膜光滑。实验室检查：未见明显异常。效不更方，继服14剂，裂口愈合，余症消失，追访半年，未再复发。生活如常人。

按语： 肛裂多由于大便秘结，排便过于用力，引起齿线以下的肛门皮肤破裂，继发感染，逐渐形成慢性溃疡而致病。临床上以肛门周期性疼痛、出血、便秘为主要特点。本例肛裂，因热结肠道，耗伤津液，大肠失于濡润，以致大便秘结；便时努挣擦破肛门，大便带血，肛门疼痛；舌红、脉弦数为内有实热之象。凉血地黄汤出自《脾胃论》，原方书云本方用于跌扑损伤而致出血，也属热盛迫血妄行者，治以凉血止血之法。而本方中运用细生地清热凉血，养阴生津为君药；赤芍、当归尾清热凉血，滋阴熄火，且能引血归经为臣药；黄连、天花粉、炙甘草清热解毒为佐药；麻子仁、杏仁润肠通便为使药；加用槐角以增凉血止血之效。

2. 润肠汤加减治疗阴虚津亏型肛裂

验案： 陈某，女，24岁。

初诊： 2014年12月7日。患者以"间断性大便时肛门撕裂样疼痛伴出血3个月，加重1周"为主诉门诊求治。3个月前患者大便干结，排便困难，努挣引起大便时肛门撕裂样疼痛，便后持续数小时自行缓解，同时伴有大便带血或手纸带血，量少，色鲜红。上述症状反复发作，时轻时重。1周前，大便干结后上述症状再次发作，呈进行性加重。面色萎黄，纳眠差，2～3天大便1次，干结，排便困难，小便正常；舌红，苔少，脉细数。专科检查：视诊：肛门外观及周围皮肤未见明显异常。指诊：进指困难，患者疼痛明显，退指指套少许血迹。肛门镜：截石位6点处肛管皮肤上可见一梭形裂口，裂口深红，少量出血。

中医诊断：钩肠痔（阴虚津亏证）。

西医诊断：肛裂。

治法：补血养阴，润肠通便。

处方：润肠汤加减：当归15 g，生地黄15 g，火麻仁12 g，桃仁12 g，甘草3 g，水煎服，15剂。白矾10 g，石榴皮10 g，苦参10 g，蛇床子10 g，水煎，肛门部熏洗，15剂。甲硝唑栓（院内制剂），每次2枚，每日2次，纳肛。

二诊：2014年12月22日。患者服上方后，诉大便时肛门疼痛减轻，大便偶尔带血，色鲜红，纳眠可；舌淡红，苔薄，脉滑。专科检查：视诊：肛门外观及周围皮肤未见明显异常。指诊：进指困难，患者疼痛明显，退指指套无血迹。肛门镜：截石位6点处肛管皮肤上可见一梭形浅表陈旧裂口，无出血。方药：当归15 g，生地黄15 g，火麻仁12 g，桃仁12 g，白矾10 g，苦参10 g，蛇床子10 g，水煎服，15剂。外用药同前。

追访一年病情未再发作，生活如常。

按语：该患者素有血虚，则面色萎黄；血虚生燥，肠道失润，则排便困难，损伤肛门致肛裂。阴血亏虚则生肌迟缓，创口不易愈合。润肠汤出自《奇效良方》，方中当归补血活血，润肠通便为君药；生地黄清热凉血，养阴生津为臣药；桃仁活血祛瘀，火麻仁润肠通便，桃仁与当归相配伍，既可增强桃仁的活血之力，又可增强当归的润肠之功，两药相得益彰，桃仁与火麻仁共为佐药。甘草甘润，润肠通便，补益五脏，调和诸药为使药。诸药配伍，既可健脾益气、行气，又可化滞、活血化瘀，共奏润肠通便之效。

3.六磨汤加减治疗气滞血瘀型肛裂

验案：张某，男，33岁。

初诊：2013年12月12日。患者以"大便时有肿物脱出1年余，加重肿物脱出伴刺痛、便血5天"为主诉门诊求治。1年前无明显诱因出现大便时肿物脱出肛外，便后自行回纳，未给予重视。5天前饮食甘醇厚味，便时刺痛，大便带血，量少，色鲜红。大小便正常，纳眠可；舌暗，苔薄，脉弦。专科检查：视诊：肛门部截石位6点处肛管见一梭形裂口，色紫暗。触诊：肛门裹指感明显，6点位可触及血栓，约1 cm×2 cm，肛内指诊6点位触及明显硬块，压痛明显，退出指套少许血染。肛门镜：直肠黏膜充血水肿。

中医诊断： 钩肠痔（气滞血瘀证）。

西医诊断： 肛裂。

治法： 理气活血，润肠通便。

处方： 六磨汤加减：槟榔15 g，沉香12 g，木香12 g，乌药9 g，大黄12 g，枳壳12 g，水煎，早晚分服，15剂。白矾10 g，石榴皮10 g，苦参10 g，蛇床子10 g，水煎，肛门部熏洗，15剂。甲硝唑栓（院内制剂）2枚，1日2次，纳肛。

二诊： 2013年12月27日。患者服上方后，诉便时刺痛感减轻，便后无出血。专科检查：视诊：肛门部截石位6点处肛管见一梭形陈旧裂口。触诊：肛门放松，6点位压痛不明显。肛门镜：肛内黏膜光滑。实验室检查：未见明显异常。效不更方，续服14剂，裂口愈合，余症消失。追访半年，未再复发。生活如常人。

按语： 本例患者嗜食甘醇厚味，辛辣刺激，脾胃功能受损，不能各司其职，气血不运，气为血之帅，气行则血行，气滞则血瘀，故形成血栓；热结肠燥，气机阻滞，运行不畅，气滞则血瘀阻肛门，使肛门紧缩，便后刺痛明显。六磨汤出自《世医得效方》，方中乌药、木香、沉香以行气止痛，枳壳以破气除痞消积，槟榔以行气消积，大黄以泻下攻积，大队理气药和一味攻下药并用，具有行气导滞、通腑攻下之功，切中病机，故获良效。但应用六磨汤，需要注意"理气伤正"问题，药量、疗程都严加斟酌，一般在主要症状解除后应及时调整或"中病即止"。

三、肛　痈

肛痈是指肛管直肠周围软组织或其周围间隙发生急、慢性化脓性感染并形成脓肿，称为肛门周围痈疽，通称肛痈。相当于西医学的肛门直肠周围脓肿，简称肛周脓肿。由于发生的部位不同，可有不同的名称，如肛门皮下脓肿、坐骨直肠间隙脓肿、骨盆直肠间隙脓肿等。一般是由于肛隐窝受细菌感染后，炎症经肛腺、肛腺管及其分支直接蔓延或经淋巴管向肛管直肠周围间隙、软组织蔓延而形成化脓性疾病。其特点是发病急骤，疼痛剧烈，伴高热，自行破溃或手术切开引流后大多数形成肛瘘。中医学对本病也有不同的称谓，如生于大肠尽处者有脏毒、悬痈、坐马痈、跨马痈等；生于尾骨前长强穴者名涌泉疽、鹤口疽等。本病的发生与气血的关系极为密切，气血壅滞不通是肛痈的基本病机。肛门为足太阳膀胱经所主，湿热易居膀胱，此处生痈多由湿热下注所致。湿热火毒之邪壅遏了气血的正常运行，经络阻隔，瘀血凝滞，热盛肉腐成脓而发为痈疽。宋老讲肛痈不外乎虚实，实证多因过食醇酒厚味，湿浊不化而生，或由内痔、肛裂感染而发；虚证多因肺、脾、肾亏损，湿热乘虚下注而成，或病后体虚并发。具体病因包括饮食不节、房事太过、外感六淫、情志不和、负重远行、劳作辛苦、妊娠、虚劳久嗽、便秘等。宋老常以清热、解毒、透脓、托毒、敛疮、燥湿、化痰、消肿、养阴、益气、补血等法取得良好临床效果。

1. 仙方活命饮加减治疗火毒蕴结型肛痈

验案： 梁某，女，65岁。

初诊： 2014年2月2日。患者以"肛周突发肿痛1天"为主诉门诊求治。1天前，因饮食辛辣刺激出现肛周肿痛，触痛明显，质硬，表面灼热，大小便无异常；舌红，苔黄，脉数。专科检查：视诊：（膀胱截石位）肛缘3、7点处红肿弥漫，7点处为重。肛门直肠指诊：皮温升高，触之有液波感，胀痛明显，可触及条索状物通向肛内同方位肛隐窝处。肛门镜检查：7点处肛隐窝处红肿，炎性改变，肛乳头肥大。

中医诊断： 肛痈病（火毒蕴结证）。

西医诊断： 肛周脓肿。

治法： 清热解毒消痈。

处方： 仙方活命饮加减：金银花12 g，当归尾9 g，赤芍12 g，乳香9 g，没药9 g，陈皮12 g，白芷9 g，防风9 g，贝母12 g，花粉15 g，穿山甲6 g，皂刺6 g，甘草6 g，水煎服，15剂。甲硝唑栓（院内制剂），每次4枚，每日2次，纳肛。

二诊： 2014年2月17日。服上方后，患者诉肛周疼痛症状消失。视诊：截石位

3点处肛周红肿消退；肛门直肠触诊：截石位3点处硬块消失。继服14剂，追访一年后未再发作。

按语：本例肛痈，患者由于饮食辛辣刺激，湿热毒邪，随血行注入下焦，蕴结于肛门，经络阻隔，瘀血凝滞，热盛肉腐而成脓。仙方活命饮出自《校注妇人良方》，是治疗热毒痈肿的常用方，前人云"此疡门开手攻毒之第一方也"，凡痈肿初起属于阳证者均可运用。临床应用以局部红肿焮痛，甚则伴有身热凛寒，脉数有力为辨证要点。本方主治疮疡肿毒初起而属阳证者。阳证痈疡多为热毒壅聚，气滞血瘀痰结而成。热毒壅聚，营气郁滞，气滞血瘀，聚而成形，故见局部红肿焮痛；邪正交争于表，故身热凛寒；正邪俱盛，相搏于径，则脉数而有力。阳证痈疮初起，治宜清热解毒为主，配合理气活血、消肿散结为法。方中金银花性味甘寒，最善清热解毒疗疮，前人称谓"疮家圣药"，故重用为君。然单用清热解毒，则气滞血瘀难消，肿结不散，又以当归尾、赤芍、乳香、没药、陈皮行气活血通络，消肿止痛，共为臣药。疮疡初起，其邪多羁留于肌肤腠理之间，更用辛散的白芷、防风相配，通滞而不散其结，使热毒从外透解；气机阻滞每可导致液聚成痰，故配用贝母、花粉清热化痰散结，可使未成即消；穿山甲、皂刺通行经络，透脓溃坚，可使脓成即溃，均为佐药。甘草清热解毒，并调和诸药；煎药加酒者，借其通瘀而行周身，助药力直达病所，共为使药。诸药合用，共奏清热解毒、消肿溃坚、活血止痛之功。黄连解毒汤中以大苦大寒之黄连清泻心火为君，并且兼泻中焦之火；臣以黄芩清上焦之火；佐以黄柏泻下焦之火；栀子清泻三焦之火，导热下行，引泻热从小便而出。四药合用，苦寒直折，三焦之火邪去而热毒解，诸症可愈。

2. 透脓散加减治疗热毒炽盛型肛痈

验案：张某，男，54岁。

初诊：2010年4月17日。患者以"肛门肿痛5天"为主诉门诊求治。5天前患者饮食甘酒肥肉后出现肛门剧烈疼痛，不能行坐。平日便秘，大便3天左右一次，口干，小便短赤；舌红，苔黄，脉弦滑。专科检查：（膀胱截石位）视诊：肛门10点处距肛缘2 cm处皮肤红肿高突；指诊：皮温升高，触之有液波感，胀痛明显，可触及条索状物通向肛内同方位肛隐窝处。肛门镜检：10点位肛隐窝处红肿，炎性改变，肛乳头肥大。

中医诊断：肛痈病（热毒炽盛证）。

西医诊断：肛周脓肿。

治法：清热解毒透脓。

处方：透脓散加减：生黄芪12 g，穿山甲6 g，川芎9 g，当归6 g，皂角针4.5 g，水煎服，15剂。甲硝唑栓（院内制剂），每次4枚，每日2次，纳肛。

二诊：2010年5月2日。患者服上方后，肛周肿势渐消，便秘症状缓解，2日一次，口干，小便黄；舌淡红，苔黄，脉滑。方药：黄芪12 g，穿山甲6 g，川芎9 g，当归6 g，皂角针4.5 g，红花6 g，赤芍9 g，水煎服，10剂。甲硝唑栓（院内制剂），每次2枚，每日2次，纳肛。追访1年后未再发作。

按语：患者长期饮食油腻厚味之品，邪从口入，损伤脾胃，感受湿热毒邪，湿热渐生，随血行注入下焦，湿热下注大肠，阻滞气血经络，经络阻隔，瘀血凝滞，热盛肉腐而成脓，蕴结于肛门，气血壅滞肛门成痈。透脓散出自明代医家陈实功的《外科正宗》，方中生黄芪益气托毒，鼓动血行，为疮家圣药，生用能益气托毒，炙用则能补元气而无托毒之力，且有助火益毒之弊，故本方黄芪必须生用、重用。当归和血补血，除积血内塞，川芎活血补血，养新血而破积宿血，畅血中之元气，二者常合用活血和营。穿山甲气腥而窜，无微不至，贯彻经络而搜风，并能治瘾痕积聚与周身麻痹。皂角针搜风化痰引药上行，与穿山甲助黄芪消散穿透，直达病所，软坚溃脓，以达消散脉络中之积，祛除陈腐之气之功。

3. 青蒿鳖甲汤加减治疗阴虚毒恋型肛痈

验案：胡某，女，32岁。

初诊：2008年9月1日。患者以"肛门疼痛3天"为主诉门诊求治。3天前无明显诱因出现肛门肿痛，潮热盗汗，心烦口干。舌红，苔黄，脉细数。辅助检查：（膀胱截石位）视诊：肛缘2～7点位距肛缘4 cm处可见肛周肿胀，色红，质硬，7点位距肛缘5 cm处见纵行凹陷直达肛管；指诊：可触及7点位纵行凹陷直达肛管，肛门括约肌功能正常，指套无染血。肛门镜检：因疼痛拒查。

中医诊断：肛痈病（阴虚毒恋证）。

西医诊断：肛周脓肿。

治法：养阴清热解毒。

处方：青蒿鳖甲汤加减：青蒿6 g，鳖甲15 g，生地黄12 g，知母6 g，牡丹皮

9 g，水煎服，15剂。甲硝唑栓（院内制剂），每次4枚，每日2次，纳肛。

二诊：2008年9月16日。患者服上方后，肛周肿痛逐渐消失，无潮热盗汗，无口渴心烦；舌淡红，苔淡黄，脉数。患者素体阴虚，内伤湿热，经络受阻，气血凝滞，热盛成脓。方药：青蒿6 g，鳖甲15 g，生地黄12 g，知母6 g，牡丹皮9 g，枳实12 g，陈皮15 g，水煎服，15剂。甲硝唑栓（院内制剂），每次2枚，每日2次，纳肛。追访1年后未再发作。

按语：患者素体阴虚，外感或内伤湿热毒邪，经络阻隔，凝滞气血则热盛肉腐成脓而生肛痈。患者由于过食醇酒厚味及辛辣炙煿之品，损伤脾胃，酿生湿热，湿热下注大肠，阻滞经络，气血壅滞肛门形成肛痈。青蒿鳖甲汤出自《温病条辨》，青蒿鳖甲汤适用于温热后期，余热未尽而阴液不足之虚热证。临床应用以夜热早凉，热退无汗，舌红少苔，脉细数为辨证要点。方中鳖甲咸寒，直入阴分，滋阴退热，入络搜邪；青蒿苦辛而寒，其气芳香，清中有透散之力，清热透络，引邪外出。两药相配，滋阴清热，内清外透，使阴分伏热有外达之机，共为君药。即如吴瑭自释："此方有先入后出之妙，青蒿不能直入阴分，有鳖甲领之入也；鳖甲不能独出阳分，有青蒿领之出也。"生地黄甘凉，滋阴凉血；知母苦寒质润，滋阴降火，共助鳖甲以养阴退虚热，为臣药。牡丹皮辛苦性凉，泄血中伏火，以助青蒿清透阴分伏热，为佐药。诸药合用，共奏养阴透热之功。

4.托里消毒散加减治疗正虚邪伏型肛痈

验案：刘某，女，37岁。

初诊：2009年5月6日。患者以"肛周肿痛伴流脓水5天"为主诉门诊求治。5天前，患者剧烈运动后出现肛周肿痛，流清稀脓水，腹胀便溏，纳眠差；舌淡，苔薄白，脉沉细。辅助检查：（膀胱截石位）视诊：肛缘7～11点位距肛缘4 cm处可见肛周肿胀，质软，9点位距肛缘4 cm处见一平塌疮面，色紫暗，有清稀脓水流出。指诊：可触及6点位周围结块散漫软绵，不发热，触痛轻微。

中医诊断：肛痈病（正虚邪伏证）。

西医诊断：肛周脓肿。

治法：益气补血，托毒敛疮。

处方：托里消毒散加减：党参15 g，黄芪12 g，当归9 g，川芎12 g，芍药9 g，炒白术12 g，陈皮6 g，茯苓12 g，金银花8 g，连翘8 g，白芷8 g，甘草6 g。水煎服，15剂。甲硝唑栓（院内制剂），每次4枚，每日2次，纳肛。

二诊：2009年5月21日。患者服上药后，肛周肿块渐消，疼痛减轻，腹胀症状消失，便溏，每日1次，纳可，眠差；舌淡，苔薄白，脉细。患者素体久虚，脾肾亏虚，气虚血亏，气陷阻滞，湿热下注。给予益气温阳之品，方药：党参15 g，黄芪12 g，川芎12 g，赤芍9 g，炒白术12 g，陈皮6 g，茯苓12 g，金银花8 g，连翘8 g，白芷8 g，附子9 g，肉桂6 g。水煎服，15剂。甲硝唑栓（院内制剂），每次2枚，每日2次，纳肛。追访1年后未再发作。

按语：患者久病体虚，耗伤气血，气血不足，以致肺脾肾亏损，气血虚弱，气陷阻滞，湿热瘀毒下注，可导致正虚邪伏型肛痈。托里消毒散出自《校注妇人良方》，方中党参、黄芪益气温阳，升阳举陷，补气健脾，为君药；当归、川芎、赤芍补血活血，养血止痛，润肠通便，炒白术、陈皮、茯苓燥湿健脾，疏肝理气，金银花、连翘、白芷清热解毒，消肿散结，疏散风热共为臣药；甘草调和诸药为佐使药。

5. 二陈汤合百合固金汤加减治疗湿痰凝结型肛痈

验案：华某，男，38岁。

初诊：2006年11月9日。患者以"肛周肿痛伴流脓水3天"为主诉门诊求治。3天前因饮食辛辣刺激后出现肛周疼痛，流黄色脓水，肛周酸胀不适，潮热盗汗，咳嗽频作，面色苍白，体质瘦弱；舌红，苔白厚，脉细数。辅助检查：（膀胱截石位）视诊：肛缘5～7点位距肛缘3 cm处可见肛周肿胀，质软，6点位距肛缘3 cm处见一灰白疮面，有黄色脓水流出；指诊：可触及6点位周围结块散漫软绵，不发热。

中医诊断：肛痈病（湿痰凝结证）。

西医诊断：肛周脓肿。

治法：燥湿化痰消肿。

处方：二陈汤合百合固金汤加减：百合12 g，生地黄18 g，熟地黄12 g，麦冬18 g，玄参12 g，当归9 g，白芍12 g，贝母9 g，桔梗9 g，生甘草6 g，半夏6 g，橘红12 g，茯苓12 g，生姜18 g，乌梅9 g，水煎服，15剂。甲硝唑栓（院内制剂），每次4枚，每日2次，纳肛。

二诊：2006年11月24日。患者肛周疼痛减轻，疮口收敛，肿势消退；舌红，苔白，脉细。患者中年男性，体质虚衰，无力运化痰湿，痰湿凝聚，导致肛痈。

方药：生地黄15 g，熟地黄12 g，玄参12 g，当归9 g，白芍12 g，贝母9 g，桔梗9 g，甘草6 g，橘红12 g，乌梅9 g，水煎服，15剂。甲硝唑栓（院内制剂），每次2枚，每日2次，纳肛。追访1年后未再发作。

按语： 本例患者虚劳久嗽，脾胃虚弱，不能运化痰湿，痰湿结聚肛门，则咳嗽频作，面色苍白，气血下注，壅滞不通，导致肛周疼痛。百合固金汤出自《医方集解》，百合固金汤为治疗肺肾阴亏，虚火上炎而致咳嗽痰血证的常用方。临床应用以咳嗽气喘，咽喉燥痛，舌红少苔，脉细数为辨证要点。方中百合甘苦微寒，滋阴清热，润肺止咳；生地黄、熟地黄并用，滋肾壮水，其中生地黄兼能凉血止血。三药相伍，为润肺滋肾，金水并补的常用组合，共为君药。麦冬甘寒，协百合以滋阴清热，润肺止咳；玄参咸寒，助二地滋阴壮水，以清虚火，兼利咽喉，共为臣药。当归治咳逆上气，伍白芍以养血和血；贝母清热润肺，化痰止咳，俱为佐药。桔梗宣肺利咽，化痰散结，并载药上行；生甘草清热泻火，调和诸药，共为佐使药。二陈汤出自《太平惠民和剂局方》，汤中半夏辛温性燥，善能燥湿化痰，且又和胃降逆，为君药。橘红为臣，既可理气行滞，又能燥湿化痰。君臣相配，寓意有二：一为等量合用，不仅相辅相成，增强燥湿化痰之力，而且体现治痰先理气，气顺则痰消之意；二为半夏、橘红皆为陈久者良，而无过燥之弊，故方名"二陈"。此为本方燥湿化痰的基本结构。佐以茯苓健脾渗湿，渗湿以助化痰之力，健脾以杜生痰之源。鉴于橘红、茯苓是针对痰因气滞和生痰之源而设，故二药为祛痰剂中理气化痰、健脾渗湿的常用组合；煎加生姜，既能制半夏之毒，又能协助半夏化痰降逆、和胃止呕；复用少许乌梅，收敛肺气，与半夏、橘红相伍，散中兼收，防其燥散伤正之虞。以甘草为佐使，健脾和中，调和诸药。

四、肛 漏

肛漏是指直肠或肛管与肛门周围皮肤相通所形成的异常通道，也称为肛管直肠漏，简称肛漏。古代文献又称"痔漏""漏疮""穿肠漏"等。本病相当于西医的肛瘘。一般由原发性内口、瘘管和继发性外口三部分组成，也有仅具内口或外口者。内口为原发性，绝大多数在肛管齿线处的肛窦内；外口是继发的，在肛门周围皮肤上，常不止一个。肛漏多是肛痈的后遗症。临床上分为化脓性或结核性两类。其特点是以局部反复流脓、疼痛、瘙痒为主要症状，并可触及或探及瘘管通向肛门或直肠。中医学认为肛痈溃后，余毒未尽，留连肉腠，疮口不合，日久成漏；或因肺脾两虚，气血不足，以及虚劳久嗽，肺肾阴虚，湿热乘虚留注肛门，久则穿肠透穴为漏。宋老常以清热、利湿、托里、透毒、养阴、清热等法治疗该疾病，收到较好的临床疗效。

1. 二妙丸合萆薢渗湿汤加减治疗湿热下注型肛漏

验案：张某，男，45岁。

初诊：2002年2月3日。患者以"肛周疼痛伴一溃口10天"为主诉门诊求治。患者平素喜食油腻食物，10天前因食油腻食物后肛周疼痛，排便时疼痛加重，自行去当地诊所给予抗生素（药不详）静脉滴注，疼痛稍缓解，未予重视。今日自觉肛周有一溃口，有脓液溢出，伴肛周瘙痒，局部有灼热感，纳差眠差，大便可，日行1次，小便可；舌红，苔黄腻，脉滑。专科检查：视诊：肛周潮湿，截石位3点处见一溃口；指诊：截石位肛缘3点处距肛缘3cm处有一条索状物通向肛内，同方位肛隐窝压痛明显。肛门镜因痛未检。

中医诊断：肛漏病（湿热下注证）。

西医诊断：肛瘘。

治则：清热利湿，消毒止痒。

处方：二妙丸合萆薢渗湿汤加减：黄柏（炒）30 g，苍术（炒）15 g，萆薢30 g，薏苡仁30 g，赤茯苓15 g，牡丹皮15 g，泽泻15 g，滑石30 g，通草6 g，姜片3片，水煎服，15剂。白矾10 g，石榴皮10 g，苦参10 g，蛇床子10 g，水煎，肛门部熏洗，15剂。甲硝唑栓（院内制剂），每次2枚，每日2次，纳肛。

二诊：2002年2月18日。继服上方15剂，患者神志清，精神可，纳眠可，肛门截石位3点处溃口无脓液溢出，按压无疼痛，溃口未完全愈合，余无不适，大便每日1次，质软成形，小便调；舌红，苔黄，脉缓。肛门镜：截石位3点处肛隐窝充血发红。方药：效不更方，外用药同前。追访1年未再发作。

按语：肛漏是指直肠或肛管与肛门周围皮肤相通所形成的异常通道，肛漏特点为反复流脓、疼痛、瘙痒。本例肛漏由于平时喜食油腻食物，损伤脾胃，酝酿湿热，湿热下注大肠，阻滞经络，气血阻于肛门呈肛痛，肛痛溃后，湿热未清，蕴结不散，留连肉腠而为漏患。二妙丸出自《丹溪心法》，萆薢渗湿汤出自《疡科心得集》，方中黄柏寒凉苦燥，其性沉降，擅清下焦湿热，为君药。苍术辛苦而温，其性燥烈，一则健脾助运以治生湿之本，二则芳香苦燥以化湿为臣，"苍术妙于燥湿，黄柏妙于去热"（《医方考》）。萆薢味苦性平，可利湿去浊，与黄柏共为君药。薏苡仁、赤茯苓、泽泻、滑石均为利湿药，助君药利湿，姜片辛散祛湿，防黄柏苦寒伤中。本方体现宋老治疗本病时，局部治疗不忘整体，辨证论治的特点。

2. 托里消毒饮治疗正虚邪恋型肛漏

验案：王某，男，56岁。

初诊：2007年7月3日。以"肛周疼痛伴一溃口40天余"为主诉门诊求治。40天前，无明显诱因出现肛周疼痛，自觉肛周有一肿块，疼痛难忍，去当地诊所就诊，给予消炎药口服及青霉素静脉注射，肿块缩小，疼痛减轻。10天前无明显诱因肿块变大破溃，隐痛，挤压有脓液溢出，质稀薄，未进行任何治疗。来诊见神疲乏力，便可，小便调；舌淡，苔薄，脉濡。专科检查：视诊：肛周潮湿，截石位5点处距肛缘5 cm处见一溃口。指诊：束指感明显，按之质地较硬，截石位5点处距肛缘5 cm处有一条索状物通向肛内，同侧肛隐窝压痛明显。肛门镜因痛未检。

中医诊断： 肛漏病（正虚邪恋证）。

西医诊断： 肛瘘。

治则： 托里透毒。

处方： 托里消毒饮加减：人参15 g，川芎10 g，白芍10 g，黄芪10 g，当归10 g，白术10 g，茯苓10 g，金银花10 g，皂角针5 g，桔梗5 g，白芷5 g，甘草5 g，水煎服，15剂。白矾10 g，石榴皮10 g，苦参10 g，蛇床子10 g，水煎肛门部熏洗，

15剂。甲硝唑栓（院内制剂），每次2枚，每日2次，纳肛。

二诊： 2007年7月18日。服上方15剂，患者神志清，精神可，纳眠可，肛门截石位5点处溃口无脓液溢出，按压无疼痛，溃口未完全愈合，余无不适。大便每日1～2次，质软成形，小便调；舌红，苔薄白，脉缓。方药：效不更方，15剂。外用药同前。追访1年未再发作。

按语： 肛漏是指直肠或肛管与肛门周围皮肤相通所形成的异常通道，肛漏特点为反复流脓、疼痛、瘙痒。本病例是病久正虚，不能托毒外出，湿热留恋，久不收口，形成漏患。托里消毒饮出自《校注妇人良方》，方中人参甘温扶正补气，为君药，白芍养血敛阴，当归补血和血，川芎活血生气，使补而不滞，白术补气健脾，茯苓健脾养心，金银花清热解毒，皂角针托毒排脓，甘草益气和中，助气血运化、托里透脓。本方体现宋老治疗本病时，局部治疗不忘整体，辨证论治的特点。

3.青蒿鳖甲汤治疗阴液亏虚型肛漏

验案： 李某，男，46岁。

初诊： 1999年5月3日。以"肛周溃口30天余"为主诉门诊求治。1个月前，患者无明显诱因出现肛周肿痛，自觉肛周有一肿块，未予重视，后肿块自行破溃，疼痛减轻，溢出脓液，质稀薄。自行购买红霉素软膏外用，效不佳，后购买马应龙痔疮栓纳肛，症状未缓解，来诊。见潮热盗汗，心烦口干；舌红，少苔，脉细数。专科检查：视诊：肛周潮湿，截石位7点距肛缘2 cm处见一溃口，外口凹陷；指诊：可触及一条索状物通向肛内；肛门镜下见：截石位7点肛隐窝处充血发红，表面有脓点。

中医诊断： 肛漏病（阴液亏损证）。

西医诊断： 肛瘘。

治则： 养阴清热。

处方： 青蒿鳖甲汤加减：青蒿6 g，鳖甲15 g，生地黄12 g，知母6 g，牡丹皮9 g，苦参10 g，蛇床子10 g，水煎服，15剂。白矾10 g，石榴皮10 g，苦参10 g，蛇床子10 g，水煎肛门部熏洗，15剂。甲硝唑栓（院内制剂），每次2枚，每日2次，纳肛。

二诊： 1999年5月18日。服上方15剂，患者神志清，精神可，纳眠可，肛门截石位7点处溃口无脓液溢出，按压无疼痛，溃口未完全愈合，余无不适，大便每日1次，质软成形，小便调。舌红，苔薄白，脉缓。方药：效不更方，15剂。外用药同前。追访1年未再发作。

按语：肛漏是指直肠或肛管与肛门周围皮肤相通所形成的异常通道，肛漏特点为反复流脓、疼痛、瘙痒。本病例是肺脾肾三阴亏损，邪乘下位，郁久肉腐化脓，破溃成漏。青蒿鳖甲汤出自《温病条辨》，方中鳖甲咸寒，直入阴分，滋阴退热；青蒿苦辛而寒，其气芳香，清中有透散之力，清热透络，引邪外出。两药相配，滋阴清热，内清外透，使阴分伏热而有外达之机，共为君药，即如吴瑭自释："此方有先入后出之妙，青蒿不能直入阴分，而鳖甲领之入也；鳖甲不能独出阳分，有青蒿领之出也。"生地黄甘凉，滋阴凉血；知母苦寒质润，滋阴降火，共助鳖甲以养阴退虚热，为臣药。牡丹皮辛苦性凉，泄血中伏火，以助青蒿清透阴分伏热，为佐药。诸药合用，共奏养阴清热之功。本方滋清相伍，邪正兼顾，养阴而不恋邪，清热而不伤阴，为清中有透，先入后出之剂。

五、肛门湿疡

肛门湿疡是一种由多种内、外因素引起的肛门周围浅层真皮及表皮的炎症。相当于西医学的"肛门湿疮"。本病病因复杂，反复发作，可发生于任何年龄及性别的人群。其临床特点为剧烈瘙痒，急性期为多形性皮损，有明显渗出倾向，慢性期以皮肤局限性浸润肥厚为主。中医学认为肛门湿疡的发生内因主要是机体素虚，禀赋不耐，情志内伤，饮食不节而致肝、脾功能失调，从而产生内湿、内热及久病耗伤阴血而致内风。外因主要为外感湿、热之邪。肛门湿疡的发病以内因为主，外因通过内因起作用，湿热下注、血虚风燥是本病的基本病机。宋老常以清热、利湿、祛风、润燥、止痒、养血等法取效。

1. 龙胆泻肝汤、萆薢渗湿汤合二妙散加减治疗湿热下注型肛门湿疡

验案：孙某，女，55岁

初诊：2001年6月3日。患者以"肛周潮湿瘙痒1月余"为主诉门诊求治。患者平素喜食辛辣肥甘食物，1个月前因食辛辣食物后出现肛周潮湿、瘙痒，肛周皮

肤潮红、糜烂，大便秘结，2日行1次，小便短赤，伴精神差、纳差、眠差；舌质红，苔黄腻，脉滑数。专科检查：视诊：肛周半径约2.5cm处皮肤潮红、肿胀，散在皲裂口、糜烂。指诊：无异常。

中医诊断：肛门湿疡（湿热下注证）。

西医诊断：肛门湿疹。

治法：清热、利湿、止痒。

处方：萆薢渗湿汤合二妙散（或龙胆泻肝汤）加减：龙胆草12g，黄芩4g，栀子9g，泽泻9g，木通4g，车前子4g，当归4g，柴胡4g，生地黄18g，萆薢30g，茯苓15g，黄柏15g，牡丹皮15g，滑石30g，甘草3g，水煎服，15剂。白矾10g，石榴皮10g，苦参10g，蛇床子10g，黄柏15g，苍术15g，水煎，肛门部熏洗，15剂。甲硝唑栓（院内制剂），每次2枚，每日2次，纳肛。

二诊：2001年6月17日。服上方14剂，患者神志清，精神可，纳可，睡眠一般，患者诉潮湿瘙痒感明显减轻，大便日行1次，质软成形，小便调；舌质红，苔黄，脉滑。专科检查：视诊：肛周皮肤抓痕结脓痂。上方加蒲公英5g，地丁草5g，金银花5g，15剂；外用药同前。

三诊：2001年7月1日。服上方14剂，患者神志清，精神可，纳眠可，患者未诉特殊不适，大便每日1次，质软成形，小便调；舌质红，苔白，脉缓。效不更方，继用半个月，外用药同前。追访1年未再发，生活如常人。

按语：该患者为急性期，患者素体脾虚，饮食伤脾，脾失健运，湿从内生。情志抑郁，肝气郁结，横逆犯脾，则加重内湿。肝气郁久化火，则肝经火热与内湿相结，复加外感湿、热之邪，下注于肛门而出现湿疹。龙胆泻肝汤出自《医方集解》，方中龙胆草大苦大寒，既能清利肝胆实火，又能清利肝经湿热，故为君药。黄芩、栀子苦寒泻火，燥湿清热，共为臣药。泽泻、木通、车前子渗湿泄热，导热下行；实火所伤，损伤阴血，当归、生地黄养血滋阴，邪去而不伤阴血，共为佐药。柴胡舒畅肝经之气，引诸药归肝经；甘草调和诸药，共为佐使药。萆薢渗湿汤出自《疡科心得集》，方用萆薢、薏苡仁、滑石、通草、赤苓、泽泻清热渗湿利水为主，配以黄柏解毒而除下焦湿热，牡丹皮凉血活血。二妙散出自《丹溪心法》，方中黄柏为君，取其苦以燥湿，寒以清热，其性沉降，长于清下焦湿热。臣以苍术，辛散苦燥，长于健脾燥湿。

2.四物消风饮治疗血虚风燥型肛门湿疡

验案：王某，女，23岁。

初诊：1999年5月3日。患者以"肛周瘙痒半月余"为主诉门诊求治。半个月前患者无明显诱因出现肛周潮湿、瘙痒，肛周皮肤肥厚、粗糙，自行购买止痒药（药不详），效不佳。此后症状日趋加重，瘙痒剧烈，皮肤肥厚、粗糙，颜色暗淡，结痂，脱屑，伴头昏乏力，腰膝酸软；舌质淡，苔薄，脉细濡无力。专科检查：视诊：肛周皮肤肥厚，散在抓痕，部分脱屑结痂。指诊：肛周皮肤瘙痒剧烈。

中医诊断：肛门湿疡（血虚风燥证）。

西医诊断：肛门湿疮。

治法：养血祛风、润燥止痒。

处方：四物消风饮加减：生地黄12 g，当归6 g，赤芍6 g，荆芥5 g，薄荷5 g，柴胡4 g，川芎4 g，黄芩4 g，生甘草3 g，水煎服，15剂。白矾10 g，石榴皮10 g，苦参10 g，蛇床子10 g，黄柏15 g，苍术15 g，水煎，肛门部熏洗，15剂。甲硝唑栓（院内制剂），每次2枚，每日2次，纳肛。

二诊：1999年5月17日。服上方14剂，患者神志清，精神可，纳可，眠一般，患者诉肛周瘙痒感明显减轻，伴腰膝酸软，大便日行1次，质软成形，小便调；舌质淡，苔薄，脉沉细。专科检查：视诊：肛周皮肤脱屑减轻，抓痕已结痂。上方加狗脊5 g，仙灵脾5 g，菟丝子5 g，15剂。外用药同前。

三诊：1999年6月1日。服上方14剂，患者神志清，精神可，纳眠可，患者未诉特殊不适，大便每日1次，质软成形，小便调；舌质红，苔薄白，脉缓。效不更方，继服半个月，外用药同前。追访1年未再发，生活如常人。

按语：肛门湿疹病因复杂，多因风、湿、热邪客于肌肤；或血虚生风，化燥伤阴，肌肤失养；或脏腑蕴毒。局限于肛门局部的瘙痒症多与肛门及直肠疾病有关或继发于肛门直肠疾病。局部炎症充血使皮肤血液循环增加，温度上升，臀间又是不易散热的部位，促使汗液排泄增多，湿润浸渍，引起不适和瘙痒。本例患者处于湿疹慢性期，因病程缠绵，渗液日久，或过饮燥湿、利湿之剂，伤阴耗血，肝失所养，则风从内生，风胜则燥而出现血虚风燥之湿疹。四物消风饮出自《医宗金鉴·外科心法》，根据"治风先治血，血行风自灭"的原则，用当归、川芎、赤芍、生地黄、大枣补虚养血；"痒自风来，止痒必先疏风"，故又用荆芥、防风、白鲜皮、蝉蜕、独活、柴胡、薄荷疏风透表，和营止痒。

六、脱　肛

脱肛，是指直肠黏膜、肛管、直肠全层和部分乙状结肠向下移位而脱垂于肛门外的一种疾病，又称肛管直肠脱垂。现代医学认为直肠脱垂是一种不常见的疾病。脱肛在肛肠疾病中发病占0.4%～2.1%。一般认为不完全性直肠脱垂（直肠黏膜脱垂）多见于小儿，完全性直肠脱垂（直肠全层脱垂）多见于壮年人和老年人。直肠黏膜脱垂发病高峰为6个月至2岁；直肠全层脱垂发病高峰为40～70岁，男女略有差别，男性为40～50岁，女性为50～70岁。中医学认为，脱肛多因小儿气血未旺，老年人气血两亏，或由劳倦、房室过度，久病体弱，以致气血不足，中气下陷，不能收摄而形成；也有因气热、血热，或因气血两虚兼湿热而脱者。故有因久泻、久痢、脾肾气陷而脱者；有因中气虚寒、不能收摄而脱者；有因劳役吐泻、伤肝脾而脱者；有因酒湿伤脾、色欲伤肾而脱者；有因肾气本虚、关门不固而脱者；有因过用寒凉、降多亡阳而脱者；有因湿热下坠而脱者。宋老常用清热、泻火、行气、利湿、补气、温润、升举、固托、补肾、固摄、益气、养血等法取效。

1. 补中益气汤治疗气虚下陷型脱肛

验案： 李某，女，45岁。

初诊： 2002年9月3日。患者以"便后肛门有物脱出5天余"为主诉门诊求治。5天前患者因用力解大便后出现肛门有物脱出，用手方可回纳，行走时即脱出，劳累后加重，伴有脘腹下坠感，见纳差、眠差，神疲乏力，气短声低，头晕心悸，大便质软，成形，日行1～2次，小便调；舌质淡体胖，边有齿痕，苔薄白，脉弱。专科检查：（膀胱截石位）视诊：直肠脱出约5 cm，色鲜红，呈螺旋状，表面糜烂，附有黏液，质软，触之有弹性，不能自行回纳；肛门直肠指诊：肛门部松弛无力，可容三指。

中医诊断： 脱肛病（气虚下陷证）。

西医诊断： 直肠脱垂。

治法： 补气升清，升举固托。

处方： 补中益气汤加减：黄芪15 g，白术10 g，党参15 g，当归6 g，陈皮6 g，柴胡5 g，升麻5 g，炙甘草5 g，水煎服，15剂。白矾10 g，石榴皮10 g，苦参10 g，蛇床子10 g，黄柏15 g，苍术15 g，水煎，肛门部熏洗。甲硝唑栓（院内制剂），每次2枚，每日2次，纳肛。针刺百会、长强、提肛、气海、足三里、天枢等穴，每日1次，每次15分钟。

二诊：2002年9月17日。服上方14剂，患者神志清，精神可，纳眠均可，患者诉肛门脱出物明显缩小，可自行回纳，劳累后易脱出，伴腹胀，大便日行1次，便质软，成形；舌质淡，苔薄白，脉细。方药：黄芪15 g，白术10 g，党参15 g，当归6 g，陈皮6 g，柴胡5 g，升麻5 g，炙甘草5 g，鸡内金10 g，神曲10 g，山药10 g，炒麦芽6 g，水煎服，继用15剂。余治疗同前。

三诊：2002年10月2日。服上方14剂，患者神志清，精神可，纳眠可，患者未诉特殊明显不适，大便日行1次，便质软，成形；舌质淡，苔薄白，脉细。上方加五倍子10 g，乌梅5 g，15剂；外用药同前。追访1年未再发作。

按语：本证多由饮食劳倦，损伤脾胃气虚，清阳下陷所致。脾胃为营卫气血生化之源，脾胃气虚，纳运乏力，故见饮食减少，少气懒言，大便稀溏；脾主升清，脾虚则清阳不升，中气下陷，故见脱肛、子宫脱垂等；清阳陷于下焦，郁遏不达则发热；气虚腠理不固，阴液外泄则自汗。该患者素体虚弱，气血下陷，肺脾气虚，肺气虚则大肠失守而脱，脾气虚则升举无力，劳累后，大肠失托而下陷，发为脱肛。补中益气汤出自《东垣十书》，方中黄芪味甘微温，入脾肺经，补中益气，升阳固表，故为君药。配伍党参、炙甘草、白术，补气健脾为臣药。当归养血和营，协党参、黄芪补气养血；陈皮理气和胃，使诸药补而不滞，共为佐药。少量升麻、柴胡升阳举陷，协助君药以升提下陷之中气，共为佐使。炙甘草调和诸药为使。

2. 肾气丸治疗肾气不固型脱肛

验案：赵某，男，35岁。

初诊：2003年5月3日。患者以"便后肛门有物脱出10天余"为主诉门诊求治。10天前患者因过度劳累后出现肛门有物脱出，不能自行回纳，肛门下坠感明显，伴腰膝酸软，面色苍白，神疲乏力，听力减退，小便频，夜间更甚，大便质稀不成形，日行3～4次；舌质淡，苔白，脉沉弱。专科检查：（膀胱截石位）视诊：直肠脱出约6 cm，色鲜红，呈圆锥状，表面糜烂，附有黏液，质软，触之有弹性，不能自行回纳；肛门直肠指诊：肛门部稍松弛，可容二指。

中医诊断： 脱肛病（肾气不固证）。

西医诊断： 直肠脱垂。

治法： 补肾气，助固摄。

处方： 肾气丸加减：熟地黄24 g，山药12 g，山茱萸12 g，泽泻9 g，茯苓9 g，丹皮9 g，肉桂3 g，附子3 g，水煎服，15剂。白矾10 g，石榴皮10 g，苦参10 g，蛇床子10 g，黄柏15 g，苍术15 g，水煎肛门部熏洗。甲硝唑栓（院内制剂），每次2枚，每日2次，纳肛。针刺百会、长强、提肛、气海、足三里、天枢等穴，每日1次，每次15分钟。

二诊： 2003年5月17日。服上方14剂，患者神志清，精神可，纳眠均可，患者诉肛门脱出物明显缩小，劳累后易脱出，伴大便质稀不成形，每日2次；舌质淡，苔薄白，脉沉细。上方加补骨脂10 g，肉豆蔻10 g，15剂。余治疗同前。

三诊： 2003年6月2日。服上方14剂，患者神志清，精神可，纳眠均可，患者未诉特殊不适；舌质淡红，苔薄白，脉缓。效不更方，继用半个月，外用药同前。追访1年未再发作。

按语： 本方证为肾阳不足之证而设。腰为肾之府，肾阳虚衰，经脉失于温养，则腰脊膝胫酸痛乏力，身半以下常有冷感；肾主水，肾阳虚弱，不能化气行水，水湿内停，则小便不利，少腹拘急，甚则发为水肿，痰饮，脚气等；若阳虚膀胱失约，则小便反多，夜尿尤频；肾阳不足，水液失于蒸化，津不上承，则口渴不已；舌质淡而胖，尺脉沉细或沉弱而迟，皆为肾阳虚弱之象。诸症皆由肾阳不足，温煦无能，气化失司，水液代谢失常而致，治宜补肾助阳，"益火之源，以消阴翳"，辅以化气利水。该患者肾气不固，先天禀赋不足，肾气不足，则腰膝酸软，小便频；年老体弱，肺脾肾亏虚，以致脾气虚升提无力，肾气不充而关门不固，导致直肠滑脱不收，肛门下坠。肾气丸出自《金匮要略》，方中附子大辛大热，温阳补火；桂枝辛甘而温，温通阳气，二药相合，补肾阳，助气化，共为君药。肾为水火之脏，内舍真阴真阳，阳气无阴则不化，"善补阳者，必于阴中求阳，则阳得阴助，而生化无穷"，故重用熟地黄滋阴补肾生精，配伍山茱萸、山药补肝养脾益精，阴生则阳长，同为臣药。方中补阳药少而滋阴药多，可见其立方之旨，并非峻补元阳，乃在于微微生火，鼓舞肾气，即取"少火生气"之义。泽泻、茯苓利水渗湿，配桂枝又善温化痰饮；丹皮活血散瘀，伍桂枝则可调血分之滞，此三味寓泻于补，俾邪去而补药得力，并制诸滋阴药碍湿之虞，俱为佐药。诸药合用，助阳之弱以化水，滋阴之虚以生气，使肾阳振奋，气化复常，则诸症自除。

3. 八珍汤治疗气血两虚型脱肛

验案： 李某，女，30岁。

初诊： 1998年2月9日。患者以"肛门有物脱7天余"为主诉门诊求治。7天前患者因生产后出现肛门有物脱出，能自行回纳，肛门下坠感明显，伴面色苍白，少气懒言，头晕眼花，心悸失眠，便质软，成形，日行1次，小便调；舌质淡白，苔薄白，脉细弱。专科检查：（膀胱截石位）视诊：直肠脱出约3 cm，色淡红，触之柔软，无弹性；肛门直肠指诊：肛门部松弛欠有力，可容三指。

中医诊断： 脱肛病（气血两虚证）。

西医诊断： 直肠脱垂。

治法： 益气养血，温润大肠。

处方： 八珍汤加减：人参9 g，白术9 g，白茯苓9 g，当归9 g，川芎9 g，白芍9 g，熟地黄9 g，炙甘草5 g，生姜5片，大枣6枚，水煎服，15剂。白矾10 g，石榴皮10 g，苦参10 g，蛇床子10 g，黄柏15 g，苍术15 g，水煎，肛门部熏洗。甲硝唑栓（院内制剂），每次2枚，每日2次，纳肛。针刺百会、长强、提肛、气海、足三里、天枢等穴，每日1次，每次15分钟。

二诊： 1998年2月23日。服上方14剂，患者神志清，精神可，纳眠均可，患者诉未见肛门脱出物，伴大便偶干，每日1次；舌质淡，苔薄白，脉弱。专科检查：视诊：（－）。查肛门指诊：肛门部松弛无力，可容两指。上方加柏子仁5 g，火麻仁5 g，30剂；余治疗同前。追访1年未再发作。

按语： 该患者气血两虚，气血亏虚则面色苍白，少气懒言，心悸失眠，大肠久失温煦滋养而脱出。本方证所治气血两虚证多由久病失治，或病后失调，或失血过多而致，病在心、脾、肝三脏。心主血，肝藏血，心肝血虚，故见面色苍白、头晕目眩、心悸怔忡、舌淡脉细。脾主运化而化生气血，脾气虚，故面黄肢倦、气短懒言、饮食减少、脉虚无力。治宜益气与养血并重。八珍汤出自《正体类要》，方中人参与熟地黄相配，益气养血，共为君药。白术、白茯苓健脾渗湿，助人参益气补脾；当归、白芍养血和营，助熟地滋养心肝，均为臣药。川芎为佐，活血行气，使地、归、芍补而不滞。炙甘草为使，益气和中，调和诸药。

4. 凉膈清肠散治疗湿热下注型脱肛

验案：李某，女，30岁。

初诊：2002年3月5日。患者以"肛门有物脱出3天余"为主诉门诊求治。3天前患者因过食辛辣刺激食物后出现肛门有物脱出，不能自行回纳，肛门肿痛感明显，伴面赤身热，口干口臭，腹胀便结，大便质可，日行1次，小便短赤；舌质红，苔黄腻，脉濡数。专科检查：（膀胱截石位）视诊：直肠脱出约4 cm，呈圆锥状，触之很厚；肛门直肠指诊：肛门部松弛欠有力，可容三指。

中医诊断：脱肛病（湿热下注证）。

西医诊断：直肠脱垂。

治法：清热泻火，行气利湿。

处方：凉膈清肠散加减：生地黄12 g，黄芪18 g，黄连9 g，川芎9 g，当归12 g，决明子12 g，荆芥9 g，防风9 g，升麻9 g，水煎服，15剂。白矾10 g，石榴皮10 g，苦参10 g，蛇床子10 g，黄柏15 g，苍术15 g，水煎，肛门部熏洗。甲硝唑栓（院内制剂），每次2枚，每日2次，纳肛。针刺百会、长强、提肛、气海、足三里、天枢等穴，每日1次，每次15分钟。

二诊：2002年3月19日。服上方14剂，患者神志清，精神可，纳眠均可，患者诉未见肛门脱出物，伴大便秘结，2日行1次；舌质红，苔黄腻，脉数。专科检查：视诊：（-）。查肛门指诊：肛门部括约肌有力，可容两指。上方加大黄5 g，草决明5 g，30剂；针刺停，余治疗同前。追访1年未再发作。

按语：该患者平素喜爱辛辣刺激，酿生湿热，湿热下注，湿热内蕴，下注大肠，迫直肠脱出而嵌顿不能还纳。凉膈清肠散出自《证治准绳》，方中生地黄滋阴清热，凉血补血，黄芪补气健脾，升阳固脱，黄连清热燥湿，泻火解毒，共为君药；川芎、当归行气活血润肠，助生地黄活血补血，决明子、荆芥清热解毒，凉血通便，升麻升举阳气，共为臣药；防风祛风胜湿止痛为佐使药，使药物各司其职，到达病位，共奏清肠升阳固脱之效。

七、泄 泻

泄泻，西医学称为溃疡性结肠炎，又名特发性溃疡性结肠炎、溃疡性大肠炎、慢性非特异性溃疡性大肠炎，是一种多因性或不明原因的炎症性肠病。主要累及直肠黏膜、乙状结肠黏膜，也可向上扩展至左半、右半结肠，甚至全结肠或回肠末端，以腹痛、腹泻、黏液脓血便伴里急后重等为主要临床表现，并可发生严重的局部或全身的并发症。近年来，我国统计资料表明，该病发病率有增多趋势。我国采用中医、西医以及中西医结合治疗方法，已经取得了较明显的效果。中医学认为本病多由先天禀赋不足，脾胃虚弱，或感受外邪，或饮食不节，或情志失调而诱发脾胃受损，脾不运化水湿则腹泻；湿热内生，下注大肠，气机不利则腹痛；湿热壅结，湿郁化热，热伤肠络则黏液血便。本病总属本虚标实，一般初期以邪实为主，多为湿热蕴滞大肠和肝郁气滞。病程延久，以致伤及脾胃，脾气下陷，肾虚不固，则在证候转化过程中出现脾虚湿困、脾肾阳虚之虚证。宋老经常以清热、燥湿、凉血、导滞、益气、祛湿、止泻、温肾、抑肝、扶脾、固涩等法取效。

1. 痛泻要方加减治疗肝脾不和型泄泻

验案： 郑某，女，34岁。

初诊： 2015年10月26日。患者以"腹泻5年余，加重1个月"为主诉门诊求治。5年前出现大便泄泻，每日3次左右，未予重视。1个月前因吵架生气便次增多，日5次左右，腹痛即泻，泻后痛减，胸胁胀痛，胸闷纳呆；舌暗，苔薄白，脉弦细。专科检查：指诊：肛门部松弛无力，指套染血。直肠镜：直肠黏膜充血，有片状糜烂，表面脓性分泌物附着。

中医诊断： 泄泻（肝脾不和证）。

西医诊断： 溃疡性结肠炎。

治法： 抑肝扶脾，祛湿止泻。

处方： 痛泻要方加减：白术15 g，白芍12 g，防风9 g，陈皮9 g，炒白术12 g，炒白芍12 g，水煎服，15剂。青黛20 g，儿茶12 g，白及20 g，赤石脂12 g，枯矾12 g，15剂，煎至50 mL，于临睡前取膝肘卧位保留灌肠。甲硝唑栓（院内制剂），每次2枚，每日2次，纳肛。胃肠护腹袋疗法：将约300 g生姜榨取汁液，把准备好的丝棉浸泡其中，然后将白术、苍术、佩兰、艾叶等制成细粉均匀地撒在丝棉上，24小时阴干。最后用棉布包裹含药丝棉缝制成肚兜，让患者束在腹部，1个月更换1次。穴位封闭：取天枢、上巨虚，用维生素B$_1$注射液，每穴注射1 mL，15天一次。合谷、上巨虚、肝俞、脾俞等穴针刺，共14次，每日1次，每次30分钟。

二诊：2015年11月11日。患者服上方后腹泻症状得到控制，每日3次左右，腹痛症状减少，胸胁胀满，纳眠差；舌红，苔白，脉细。方药：白术15 g，白芍12 g，陈皮9 g，炒白术12 g，炒白芍12 g，防风10 g，白扁豆12 g，水煎服，15剂。余治疗同前。

三诊：2015年11月26日。患者复诊，腹泻症状再次减轻，每日2～3次，脘腹胀满症状得到有效缓解，纳可，眠略差；舌淡红，苔白润，脉细。上方疗效显著，守方不变，嘱其注意营养饮食，保持良好心情，勿进生冷。

1个月后电话随访，告知症状都已消失，生活如常人。

按语：平时脾胃素虚，复因情志影响，忧思恼怒，精神紧张，以致肝气郁结，气滞血瘀，郁而化火，横逆乘脾，脾失健运，胃失和降，湿热下注大肠所致。正如《景岳全书·泄泻病》篇说："凡遇怒气便作泄泻者，必先以怒时挟食，致伤脾胃。故但有所犯，即随触而发，此肝脾二脏之病也。盖以肝木克土，脾气受伤而然。"本病例中，患者中年女性，长期情绪压抑，肝气不舒，肝气郁久化热，横逆犯脾，脾失健运，湿热下注大肠，治应疏肝解郁为主，健脾燥湿为辅。痛泻要方（《景岳全书》）：方中白术健脾补虚；白芍养血柔肝；陈皮理气醒脾；防风升清止泻，共奏扶土抑木，寓升于补，寓散于泻。

2. 参苓白术散加减治疗脾虚湿困型泄泻

验案：冯某，女，55岁。

初诊：2014年10月20日。患者以"肠鸣腹泻反复发作15年余，加重1周"为主诉门诊求治。15年来肠鸣腹泻反复发作，前往多家医院就诊，无显著疗效。一周前突然腹泻次数增多，遂来我院求系统治疗。症见：肠鸣腹泻，每日7次左右，粪便夹有不消化食物，腹痛喜按，纳呆胸闷，体倦乏力，失眠多梦，纳差；舌质淡，苔白，脉濡缓。专科检查：指诊：肛门部松弛无力，指套染血。直肠镜：直肠黏膜充血，有片状糜烂，表面脓性分泌物附着。

中医诊断：泄泻（脾虚湿困证）。

西医诊断：溃疡性结肠炎。

治法：益气健脾，祛湿止泻。

处方：参苓白术散加减：莲子肉9 g，薏苡仁9 g，砂仁6 g，桔梗6 g，白扁豆12 g，白茯苓15 g，党参15 g，甘草9 g，白术15 g，山药15 g，水煎服，15剂。青黛20 g，儿茶12 g，白及20 g，赤石脂12 g，枯矾12 g，15剂，煎至50 mL，于临睡前取膝肘卧位保留灌肠。甲硝唑栓（院内制剂），每次2枚，每日2次，纳肛。胃肠护腹袋疗法：将约300 g生姜榨取汁液，把准备好的丝棉浸泡其中，然后将白术、苍术、佩兰、艾叶等制成细粉均匀地撒在丝棉上，24小时阴干。最后用棉布包裹含药丝棉缝制成肚兜，让患者束在腹部，1个月更换1次。穴位封闭：取天枢、上巨虚，用维生素B$_1$注射液，每穴注射1 mL，15天一次。取合谷、上巨虚、关元、脾俞等穴针刺，共14次，每日1次，每次30分钟。

二诊：2014年11月3日。患者服上方后，腹泻次数减少，日行4次左右，便中仍夹有食物残渣，余症好转；舌质淡，有齿印，苔白，脉缓。方药：莲子肉9 g，薏苡仁9 g，砂仁6 g，桔梗6 g，白扁豆12 g，白茯苓15 g，党参15 g，甘草9 g，白术15 g，山药15 g，干姜9 g，肉桂12 g，水煎服，15剂。余治疗同前。

三诊：2014年11月18日。患者腹泻日行2～3次，便质溏，偶有肠鸣，活动后感乏力困倦，纳眠可；舌淡红，有齿印，苔薄白，脉濡。患者症状得到有效控制，继增强其脾胃功能，增加健脾益气之品，方药：莲子肉9 g，薏苡仁9 g，桔梗6 g，茯苓15 g，党参15 g，甘草9 g，白术15 g，山药15 g，干姜9 g，肉桂12 g，陈皮9 g，木香9 g，水煎服，15剂。针刺停，余治疗同前。

四诊：2014年12月3日。患者大便先软后溏，每日2次左右，偶有肠鸣，体倦乏力，纳眠可；舌淡红，有齿印，苔薄白，脉缓。守方不变，巩固疗效。

追访1年，诉生活如常人。

按语：患者脾虚日久，湿困脾阳，脾阳不振，失于健运，则肠鸣腹泻反复发作，"脾主意与思"，脾虚则心无所生，血不养神，从而失眠多梦，脾胃虚弱，运化无权，水谷不化，清浊不分，故大便溏泄。脾阳不振，运化失常，则饮食减少，脘腹胀闷不舒，大便次数增多。久泻不止，脾胃虚弱，气血来源不足，故肢倦乏力。舌淡苔白，脉濡缓，乃脾胃虚弱之象。参苓白术散出自《太平惠民和剂局方》，本方用四君子汤以补气健脾为主，加入和胃理气渗湿之品，标本兼顾。方中党参、白术、白茯苓益气健脾渗湿为君。配伍山药、莲子肉助君药以健脾益气，兼能止泻；并用白扁豆、薏苡仁助白术、茯苓以健脾渗湿，均为臣药。更用砂仁醒脾和胃，行气化滞，是为佐药。桔梗宣肺利气，通调水道，又能载药上行，培土生金；甘草健脾和中，调和诸药，共为佐使。综观全方，补中气，渗湿浊，行气滞，使脾气健运，湿邪得去，则诸症自除。

3.四神丸加减治疗脾肾阳虚型泄泻

验案：王某，女，62岁。

初诊：2013年5月11日。患者以"腹泻反复发作20余年"为主诉门诊求治。患者20年前无明显诱因出现大便泄泻，就诊于多家医院，用药不详，症状得不到有效控制。今来我院求治，现症见：患者形体消瘦，肠鸣泄泻每日5～7次，泻下清稀，泻后则安，多晨起即泻，伴腰膝酸软，四肢酸冷，体倦乏力，面色㿠白；舌质淡，无苔，脉沉细无力。专科检查：指诊：肛门部松弛无力，指套染血。直肠镜：直肠黏膜充血，有片状糜烂，表面脓性分泌物附着。

中医诊断：泄泻（脾肾阳虚证）。

西医诊断：溃疡性结肠炎。

治法：温补脾肾，固涩止泻。

处方：四神丸加减：补骨脂12 g，肉豆蔻6 g，吴茱萸6 g，五味子9 g，干姜12 g，大枣12枚，水煎服，15剂。青黛20 g，儿茶12 g，白及20 g，赤石脂12 g，枯矾12 g，15剂，煎至50 mL，于临睡前取膝肘卧位保留灌肠。甲硝唑栓（院内制剂），每次2枚，每日2次，纳肛。胃肠护腹袋疗法：将约300 g生姜榨取汁液，把准备好的丝棉浸泡其中，然后将白术、苍术、佩兰、艾叶等制成细粉均匀地撒在丝棉上，24小时阴干。最后用棉布包裹含药丝棉缝制成肚兜，让患者束在腹部，1个月更换1次。穴位封闭：取天枢、上巨虚，用维生素B$_1$注射液，每穴注射1 mL，15天1次。关元、气海、肾俞、脾俞等穴针刺，共14次，每日1次，每次30分钟。

二诊：2013年5月26日。患者服上方后，大便泄泻每日4次左右，余症好转；舌质淡，无苔，脉细弱。方药：补骨脂12 g，肉豆蔻6 g，吴茱萸6 g，五味子9 g，干姜12 g，党参9 g，黄芪6 g，白术9 g，大枣12枚，水煎服，15剂。余治疗同前。

三诊：2013年6月10日。患者复诊，大便每日2～3次，质溏，偶有晨泻，腰膝酸软减轻，面色略好转；舌质淡，苔薄白，脉细弱。上方不变，继服，15剂。针刺停，余治疗同上。

四诊：2013年6月25日。患者大便每日3次左右，质软，晨泻渐无，余症明显好转；舌质淡，苔薄白，脉缓。守上方不变，继服，巩固疗效。追访1年未再发作。

按语：患者老年女性，因久病不愈，泻下日久，阳虚及肾，即出现晨泻，脾肾阳虚，不能温润脾胃，泻后腑气得通，则泻后痛减。治应温补脾肾阳气为主，固滑涩脱为辅。《景岳全书·泄泻》云："今肾中阳气不足，则命门火衰，而阴寒独盛，故于子丑五更之后，当阳气未复，阴气极盛之时，即令人洞泻不止也。"泄泻病日久，肾阳虚衰，不能温养脾胃，运化失常，黎明之前阳气未振，阴寒较盛，故腹部作痛，肠鸣即泻，又称为"五更泻"。泻后则腑气通利，故泻后则安。形寒肢冷，腰膝酸软，舌淡苔白，脉沉细，为脾肾阳气不足之征。四神丸出自《证治准绳》，方中补骨脂温肾暖脾为君；吴茱萸温中散寒，肉豆蔻温脾暖胃，涩肠止泻为臣，二者相配，脾肾兼治，使命门火足则脾阳得以健运，温阳涩肠之力相得益彰；五味子酸敛固涩，合生姜温胃散寒，大枣补脾养胃，共为佐使。

八、久 痢

克罗恩病，又称局限性肠炎、节段性肠炎、肉芽肿性肠炎。这是一种原因不明的慢性肠道复发性肉芽肿炎症性疾病。除消化道外，特别是皮肤有转移性病变。原认为本病多发于回肠末端，现已知自口腔直至肛门的消化管道任何部位均可波及。病灶呈节段性，临床表现以腹痛、腹泻、腹部包块、瘘管形成及不全性肠梗阻等为特点。并可伴有肠管外的表现，如发热、贫血、营养不良、关节炎、虹膜炎、肝病等。中医学认为本病主要由于素体虚弱，感受外邪，饮食所伤，导致脾胃受损，运化失司，湿热蕴结，气滞血瘀而成。本病的病变部位在肠道，涉及脾、胃、肝、肾，湿阻肠道是本病的基本病机。该病病程长、反复发作，不同阶段的临床表现不一，故应根据疾病阶段及临床特点分期诊断。早期诊断为"肛痈""肠痈"；腹痛反复发作伴有排黏液脓血便诊断为"泄泻""久痢"；病情进展，出现腹部包块或肠道梗阻，诊断为"积聚""肠结"；病变后期各脏器功能均受损，诊断为"虚劳"。宋老常以清热、化湿、行气、导滞、止泻、理气、活血、化瘀、健脾、温肾、疏肝等法取效。

1. 芍药汤加减治疗湿热壅滞型久痢

验案： 姜某，男，45岁。

初诊： 2015年10月11日。患者以"大便泄泻2月余，加重3天"为主诉门诊求治。2个月前，因饮食辛辣刺激，出现大便泄泻，未给予重视。3天前饮酒，出现腹泻、腹部胀痛，每日5～6次，大便溏泄不爽，伴有黏液，食少脘痞，烦渴喜饮，恶心呕吐，小便短赤；舌红，苔黄腻，脉滑数。专科检查：结肠镜：肠镜插至回肠末端，见全结肠黏膜呈节段性、非对称性的纵行溃疡和卵石样外观，血管纹理不清，有片状糜烂，表面脓性分泌物附着。气钡双重造影：肠壁增厚，肠腔狭小，肠管缩短，肠管呈带状。

中医诊断： 久痢（湿热壅滞证）。

西医诊断： 克罗恩病。

治法： 清热化湿，行气导滞。

处方： 芍药汤加减：黄芩15 g，芍药30 g，炙甘草6 g，黄连15 g，大黄9 g，槟榔6 g，当归15 g，木香6 g，肉桂5 g，金银花12 g，水煎服，15剂。甲硝唑栓（院内制剂），每次2枚，每日2次，纳肛。青黛20 g，白头翁25 g，败酱草20 g，苦参20 g，赤石脂12 g，大黄12 g，15剂，煎至50 mL，于临睡前取膝肘卧位保留灌肠。穴位封闭：取天枢、上巨虚，用维生素B_1注射液，每穴注射1 mL，15天1次。取合谷、曲池、大肠俞、内庭等穴针刺，共14次，每日1次，每次30分钟。

二诊： 2015年10月26日。患者服上方后，腹泻症状缓解，每日3次左右，但仍有腹痛胀满，大便有黏液，小便黄；舌红，苔黄，脉滑数。方药：黄芩15 g，芍药20 g，炙甘草6 g，黄连15 g，大黄9 g，槟榔6 g，当归15 g，木香6 g，肉桂5 g，茯苓15 g，五灵脂15 g，乳香9 g，没药9 g，水煎服，15剂。余治疗同上。

三诊： 2015年11月11日。患者大便已成形，腹痛胀满减轻，小便黄；舌淡红，苔黄，脉滑。症状已得到控制，为巩固疗效，再服15剂。方药：黄芩15 g，芍药20g，炙甘草6g，黄连15g，槟榔6g，当归15g，木香6g，肉桂5g，茯苓15g，薏苡仁9g，陈皮9g，针刺停，余治疗同前。追访1年未再发作。

按语：中医学认为本病为中焦虚寒、气机阻滞所致。另外，克罗恩病的一些便血、腹泻、发热、消瘦等症状，根据祖国医学辨证，乃"脾肾双亏，湿热困阻，气滞血瘀"所致。本病多由饮食不节，感受外邪，情志不畅，以及久病体虚所致，湿邪内蕴、气血壅滞、脾肾亏虚是病机关键，本虚标实、虚实夹杂是共同特点，本虚责之脾、肾气虚或阳虚，标实责之湿热壅滞、肝气郁结或气滞血瘀。由于本病以腹泻、腹痛为主要表现，故宋老认为脾胃为病变中心，脾胃升降反作，清浊相混，清气在下则为飧泄，土虚木乘则为腹痛。"不通"是病机关键，寒、热、湿、食、气、血等阻滞胃肠，耗伤脾胃，不通则痛，日久则变生积聚、肠痈等疾患。本例克罗恩病，由于饮食不节、恣食生冷，导致饥饱失常，大便溏泄不爽；嗜食辛辣刺激等易生湿热，湿热蕴结，出现脘痞、心烦、口渴，小便短赤。芍药汤出自《素问病机气宜保命集》，方中黄芩、黄连性苦味寒，入大肠经，功善清热燥湿解毒，为君药。重用芍药养血和营、缓急止痛，配以当归养血活血，体现了"行血则便脓自愈"之义，且可兼顾湿热邪毒熏灼肠络，伤耗阴血之虑；木香、槟榔行气导滞，"调气则后重自除"，四药相配，调和气血，是为臣药。大黄苦寒沉降，与芩连相合则清热燥湿之功著，合归、芍则活血行气之力彰，其泻下通腑作用可通导湿热积滞从大便而去，体现"通因通用"之法。方以少量肉桂，其辛热温通之性，既可助归、芍行血和营，又可防呕逆拒药，属佐助兼反佐之用。炙甘草和中调药，与芍药相配，又能缓急止痛，亦为佐使。诸药合用，湿去热清，气血调和，故下痢可愈。银花甘寒解毒，故加之。

2. 参苓白术散加减治疗脾胃虚弱型久痢

验案：王某，女，46岁。

初诊：2014年10月20日。患者以"腹胀腹泻10年余，加重1周"为主诉门诊求治。10年来腹胀腹泻，前往多家医院就诊，无显著疗效。1周前突然腹泻次数增多，来我院求系统治疗。症见：腹胀腹泻，每日7次左右，大便呈水状，腹痛喜按，体倦乏力，面色萎黄，失眠多梦，纳差；舌质淡，苔白，脉细弱。专科检查：结肠镜：肠镜插至回肠末端，见横结肠至肛门部黏膜呈节段性、非对称性的纵行溃疡和卵石样外观，血管纹理不清，有片状糜烂，表面脓性分泌物附着。钡

中医诊断： 久痢（脾胃虚弱证）。

西医诊断： 克罗恩病。

治法： 健脾助运，化湿止泻。

处方： 参苓白术散加减：党参15 g，白茯苓15 g，白术15 g，山药15 g，桔梗6 g，莲子肉9 g，薏苡仁9 g，砂仁6 g，白扁豆12 g，甘草9 g，水煎服，15剂。甲硝唑栓（院内制剂），每次2枚，每日2次，纳肛。青黛20 g，白头翁25 g，败酱草20 g，苦参20 g，赤石脂12 g，大黄12 g，15剂，煎至50 mL，于临睡前取膝肘卧位保留灌肠。穴位封闭：取天枢、上巨虚，用维生素B_1注射液，每穴注射1 mL，15天1次。取合谷、曲池、大肠俞、内庭等穴针刺，共14次，每日1次，每次30分钟。

二诊： 2014年11月3日。患者服上方后，腹泻次数减少，日行4次左右，稀便，体倦乏力，纳眠差；舌质淡，有齿印，苔白，脉濡缓。方药：党参15 g，白茯苓15 g，白术15 g，厚朴9 g，砂仁6 g，山药15 g，桔梗6 g，莲子肉9 g，薏苡仁9 g，白扁豆12 g，甘草9 g。余治疗同上。

三诊： 2014年11月18日。患者腹泻日行2～3次，便质溏，余症好转；舌淡红，苔薄白，脉缓。继服上方15剂，余治疗同前。

四诊： 2014年12月3日。患者大便成形，每日2次左右，偶有腹胀，余无不适；舌淡红，苔薄白，脉缓。守方不变，巩固疗效。追访1年未复发。

按语： 本例患者素体脾胃虚弱，则运化失司，运化水湿能力减弱，则易导致水湿留聚于肠间，运化水谷能力减弱，导致谷留胃肠之中，妨碍大肠传导，阻碍肠道和肠壁的气机通畅，引发肠道病变。参苓白术散来自《太平惠民和剂局方》，方中党参、白术、茯苓益气健脾渗湿为君。配伍山药、莲子肉助君药以健脾益气，兼能止泻；并用白扁豆、薏苡仁助白术、白茯苓以健脾渗湿，均为臣药。更用砂仁醒脾和胃，行气化滞，是为佐药。桔梗宣肺利气，通调水道，又能载药上行，培土生金；炒甘草健脾和中，调和诸药，共为佐使。综观全方，补中气，渗湿浊，行气滞，使脾气健运，湿邪得去，则诸症自除。

3. 柴胡疏肝散加减治疗气滞血瘀型久痢

验案：艾某，女，37岁。

初诊：2015年10月11日。患者以"腹胀腹泻3年余，加重1个月"为主诉门诊求治。5年前出现大便泄泻，每日3次左右，未予重视。1个月前因情绪差便次增多，每日5次左右，腹痛即泻，泻后痛减，胸胁胀痛，胸闷纳呆；舌暗，苔薄白，脉弦细。专科检查：结肠镜：肠镜插至回肠末端，见横结肠至肛门部黏膜呈节段性、非对称性的纵行溃疡和卵石样外观，血管纹理不清，有片状糜烂，表面脓性分泌物附着。钡剂造影：肠壁增厚，肠腔狭小，肠管缩短，肠管呈带状。

中医诊断：久痢（气滞血瘀证）。

西医诊断：克罗恩病。

治法：疏肝理气，活血化瘀。

处方：柴胡疏肝散加减：陈皮12 g，柴胡9 g，川芎6 g，香附6 g，炒枳壳6 g，芍药9 g，炙甘草3 g，水煎服，15剂。甲硝唑栓（院内制剂），每次2枚，每日2次，纳肛。青黛20 g，白头翁25 g，败酱草20 g，苦参20 g，赤石脂12 g，大黄12 g，15剂，煎至50 mL，于临睡前取膝肘卧位保留灌肠。穴位封闭：取天枢、上巨虚，用维生素B$_1$注射液，每穴注射1 mL，15天1次。取合谷、曲池、大肠俞、内庭等穴针刺，共14次，每日1次，每次30分钟。

二诊：2015年10月26日。患者服上方后腹泻症状得到控制，每日3次左右，腹痛症状减少，胸胁胀满好转，纳眠尚可；舌红，苔白，脉细。方药：陈皮12 g，柴胡9 g，川芎6 g，香附6 g，炒枳壳6 g，芍药9 g，茯苓9 g，白术6 g，木香6 g，炙甘草3 g，水煎服，15剂。余治疗同前。

三诊：2015年11月11日。患者复诊，腹泻症状再次减轻，每日2～3次，脘腹胀满症状得到有效缓解，纳可，眠略差；舌淡红，苔白润，脉细。上方疗效显著，守方不变，15剂；针刺停，余治疗同前。嘱其注意营养饮食，保持良好心情，勿进生冷。追访1年，告知症状都已治愈。

按语：本例久痢，因情志失调、七情过激，所愿不遂，忧思恼怒，皆可致肝气郁结，横逆犯脾，出现大便泄泻；气机郁滞，妨碍血行则气滞血瘀，累及大肠，出现气滞血瘀，胸胁胀痛，胸闷纳呆。柴胡疏肝散出自《医学统旨》，方中以柴胡功擅疏肝解郁，用以为君。香附理气疏肝而止痛，川芎活血行气以止痛，二药相合，助柴胡以解肝经之郁滞，并增行气活血止痛之效，共为臣药。陈皮、炒枳壳理气行滞，芍药、炙甘草养血柔肝，缓急止痛，均为佐药。炙甘草调和诸药，为使药。诸药相合，共奏疏肝行气、活血止痛之功。

4.四神丸加减治疗脾肾阳虚型久痢

验案： 曾某，女，58岁。

初诊： 2013年5月11日。患者以"腹泻反复发作10余年"为主诉门诊求治。患者10余年前无明显诱因出现大便泄泻，就诊于多家医院，用药不详，症状得不到有效控制，今来我院求治。现症见：患者形体消瘦，黎明腹泻，脐周作痛，泻后痛减，大便溏薄，每日5～7次，伴形寒肢冷，腰膝酸软，面色㿠白；舌质淡，无苔，脉沉细无力。专科检查：结肠镜：肠镜插至回肠末端，见横结肠至肛门部黏膜呈节段性、非对称性的纵行溃疡和卵石样外观，血管纹理不清，有片状糜烂，表面脓性分泌物附着。钡剂造影：肠壁增厚，肠腔狭小，肠管缩短，肠管呈带状。

中医诊断： 久痢（脾肾阳虚证）。

西医诊断： 克罗恩病。

治法： 温肾健脾，化湿止泻。

处方： 四神丸加减：肉豆蔻6 g，补骨脂12 g，五味子6 g，吴茱萸6 g，生姜6 g，大枣12枚，水煎服，15剂。甲硝唑栓（院内制剂），每次2枚，每日2次，纳肛。青黛20 g，白头翁25 g，败酱草20 g，苦参20 g，赤石脂12 g，大黄12 g，15剂，煎至50 mL，于临睡前取膝肘卧位保留灌肠。穴位封闭：取天枢、上巨虚，用维生素B$_1$注射液，每穴注射1 mL，15天1次。取合谷、曲池、大肠俞、内庭等穴针刺，共14次，每日1次，每次30分钟。

二诊： 2013年5月26日。患者服上方后，大便泄泻，每日4次左右，便溏、晨泻减少，面白；舌质淡，无苔，脉细弱。患者老年女性，因久病不愈，湿邪困脾，寒邪伤阳脾胃阳虚，日久及肾。治应温补脾肾阳气为主，化湿止泻为辅，方药：肉豆蔻12 g，补骨脂9 g，五味子9 g，吴茱萸9 g，茯苓12 g，泽泻9 g，苍术12 g，厚朴9 g，生姜6 g，水煎服，15剂。余治疗同前。

三诊： 2013年6月10日。患者复诊，大便日3～4次，质溏，腰膝酸软减轻，气短乏力好转，面色略好转；舌质淡，苔薄白，脉细。脾肾阳虚日久，上方增强温阳补气之功，方药：肉豆蔻12 g，补骨脂9 g，五味子9 g，吴茱萸12 g，茯苓12 g，泽泻9 g，苍术12 g，厚朴9 g，干姜15 g，水煎服，15剂。余治疗同前。

四诊：2013年6月25日。患者大便每日3次左右；舌质淡，苔薄白，脉缓。守上方不变，继服15剂；针刺停，余治疗同前。追访1年未再发作，患者对诊治满意。

按语：本例久病为湿邪困脾，寒邪伤及脾阳，导致脾胃阳气虚弱，影响脾胃正常功能，日久则脾肾阳气虚衰，直接伤及大肠，出现形寒肢冷，黎明腹泻，泻后痛减，大便溏薄。四神丸出自《证治准绳》，方中补骨脂温肾暖脾为君；吴茱萸温中散寒，肉豆蔻温脾暖胃，涩肠止泻为臣，二者相配，脾肾兼治，使命门火足则脾阳得以健运，温阳涩肠之力相得益彰；五味子酸敛固涩，合生姜温胃散寒，大枣补脾养胃，共为佐使。

九、休息痢

肠易激综合征又称为结肠功能紊乱、结肠痉挛、结肠敏感、痉挛性结肠炎或黏液性结肠炎等，是临床上最常见的一种肠道功能性疾病，是具有特殊病理生理基础的、独立性的肠功能紊乱性疾病。其特点是结肠运动功能或分泌功能异常，对刺激的生理性反应有过度或反常现象，无器质性改变，主要表现是腹痛、便秘或腹泻，或便秘与腹泻交替，粪便中带有大量黏液。中医学对于肠易激综合征并无正式的病名，归属于"休息痢""腹痛""泄泻""便秘""肠郁"等范畴，中医依其症状辨证论治。张仲景的《伤寒论》、李东垣的《脾胃论》、朱震亨的《丹溪心法》、张介宾的《景岳全书》等论及腹泻、便秘等所使用之方药有些至今还是中医治疗肠易激综合征的常用方。具体病因包括饮食不节、劳倦过度、外感六淫、情志失调等。宋老常以疏肝、健脾、温肾、调气、滋阴、润肠、通便、补气、固涩、止泻等法收到很好的疗效。

1. 痛泻要方加减治疗肝郁脾虚型休息痢

验案：宋某，女，42岁。

初诊：2011年2月3日。患者以"腹痛腹泻伴胸闷痞满6年，加重2周"为主诉门诊求治。6年前因悲伤过度出现腹痛腹泻，未系统治疗。2周前因情绪过激腹泻症状突然加重，前往某医院就诊，服用枯草杆菌活菌胶囊，效果不佳，遂来我院以求中医治疗。现症见：每因情志波动出现肠鸣腹泻，日行6次，便质稀薄，便带黏液脓血，腹痛即泻，泻后痛减，胸闷脘痞，急躁易怒，嗳气，纳眠差；舌边红，苔薄白，脉弦。专科检查：指诊：肛门部痉挛。直肠镜：直肠黏膜轻度充血水肿。钡剂灌肠：X线钡剂灌肠可见结肠充盈迅速及激惹征，无明显病理改变。

中医诊断：休息痢（肝郁脾虚证）。

西医诊断：肠易激综合征。

治法：抑肝扶脾，理气止痛。

处方：痛泻要方加减：防风9 g，陈皮9 g，炒白术12 g，炒白芍12 g，水煎服，15剂。甲硝唑栓（院内制剂），每次2枚，每日2次，纳肛。青黛20 g，柴胡20 g，夏枯草20 g，赤石脂12 g，五倍子12 g，15剂，煎至50 mL，于临睡前取膝肘卧位保留灌肠。胃肠护腹袋疗法：将约300 g生姜榨取汁液，把准备好的丝棉浸泡其中，然后将薄荷、藿香、佩兰、艾叶等制成细粉均匀地撒在丝棉上，24小时阴干。最后用棉布包裹含药丝棉缝制成肚兜，让患者束在腹部，1个月更换1次。穴位封闭：取天枢、上巨虚穴，用维生素B_1注射液，每穴注射1 mL，15天1次。取中脘、太冲、足三里、大肠俞等穴针刺，共14次，每日1次，每次30分钟。

二诊：2011年2月18日。患者服上方后，肠鸣腹泻症状明显减轻，大便每日3次左右，便质溏，偶有黏液脓血，胸闷脘痞症状稍好转，饮食量增加1/3，睡眠质量差，多梦易醒；舌淡红，苔薄白，脉弦。患者中年女性，长期情志不遂，气机不畅，从而随情志变化而出现腹痛。肝木乘脾，脾失健运，则腹泻不止，泻后气机畅通，则泻后痛减；脾失健运，则胃失和降，故胸闷脘痞。治应调节肝脾气机，方药：防风9 g，陈皮9 g，炒白术12 g，炒白芍12 g，升麻9 g，黄连9 g，水煎服，15剂。余治疗同前。

三诊：2011年3月5日。患者腹痛腹泻症状好转，大便每日2次左右，便质软，无黏液脓血，饮食后偶尔出现脘痞症状，睡眠质量仍未好转；舌淡红，苔薄白，脉弦。方药：防风9 g，陈皮9 g，炒白术12 g，炒白芍12 g，升麻9 g，黄连9 g，黄芩9 g，木香6 g，水煎服，15剂。针刺停，余治疗同前。

追访半年未再发作，患者生活如常人。

按语：肠易激综合征是临床上最常见的一种肠道运动功能紊乱性疾病。其特点是肠道壁无结构缺陷，而肠功能呈易激惹性，即整个肠道对刺激的生理反应有过度或反常现象。主要特点为慢性反复发作性腹痛、腹胀、排便习惯和大便性状异常。本病例患者情志失调，肝郁气滞，气机不畅则腹痛，并随情志改变而加重；肝木乘脾则脾失运化，故腹泻；泻后气机暂时调畅，故腹泻后腹痛减轻；气郁不舒，胃失和降，故伴脘痞胸闷，急躁易怒，嗳气少食。多由土虚木乘，肝脾不和，脾失健运所致。治疗以补脾柔肝，祛湿止泻为主。《医方考》说："泻责之脾，痛责之肝；肝责之实，脾责之虚，脾虚肝实，故令痛泻。"其特点是泻必腹痛。痛泻要方出自《景岳全书》，方中白术苦温，补脾燥湿，为君药。白芍酸寒，养血柔肝，缓急止痛，与炒白术配伍，于土中泻木，为臣药。陈皮辛苦而温，理气燥湿，醒脾和胃，既助炒白术健脾祛湿，又助白芍顺肝脏疏泄之势，为佐药。防风辛能散肝，香能舒脾，风能胜湿，为脾经引经药，故为佐使药。

2. 一贯煎加减治疗肠道津亏型休息痢

验案：曹某，女，54岁。

初诊：2011年11月17日。患者以"腹痛腹泻伴排便困难7年，加重4天"为主诉门诊求治。患者7年前出现腹痛腹泻，食后加重，未予重视。5天前大便干结难下，4日未解大便，腹痛加重。伴头痛，失眠，心烦满闷，手心汗出；舌质红，苔燥，脉弦。腹部触诊：左下腹可触及条索状包块，有触痛感。专科检查：指诊：肛门部痉挛。直肠镜：直肠黏膜轻度充血水肿，可见干粪块。钡剂灌肠：X线钡剂灌肠可见结肠充盈迅速及激惹征，无明显病理改变。

中医诊断：休息痢（肠道津亏证）。

西医诊断：肠易激综合征。

治法：滋水清肝，润肠止痛。

处方：一贯煎加减：沙参15 g，麦冬12 g，当归9 g，生地黄18 g，枸杞子12 g，川楝子6 g，水煎服，15剂。甲硝唑栓（院内制剂），每次2枚，每日2次，纳肛。青黛20 g，柴胡20 g，夏枯草20 g，赤石脂12 g，五倍子12 g，15剂，煎至50 mL，于临睡前取膝肘卧位保留灌肠。胃肠护腹袋疗法：将约300 g生姜榨取汁液，把准备好的丝棉浸泡其中，然后将薄荷、藿香、佩兰、艾叶等制成细粉均匀地撒在丝棉上，24小时阴干。最后用棉布包裹含药丝棉缝制成肚兜，让患者束在腹部，1个月更换1次。穴位封闭：取天枢、上巨虚穴，用维生素B$_1$注射液，每穴注射1 mL，15天1次。取中脘、太冲、足三里、大肠俞等穴针刺，共14次，每日1次，每次30分钟。

二诊： 2011年12月2日。患者服用上方后，第2日大便解出，便质渐软，头部隐隐作痛，失眠多梦，手心汗出；舌质红，苔燥，脉弦。患者中老年女性，情志不舒，郁于肝经，久郁化火，肝火上炎，则头痛，失眠，心烦满闷。增强疏肝解郁，清热养阴之功，方药：沙参15 g，麦冬12 g，当归9 g，生地黄18 g，枸杞子12 g，瓜蒌9 g，地骨皮9 g，石斛6 g，知母12 g，石膏9 g，川楝子6 g。水煎服，15剂。余治疗同前。

三诊： 2011年12月17日。患者大便2日行1次，便质软，头痛失眠、心烦满闷症状得到缓解，纳眠可；舌淡红，苔白，脉缓。方药：沙参15 g，麦冬12 g，当归9 g，生地黄18 g，枸杞子12 g，川楝子6 g，知母9 g，石膏9 g，酸枣仁12 g，水煎服，15剂。针刺停，余治疗同前。

追访1年未再发作，患者生活如常人。

按语： 本例患者素体阴虚，情志不舒，则肝郁化火，灼伤津液，故大便硬结难下，为羊屎状；大便不通，气机不畅，故少腹胀痛；肝郁气滞，局部气滞血瘀，故左下腹可触及条索状包块；津液不足、排便不畅则阳明有热，故伴头痛、胸闷、手足汗出。肝藏血，主疏泄，体阴而用阳，喜条达而恶抑郁。肝肾阴血亏虚，肝体失养，则疏泄失常，肝气郁滞，进而横逆犯胃，故胸脘胁痛、吞酸吐苦；肝气久郁，经气不利则生疝气、瘕聚等症；阴虚津液不能上承，故咽干口燥、舌红少津；阴血亏虚，血脉不充，故脉细弱或虚弦。肝肾阴血亏虚而肝气不舒，治宜滋阴养血、柔肝舒郁。一贯煎出自《续名医类案》，方中重用生地黄滋阴养血、补益肝肾为君，内寓滋水涵木之意。当归、枸杞子养血滋阴柔肝；沙参、麦冬滋养肺胃，养阴生津，意在佐金平木，扶土制木，四药共为臣药。佐以少量川楝子，疏肝泄热，理气止痛，复其条达之性。该药性虽苦寒，但与大量甘寒滋阴养血药相配伍，则无苦燥伤阴之弊。诸药合用，使肝体得养，肝气得舒，则诸症可解。

3. 参苓白术散加减治疗脾胃虚弱型休息痢

验案： 薛某，男，20岁。

初诊： 2015年12月1日。患者以"大便溏薄3月余，大便时溏时泄2天"为主诉门诊求治。患者3个月前无明显诱因出现大便溏薄，未予重视。2天前因吃一顿冷剩饭，出现大便时溏时泄，便中夹有食物残渣，每日5次左右，胸脘痞闷，神疲乏力；舌淡，苔白，脉缓弱。专科检查：指诊：肛门部痉挛。直肠镜：直肠黏膜轻度充血水肿。钡剂灌肠：X线钡剂灌肠可见结肠充盈迅速及激惹征，无明显病理改变。

中医诊断： 休息痢（脾胃虚弱证）。

西医诊断： 肠易激综合征。

治法： 健脾益气止泻。

处方： 参苓白术散加减：党参15 g，白茯苓15 g，白术15 g，莲子肉9 g，薏苡仁9 g，砂仁6 g，桔梗6 g，白扁豆12 g，甘草9 g，山药15 g，水煎服，15剂。甲硝唑栓（院内制剂），每次2枚，每日2次，纳肛。青黛20 g，柴胡20 g，夏枯草20 g，赤石脂12 g，五倍子12 g，15剂，煎至50 mL，于临睡前取膝肘卧位保留灌肠。胃肠护腹袋疗法：将约300 g生姜榨取汁液，把准备好的丝棉浸泡其中，然后将薄荷、藿香、佩兰、艾叶等制成细粉均匀地撒在丝棉上，24小时阴干。最后用棉布包裹含药丝棉缝制成肚兜，让患者束在腹部，1个月更换1次。穴位封闭：取天枢、上巨虚穴，用维生素B$_1$注射液，每穴注射1 mL，15天1次。取中脘、太冲、足三里、大肠俞等穴针刺，共14次，每日1次，每次30分钟。

二诊： 2015年12月15日。患者服上方后，腹泻症状缓解，便质依然溏薄，每日3～4次，上腹隐隐作痛，面色萎黄，偶感乏力；舌淡，苔白，脉缓弱。患者脾胃虚弱，进食冷馊之品，运化失职，脘闷纳呆，脾虚日久，阳气虚弱，故面色萎黄，乏力。方药：莲子肉9 g，薏苡仁9 g，砂仁6 g，桔梗6 g，白扁豆12 g，白茯苓15 g，党参15 g，甘草9 g，白术15 g，山药15 g，干姜9 g，肉桂12 g，水煎服，15剂。余治疗同前。

三诊： 2015年12月30日。患者大便成形，质软，每日2次左右，腹痛、乏力等症状消失，面色红润；舌淡红，苔薄白，脉缓。患者病情基本好转，嘱其饮食清淡，为巩固疗效，守方不变，继服14剂。针刺停，余治疗同前。

追访1年，患者未再出现腹痛腹泻等症状，生活如常人。

按语：本例患者素体虚弱，感受外邪，脾虚运化失司，故大便时溏时泄，水谷不化，稍进冷馊食物则大便次数明显增多；运化不行，水湿内停，故脘闷不舒；脾虚日久，气血不足，故伴面色萎黄，精神疲惫。参苓白术散出自《太平惠民和剂局方》，本方用四君子汤以补气健脾为主，加入和胃理气渗湿之品，标本兼顾。方中党参、白术、白茯苓益气健脾渗湿为君；配伍山药、莲子肉助君药以健脾益气，兼能止泻；并用白扁豆、薏苡仁助白术、茯苓以健脾渗湿，均为臣药；更用砂仁醒脾和胃，行气化滞，是为佐药；桔梗宣肺利气，通调水道，又能载药上行，培土生金；甘草健脾和中，调和诸药，共为佐使。综观全方，补中气，渗湿浊，行气滞，使脾气健运，湿邪得去，则诸症自除。

4.附子理中汤合四神丸加减治疗脾肾阳虚型休息痢

验案：伏某，男，61岁。

初诊：2014年4月9日。患者以"肠鸣腹泻1月余"为主诉门诊求治。1个月前受凉感冒后出现肠鸣腹泻，鸡鸣则泄，日行5次左右，每次腹泻之前脐周隐隐作痛，泻后痛减，腰膝酸软，体倦乏力，不能从事体力劳动；舌淡，苔白，脉沉细。专科检查：指诊：肛门部痉挛。直肠镜：直肠黏膜轻度充血水肿。钡剂灌肠：X线钡剂灌肠可见结肠充盈迅速及激惹征，无明显病理改变。

中医诊断：休息痢（脾肾阳虚证）。

西医诊断：肠易激综合征。

治法：温补脾肾，固涩止泻。

处方：附子理中汤合四神丸加减：熟附子9 g，党参15 g，白术12 g，茯苓12 g，补骨脂15 g，肉豆蔻6 g，五味子9 g，吴茱萸3 g，厚朴10 g，山药30 g，炮姜6 g，砂仁6 g，黄柏炭9 g，陈皮10 g，甘草6 g，水煎服，15剂。甲硝唑栓（院内制剂），每次2枚，每日2次，纳肛。青黛20 g，柴胡20 g，夏枯草20 g，赤石脂12 g，五倍子12 g，15剂，煎至50 mL，于临睡前取膝肘卧位保留灌肠。胃肠护腹袋疗法：将约300 g生姜榨取汁液，把准备好的丝棉浸泡其中，然后将薄荷、藿香、佩兰、艾叶等制成细粉均匀地撒在丝棉上，24小时阴干。最后用棉布包裹含药丝棉缝制成肚兜，让患者束在腹部，1个月更换1次。穴位封闭：取天枢、上巨虚穴，用维生素B_1注射液，每穴注射1 mL，15天1次。取中脘、太冲、足三里、大肠俞等穴针刺，共14次，每日1次，每次30分钟。

　　二诊：2014年4月24日。患者服上方后，腹泻症状减轻，每日3次左右，腰膝酸软，体倦乏力症状稍有缓解；舌淡，苔白，脉细。患者老年男性，素体阳虚，阳虚不能温煦脾土，不能蒸化水液，从而腹泻连连；阳虚及肾，凡感受冰凉，即肠鸣腹痛，阴寒排除，则泻后即安。方药：熟附子9 g，党参15 g，白术12 g，茯苓12 g，补骨脂15 g，肉豆蔻6 g，五味子9 g，吴茱萸3 g，厚朴10 g，山药30 g，炮姜6 g，砂仁6 g，黄柏炭9 g，陈皮10 g，艾叶15 g，灶心土9 g，甘草6 g，水煎服，15剂。余治疗同前。

　　追访1年未再复发，生活如常人。

　　按语：本病例中，患者肾阳虚衰，不能温煦脾土，而黎明之前阳气未振，阴寒较盛，故脐周作痛，肠鸣即泻，泻后则安；腰膝酸软、舌淡苔白、脉沉细均为脾肾阳虚之象。附子理中汤出自《三因极一病证方论》，方中补骨脂、吴茱萸、肉豆蔻、五味子取四神丸之意，温肾暖脾，涩肠止泻；党参、白术、茯苓、甘草益气健脾，与温中暖肠胃的熟附子、干姜、吴茱萸配合，运脾土，振奋中阳，中阳振复，升发运转，可使清升浊降，肠胃功能恢复正常；陈皮、砂仁理气健脾开胃；厚朴调气导滞；黄柏炭清化湿热毒邪，又苦以坚阴；甘草益气和中，调和诸药。上药合用，脾肾两补，温中寓涩，调气导滞，兼能清化湿热毒邪，使肠胃功能协调。

十、便　秘

　　便秘是指由于大肠的形态、动力、肠腔内微生态、自主神经功能调节、直肠周围组织的变化等，影响肠腔内容物顺利排出，粪便在肠管内通过困难，运出时间延长，排出次数减少，粪便硬结，排出痛苦的一系列症状。如排便习惯改变、有排便不尽或不爽感，甚至需用手法帮助排便；大便的性质为干硬大便或成形软便。《伤寒论》中有"阳结""阴结"及"脾约"等名称，后世根据病因病机不同，又有"热秘""气秘""虚秘""冷秘"等分类。脾约、阴结、阳结、秘涩、秘结或大便涩滞、大便难均是便秘的别称。中医认为便秘的病因是多方面的，其中主要的有外感寒热之邪，内伤饮食情志，病后体虚，阴阳气血不足等。

本病病位在大肠，并与脾、胃、肺、肝、肾密切相关。脾虚传送无力，糟粕内停，致大肠传导功能失常，而成便秘；胃与肠相连，胃热炽盛，下传大肠，燔灼津液，大肠热盛，燥屎内结，可成便秘；肺与大肠相表里，肺之燥热下移大肠，则大肠传导功能失常，而成便秘；肝主疏泄气机，若肝气郁滞，则气滞不行，腑气不能畅通；肾主五液而司二便，若肾阴不足，则肠道失润，若肾阳不足则大肠失于温煦而传送无力，大便不通，均可导致便秘。宋老经常应用泄热、导滞、润肠、顺气、温里、散寒、益气、滋阴、温阳、养血等法，收到不错的疗效。

1. 六磨汤加减治疗肝脾不调型便秘

验案： 曾某，女，52岁。

初诊： 2010年10月2日。患者以"大便不爽5年余"为主诉门诊求治，5年来，大便困难，有解不净感，每临厕后，都便后不爽，肠鸣矢气，腹部胀痛，偶有嗳气，口苦咽干，小便黄，纳眠差；舌红，苔腻，脉弦。

中医诊断： 便秘病（肝脾不调证）。

西医诊断： 便秘。

治法： 顺气导滞。

处方： 六磨汤加减：槟榔15 g，沉香12 g，木香12 g，乌药9 g，大黄12 g，枳壳12 g，水煎服，15剂。通便栓（院内制剂），每次2枚，每日2次，纳肛。导便液，15剂，煎至50 mL，于晨起取膝肘卧位灌肠。将大黄3 g、芒硝1 g等制成细粉用陈醋调制成糊状，敷于肚脐，纱布覆盖，粘贴，隔日1次。取关元、大肠俞、天枢、肾俞等穴针刺，共14次，每日1次，每次30分钟。

二诊： 2010年10月17日。患者服上方后，诉腹部胀痛症状减轻，大便仍排出费力，但不净感稍有好转，口苦咽干，小便黄；舌红，苔薄腻，脉弦。此为气机郁滞，日久化火之象，方药：槟榔15 g，沉香12 g，木香12 g，乌药9 g，大黄12 g，枳壳12 g，黄连12 g，黄芩12 g，柴胡9 g，青皮9 g，白芍9 g，甘草6 g，水煎服，15剂。余治疗同前。

三诊： 2010年11月2日。患者前来复诊，诉大便后不净感消失，偶感腹部胀痛，小便偏黄，纳可，眠差。方药：槟榔15 g，沉香12 g，木香12 g，乌药9 g，大黄12 g，枳壳12 g，神曲9 g，麦芽12 g，甘草6 g，水煎服，15剂。针刺停，余治疗同前。

追访1年未再发病，生活如常人。

按语：气机郁滞，忧愁思虑，脾伤气结；或抑郁恼怒，肝郁气滞；或久坐少动，气机不利，均可导致腑气郁滞，通降失常，传导失职，糟粕内停，不得下行，或欲便不出，或出而不畅，或大便干结而成气秘。宋老临床上多告诫我们，中医讲究脏腑辨证。本病例是一个典型的肝郁患者。肝主疏泄气机，肝气郁滞，则气滞不行，腑气不能畅通，故大便不爽；肝郁化火，炼液伤津，故口苦咽干；肝气横逆犯脾，脾气不舒，运化失职，糟粕内停，则腹部胀痛。六磨汤出自《证治准绳》，方中木香调气，乌药顺气，沉香降气，三药气味辛通，能入肝脾以解郁调气；大黄、槟榔、枳壳破气行滞；柴胡、青皮、白芍疏肝理气解郁；神曲、麦芽消食和胃畅中；甘草调和众药。诸药配合，具有顺气导滞，降逆通便之功效。

2.温脾汤合半硫丸加减治疗脾肾阳虚型便秘

验案：谢某，女，68岁。

初诊：2009年1月30日。患者以"大便困难20余年，加重2周"为主诉门诊求治。20年前，出现大便困难，自服蜂蜜后稍有缓解，2周前大便困难加重，服蜂蜜后无效，腹部胀满，拘急冷痛，手足不温，怕冷，呃逆，腰膝酸软，小便清长，面白，精神差，纳眠差；舌红，苔白腻，脉弦紧。

中医诊断：便秘病（脾肾阳虚证）。

西医诊断：便秘。

治法：温里散寒，通便止痛。

处方：温脾汤合半硫丸加减：大黄18 g，党参12 g，干姜9 g，附子12 g，半夏12 g，硫黄3 g，甘草12 g，水煎服，15剂。通便栓（院内制剂），每次2枚，每日2次，纳肛。导便液去大黄加肉苁蓉12 g，15剂，煎至50 mL，于晨起取膝肘卧位灌肠。将大黄3 g、芒硝1 g等制成细粉用陈醋调制成糊状，敷于肚脐，纱布覆盖，粘贴，隔日1次。取关元、大肠俞、天枢、肾俞等穴针刺，共14次，每日1次，每次30分钟。

二诊：2009年2月15日。患者服上方后，诉服药后，大便困难日渐缓解，胁痛，怕冷，精神欠佳；舌红，苔稍腻，脉弦。患者肝气郁滞，给予方中增加疏肝解郁之品，方药：大黄18 g，党参12 g，干姜9 g，附子12 g，半夏12 g，硫黄3 g，甘草6g，陈皮12g，木香12g，枳实9g，川楝子9g，水煎服，15剂。余治疗同前。

三诊：2009年3月1日。患者前来复诊，诉：大便日行1次，腹部胀满症状消失，偶有胁痛，精神较前好转，纳可，眠差；舌淡红，苔薄白，脉缓。上方疗效明确，不做加减，30剂；针刺停，余治疗同前。

1个月后，电话访问患者，诉以上症状基本消失。

按语： 中医讲的冷秘大体分为外感和内伤，阴寒从外而入内，或者阴寒自内而生皆可致秘。阴寒积滞，恣食生冷，凝滞胃肠；或外感寒邪，直中肠胃；或过服寒凉，阴寒内结，均可导致阴寒内盛，凝滞胃肠，传导失常，糟粕不行，而成冷秘。如《金匮翼·冷闭》说："冷闭者，寒冷之气，横于肠胃，凝阴固结，阳气不行，津液不通。"本例患者，阳气虚衰，寒自内生，肠道传送无力，故大便艰涩，排出困难。阴寒内盛，气机阻滞，故腹中冷痛，喜热怕冷。阳虚温煦无权，故四肢不温，腰膝酸冷，小便清长。面色白，舌淡苔白，脉沉迟，均为阳虚内寒之象。温脾汤出自《千金备急方》，方中附子配大黄为君，用附子之大辛大热温壮脾阳，解散寒凝，配大黄泻下已成之冷积；芒硝润肠软坚，助大黄泻下攻积；干姜温中助阳，助附子温中散寒，均为臣药；党参、当归益气养血，使下不伤正为佐。甘草既助人参益气，又可调和诸药为使。诸药协力，使寒邪去，积滞行，脾阳复。半硫丸出自《太平惠民和剂局方》，方中以半夏和胃而通阴阳，硫黄益火消阴，润肠滑便，然后胃与大肠皆得复其常，所谓六腑皆以通为用也。

3.黄芪汤加减治疗肺脾气虚型便秘

验案： 夏某，男，76岁。

初诊： 2003年8月19日。患者以"大便排出困难10余年"为主诉门诊求治。10年前，出现大便困难，每每临厕，需用力努挣，体倦乏力，不耐劳力，面色㿠白，懒言声低，小便难；舌淡，苔白，脉细弱。

中医诊断： 便秘病（肺脾气虚证）。

西医诊断： 便秘。

治法： 补脾润肺，益气润肠。

处方： 黄芪汤加减：黄芪18g，陈皮12g，麻仁12g，白蜜（兑服）20g，水煎服，15剂。通便栓（院内制剂），每次2枚，每日2次，纳肛。导便液去大黄加肉苁蓉12g，15剂，煎至50mL，于晨起取膝肘卧位灌肠。将大黄3g、芒硝1g等制成细粉用陈醋调制成糊状，敷于肚脐，纱布覆盖，粘贴，隔日1次。取关元、大肠俞、天枢、肾俞等穴针刺，共14次，每日1次，每次30分钟。

二诊： 2003年9月4日。患者服上方后，大便软，偶感乏力，活动后，短气疲惫，面色白；舌淡，苔白，脉弱。方药：黄芪18 g，陈皮12 g，麻仁12 g，白蜜（兑服）20 g，白术12 g，党参9 g，水煎服，15剂。余治疗同前。

三诊： 2003年9月19日。患者前来复诊诉：大便质软，量可，便后微乏力，面色稍有好转；舌淡，苔白，脉缓。方药：黄芪12 g，麻仁9 g，陈皮6 g，白术9 g，党参6 g，水煎服，15剂。针刺停，余治疗同前。

1个月后，电话随访，患者诉病情基本康复。

按语： 饮食劳倦，脾胃受损；或年老体弱，气虚阳衰；或久病产后，正气未复；气虚则大肠传导无力，便下无力，使排便时间延长，形成便秘。宋老治疗虚秘，以补益为主，凡患虚秘者，皆身体虚弱日久，脾胃受损，不能各司其职，运化无力，糟粕难行，蕴结肠道，日久成秘。气虚为肺脾功能受损，肺与大肠相表里，肺气虚则大肠传送无力，虽有便意，临厕须竭力努挣，而大便并不干硬。肺卫不固，腠理疏松，故挣则汗出短气。脾虚则健运无权，化源不足，故面色白，神疲气怯。舌淡苔薄，脉虚，便后疲乏，均属气虚之象。黄芪汤出自《金匮翼》，本方重在益气润下。方中黄芪为补益脾、肺之要药；麻仁、白蜜润肠通便；陈皮理气。若气虚明显者，可加党参、白术以增强补气之力。

4. 增液汤加减治疗肝肾阴虚型便秘

验案： 范某，男，67岁。

初诊： 2011年9月16日。患者以"大便干结6年，加重半个月"为主诉门诊求治，诉大便干结，便出如羊屎状，头晕耳鸣，面赤心烦，潮热盗汗，口干，神疲纳呆，小便黄，纳可，眠差；舌红少苔，脉细数。

中医诊断： 便秘病（肝肾阴虚证）。

西医诊断： 便秘。

治法： 滋补肝肾，润肠通便。

处方： 增液汤加减：玄参12 g，麦冬18 g，生地黄12 g，芒硝12 g，大黄9 g，水煎服，15剂。通便栓（院内制剂），每次2枚，每日2次，纳肛。导便液去大黄加肉苁蓉12 g，15剂，煎至50 mL，于晨起取膝肘卧位灌肠。将大黄3 g、芒硝1 g等制成细粉用陈醋调制成糊状，敷于肚脐，纱布覆盖，粘贴，隔日1次。关元、大肠俞、天枢、肾俞等穴针刺，共14次，每日1次，每次30分钟。

二诊： 2011年10月1日。患者服药后前来就诊，诉：大便成条状，头晕耳鸣减轻，面赤，偶有盗汗，小便短黄；舌红，苔黄，脉细数。方药：玄参12 g，麦冬18 g，生地黄12 g，芒硝12 g，大黄9 g，沙参9 g，石斛12 g，水煎服，15剂。针刺停，余治疗同前。

1个月后，电话随诊，患者排便正常。

按语： 本例患者素体阴虚，阴液不足，肠道干枯，无水行舟，故大便干结，状如羊屎。阴虚生内热，故头晕耳鸣，面赤心烦，潮热盗汗，口干少津。脾失健运，故神疲纳呆。舌红苔少、脉细小数，均为阴虚内热之象。增液汤出自《温病条辨》，方中重用玄参，苦咸而凉，滋阴润燥，壮水制火，启肾水以滋肠燥，为君药。生地黄甘苦而寒，清热养阴，壮水生津，以增玄参滋阴润燥之力；又肺与大肠相表里，故用甘寒之麦冬，滋养肺胃阴津以润肠燥，共为臣药。三药合用，养阴增液，以补药之体为泻药之用，使肠燥得润、大便得下，故名之曰"增液汤"。本方咸寒苦甘同用，旨在增水行舟，非属攻下，欲使其通便，必须重用。

5. 济川煎加减治疗脾肾阳虚型便秘

验案： 薛某，男，46岁。

初诊： 2014年6月18日。患者以"大便排出困难伴腰酸膝冷10年余，加重1周"为主诉门诊求治。10年前出现大便排出困难，未给予重视，1周前突然腰酸膝冷加重，不欲行走，四肢不温，腹中冷痛，面色㿠白，小便清长，头晕心悸，失眠多梦，纳差；舌淡苔白，脉沉迟。

中医诊断： 便秘病（脾肾阳虚证）。

西医诊断： 便秘。

治法： 温补脾肾，润肠通便。

处方： 济川煎加减：肉苁蓉18 g，牛膝12 g，当归12 g，升麻12 g，泽泻12 g，枳壳9 g，水煎服，15剂。通便栓（院内制剂），每次2枚，每日2次，纳肛。导便液去大黄加肉苁蓉12 g，15剂，煎至50 mL，于晨起取膝肘卧位灌肠。将大黄3 g、芒硝1 g等制成细粉用陈醋调制成糊状，敷于肚脐，纱布覆盖粘贴，隔日1次。关元、大肠俞、天枢、肾俞等穴针刺，共14次，每日1次，每次30分钟。

二诊：2014年7月3日。患者服药后前来复诊，大便困难症状减轻，腰膝酸软，腹冷痛，怕凉，面色白，小便清长，纳眠差；舌淡红，苔白，脉沉。患者素体阳虚，阳气虚弱，不能熏蒸津液，津液不得化源，从而不能温润周身肌腠。给予上方加减变化，方药：肉苁蓉12g，牛膝9g，当归12g，升麻12g，泽泻12g，枳壳9g，麦冬9g，玉竹9g，枸杞子9g，水煎服，15剂。余治疗同前。

三诊：2014年7月18日。患者大便每日1次，腰膝酸冷症状好转；舌淡，苔白，脉缓。守上方不变，继服15剂。针刺停，余治疗同前。

追访1年未再发病，生活如常。

按语：本例患者阳气虚衰，寒气内生，大肠传导无力，故大便秘结。脾虚不健，不能生化气血，故面色苍白。脾肾阳虚，脑窍失养，或痰饮上扰清窍，故时作眩晕。肾阳虚，不能化气利水，水气凌心，故见心悸，失眠多梦。阳虚阴寒内盛，气机阻滞，故少腹冷痛。肾阳虚温煦无权，故小便清长、畏寒肢冷。舌淡、苔白润、脉沉迟，均为阳虚内寒之象。济川煎出自《景岳全书》，方中肉苁蓉温肾益精，润燥滑肠；当归养血和血，辛润通便，牛膝补肾强腰，其性下降；枳壳宽肠下气；泽泻入肾泄浊；少加升麻以升清阳，使清升而浊降。张景岳称此方是"用通于补之剂"。故适宜于肾虚便闭者。

6. 润肠丸加减治疗气血虚弱型便秘

验案：胡某，女，69岁。

初诊：2010年6月8日。患者以"大便困难20余年，加重1个月"为主诉门诊求治。20余年前开始大便困难，无其他症状，未在意。5年前大便困难加重，前往当地医院诊治，服用中药后稍有缓解，在此5年期间，每大便困难加重，自服中药可控制。1个月前再次出现大便困难，服药后效果不佳，遂来我院以求系统治疗。症见面色无华，心悸气短，口唇淡白，失眠健忘，纳差；舌淡，苔白，脉细弱。

中医诊断：便秘病（气血虚弱证）。

西医诊断：便秘。

治法：补气养血，润肠通便。

处方：润肠丸加减：桃仁18g，羌活12g，大黄12g，当归12g，火麻仁9g，枳壳9g，黄芪12g，熟地黄9g，白芍9g，水煎服，15剂。通便栓（院内制剂），每次2枚，每日2次，纳肛。导便液去大黄加肉苁蓉12g，15剂，煎至50mL，于晨起取膝肘卧位灌肠。将大黄3 g、芒硝1 g等制成细粉，用陈醋调制成糊状，敷于肚脐，纱布覆盖，粘贴，隔日1次。取关元、气海、大肠俞、天枢、肾俞等穴针刺，共14次，每日1次，每次30分钟。

二诊：2010年6月23日。患者服药后症状得到控制，大便软，头晕目眩，面色少华，气短乏力，口唇稍有血色，纳眠差；舌淡，苔白，脉细。方药：桃仁18 g，羌活12 g，黄芪12 g，大黄12 g，当归12 g，火麻仁9 g，熟地黄9 g，白芍9 g，水煎服，15剂。余治疗同前。

三诊：2010年7月10日。大便如常，无不适，舌淡红，苔薄白，脉缓。效不更方，15剂。针刺停，余治疗同前。

半年后随访，排便正常，无明显不适。

按语：患者为老年女性，久秘成虚，血虚津少，不能下润大肠，故大便困难。血虚不能上荣，故面色无华。心失所养则心悸。血虚不能滋养于脑，故失眠健忘。唇舌淡，脉细涩，均为阴血不足之象。润肠丸出自《沈氏尊生书》，方中生地黄、当归滋阴养血，与火麻仁、桃仁同用，兼能润燥通便；枳壳引气下行，标本兼顾，为其配伍特点。临床如见气虚者，加黄芪、党参；血虚甚者，加熟地黄、白芍；肾虚者，加肉苁蓉、制首乌；腹胀者，加枳壳、厚朴等。

十一、锁肛痔

锁肛痔是指来源于肛管及肛门周围上皮的恶性肿瘤，发生在齿线上及下至肛门为中心直径6 cm范围内，西医称为肛管癌，是消化道最常见的恶性肿瘤之一。发病年龄以60岁以上老年人多见，中年人少见。中医学认为本病多属"锁肛痔""翻花痔""脏毒""癥瘕"等病证范畴。中医认为忧思抑郁，情志不畅，日久气滞血瘀；肝气不舒，横逆犯脾，运化失常，湿热痰浊内生；或饮食不节，久泻久痢，息肉虫积，损伤脾胃，湿热痰浊内生，与气血结聚于肠道而成肿瘤。总之，湿热痰浊气血瘀结成肿块是本病之标，而正气不足、脾肾亏虚乃本病之本。本病多因外感六淫，久嗜膏粱厚味、醇酒辛辣，湿热内蕴，气血逆乱；或因忧思抑郁，正气亏损，气滞血瘀，痰火内结，湿热下注；或因泻痢日久，脾失健运，肝脾气逆，积聚肛门而形成。也有因血吸虫卵沉积、肠息肉、溃疡、湿疣等诱发。其特点是便血，多无自觉不适，中晚期肿块逐渐增大，伴有疼痛，中心溃烂，奇臭难闻，里急后重，预后不良。宋老常用清热、解毒、利湿、活血、化瘀、益气、养阴等法取效。

1. 槐角地榆丸加减治疗湿热蕴结型锁肛痔

验案： 张某，男，60岁。

初诊： 2002年5月1日。患者以"肛门肿痛3年"为主诉来诊。3年前发现肛门处有一肿物，无疼痛及其他不适，自觉是痔疮，未在意。后发现肿物不断增大，疼痛，腹泻，便带血，色泽暗红，附有黏液脓血，里急后重，肛门坠胀，便次增多，每日7次，自行购买马应龙痔疮麝香栓纳肛，症状未缓解而来诊；舌质红，苔黄腻，脉滑数。专科检查：肛门外见一2 cm×3 cm×2 cm大小肿物，质韧。指诊：触及肿物延伸至肛门内3 cm，肛门狭窄，固定不移，表面凹凸不平，退出指套可见指套染血；结肠镜示：肛管肿物，上段结肠无明显异常。病理示：鳞状上皮癌。

中医诊断： 锁肛痔（湿热蕴结证）。

西医诊断： 肛管癌。

治法： 清热利湿，消瘤止痛。

处方： 槐角地榆丸加减：槐角15 g，槐花（炒）12 g，枳壳10 g，地榆炭10 g，山栀10 g，荆芥穗10 g，大黄6 g，生地黄10 g，黄芩10 g，黄柏10 g，赤芍10 g，防风12 g，当归12 g，水煎服，7剂。抗癌栓（院内制剂，宋老经验方：三棱、莪术、土茯苓、半枝莲等），每次2枚，每日2次，纳肛。抗癌液（院内制剂，宋老经验方：黄芪20 g，党参20 g，三棱15 g，莪术15 g，土茯苓12 g，白花蛇舌草12 g，败酱草9 g，瞿麦9 g，炙甘草6 g）7剂，水煎至50 mL，临睡前取膝肘卧位保留灌肠。

二诊： 2002年5月8日。服上方7剂后，患者神志清，精神差，纳眠一般。患者诉大便带血量减少。大便每日5次，量少。嘱患者住院接受手术根治术。

按语： 本病多因外感六淫，久嗜膏粱厚味、醇酒辛辣，湿热内蕴，气血逆乱；或因忧思抑郁，正气亏损，气滞血瘀，痰火内结，湿热下注；或因泻痢日久，脾失健运，肝脾气逆，积聚肛门而形成。也有因血吸虫卵沉积、肠息肉、溃疡、湿疣等诱发。本例患者由于平素喜食肥甘油腻，脾胃受损，运化失司，湿热内蕴，瘀毒成瘤，故腹泻和脓血便；气机不畅则里急后重，肛门坠胀。槐角地榆丸方解：方中地榆炭、槐角、槐花清热解毒，凉血止血，为君药。黄芩清热燥湿解毒，大黄泻火凉血，祛瘀生新，导滞通便，增君药凉血之功，用为臣药。当归、红花养血活血，生地黄清热养阴，赤芍凉血祛瘀，共助君臣之药，祛邪而不伤正，防风、荆芥穗祛风止血，枳壳破气消积，七药合用为佐药。全方共奏疏风凉血，泻热润燥之功效。

2. 桃红四物汤加减治疗气滞血瘀型锁肛痔

验案：李某，男，69岁。

初诊：2001年3月1日。患者以"肛门部肿物1年"为主诉来门诊求治。1年前患者自觉肛门部生长一肿物，无明显疼痛，未给予特殊治疗。近日来，发觉肿物增大，伴有疼痛，大便每日3~4次，里急后重；舌紫暗，脉涩。专科检查：视诊：肛门口有血迹，色暗；指诊：触及截石位3点位齿线处3 cm一质硬肿物，大小约3 cm×3 cm×5 cm，固定不移，活动度差，退出指套有鲜血；肛门镜见：直肠腔里有大量血性分泌物，清理后可见肿物，表面质脆，糜烂，触之易出血。病理示：黏液腺癌。

中医诊断：锁肛痔（气滞血瘀证）。

西医诊断：肛管癌。

治法：活血化瘀，消肿止痛。

处方：桃红四物汤加减：熟地黄15 g，当归15 g，白芍10 g，川芎8 g，桃仁9 g，红花6 g，五灵脂12 g、蒲黄6 g。水煎服，7剂。抗癌栓（院内制剂，宋老经验方：三棱、莪术、土茯苓、半枝莲等），每次2枚，每日2次，纳肛。抗癌液（院内制剂，宋老经验方：黄芪20 g，党参20 g，三棱15 g，莪术15 g，土茯苓12 g，白花蛇舌草12 g，败酱草9 g，瞿麦9 g，炙甘草6 g）7剂，水煎至50 mL，临睡前取膝肘卧位保留灌肠。

二诊：2001年3月8日。服上方7剂后，患者神志清，精神差，纳眠一般。患者诉大便带血量减少，里急后重感减轻。大便每日4次，质软成形。嘱患者住院接受手术根治术。

按语：本例患者气结血瘀，气结不散，久而成瘤，则见里急后重；血瘀不行，则便后有血，舌紫暗，脉涩。正气日衰，积块肿大，致阻塞不通。桃红四物汤出自《医宗金鉴》，以祛瘀为核心，辅以养血、行气。方中以强劲的破血之品桃仁、红花为主，力主活血化瘀；以甘温之熟地黄、当归滋阴补肝、养血调经；白芍养血和营，以增补血之力；川芎活血行气、调畅气血，以助活血之功。全方配伍得当，使瘀血祛、新血生、气机畅，化瘀生新是该方的显著特点。

3.四君子汤合增液汤加减治疗气阴两虚型锁肛痔

验案： 王某，男，78岁。

初诊： 2003年6月1日。患者以"肛门肿物5年"为主诉来诊。5年前自觉肛门口有肿物，无明显不适，未在意。近来排便不畅，大便呈沟槽状，大便带血，色泽紫暗，里急后重，伴有面色无华，消瘦乏力，肛门坠胀。大便每日8次，量少，小便偶感不畅。自行购买马应龙麝香痔疮栓纳肛和肠炎宁口服，症状未缓解，来诊。舌质红绛，苔少，脉细数。专科检查：肛门外无异常。指诊：可触及距肛门约2 cm直肠后壁一菜花状肿物，大小约3 cm×3 cm×4 cm，质硬，固定不移，表面凹凸不平，肿物上缘不可触及，退出指套可见指套染血；肛门镜见：肛管截石位3点距肛缘2 cm处，表面质脆，糜烂，触之易出血。病理示：腺鳞癌。

中医诊断： 锁肛痔（气阴两虚证）。

西医诊断： 肛管癌。

治法： 益气养阴、清热解毒。

处方： 四君子汤合增液汤加减：党参12 g，白术12 g，茯苓9 g，麦冬12 g，玄参9 g，生地黄9 g，炙甘草6 g，水煎服，7剂。抗癌栓（院内制剂，宋老经验方：三棱、莪术、土茯苓、半枝莲等），每次2枚，每日2次，纳肛。抗癌液（院内制剂，宋老经验方：黄芪20 g，党参20 g，三棱15 g，莪术15 g，土茯苓12 g，白花蛇舌草12 g，败酱草9 g，瞿麦9 g，炙甘草6 g）7剂，水煎至50 mL，临睡前取膝肘卧位保留灌肠。

二诊： 2003年6月8日。服上方7剂，患者神志清，精神差，纳眠一般。患者诉大便带血量减少。大便每日1次，质软成形。嘱患者住院接受手术根治术。

按语： 本例患者为直肠癌晚期，病至后期，气阴亏虚，则消瘦乏力，脏腑失濡养，机能衰退，出现大便带血，里急后重，面色无华，肛门坠胀的症状。四君子汤出自《太平惠民和剂局方》，本方证多由脾胃气虚，运化之力所致，治疗以益气健脾为主。脾胃为后天之本，气血生化之源，脾胃气虚，受纳与健运之力，则饮食减少；湿浊内生，脾胃运化不利，故大便溏薄；脾主肌肉，脾胃气虚，四肢肌肉无所禀受，故四肢乏力；气血生化不足，不能荣于面，故见面色萎白；脾为肺之母，脾胃一虚，肺气先绝，故见气短、语声低微；舌淡苔白，脉虚弱均为气虚之象。正如《医方考》所说："夫面色萎白，则望之而知其气虚矣；言语轻微，则闻之而知其气虚矣；四肢无力，则问之而知其气虚矣；脉来虚弱，则切之而知其气虚矣。"方中党参为君，甘温益气，健脾养胃。臣以苦温之白术，健脾燥湿，加强益气助运之力；佐以甘淡茯苓，健脾渗湿，苓术相配，则健脾祛湿之功益著。使以炙甘草，益气和中，调和诸药。四药配伍，共奏益气健脾之功。

十二、大肠癌

大肠癌是我国最常见的消化道恶性肿瘤之一，以41～50岁年龄段发病率最高。近年来其发病率呈上升趋势，在经济发展较快的城市和地区上升尤其明显。结肠癌的发病率已超过直肠癌。值得注意的是在结肠癌中右侧结肠癌的比例亦呈明显增长趋势。这种发病趋势与欧美等西方经济发达国家中结肠癌的发病情况趋向一致。男性和女性患者发病率相近，中位发病年龄在45～50岁。但在我国发病年龄普遍比西方平均提早10年左右，30岁以下者占11%～15%，40岁以下者则占40%左右。从病理上看，大肠癌半数以上来自腺瘤癌变。中医学对本病的描述散见于"肠覃""便血""积聚""脏毒""癥瘕"等疾病范畴内，其致病原因比较复杂，主要是由于忧思郁怒，饮食不节，伤及脾胃，脾失健运，气滞血瘀；或湿浊内生，热毒内蕴，下注大肠，日久成积而成。正气不足是本病发生的内在因素。宋老常以清热、利湿、解毒、补气、行气、养血、化瘀、消癥、温脾、滋肝、养肾等法取效。

1. 槐角地榆汤加减治疗湿热蕴结型大肠癌

验案：胡某，男，58岁。

初诊：2012年6月17日。患者以"大便带血10天"为主诉来诊。因平素食肥甘油腻食物后出现腹痛腹泻，下利赤白，里急后重，大便黏液恶臭，伴有肛门坠胀，便次增多，自行购买马应龙麝香痔疮栓纳肛，症状未缓解，未有特殊治疗。来诊见舌质红，苔黄腻，脉滑数。专科检查：肛门外无异常。指诊：可触及距肛门约6 cm直肠后壁有一菜花状肿物下缘，质硬，固定不移，表面凹凸不平，肿物上缘不可触及，退出指套可见指套染血；肛门镜见：直肠腔里有少量黏液，肿物呈菜花状，质脆，触之易出血。病理示：腺癌。

中医诊断：大肠癌（湿热蕴结证）。

西医诊断：直肠癌。

治法：清热利湿解毒。

处方：槐角地榆汤加减：槐角15 g，槐花（炒）10 g，枳壳10 g，地榆炭10 g，山栀10 g，荆芥穗10 g，大黄6 g，生地黄10 g，黄芩10 g，黄柏10 g，赤芍10 g，防风12 g，当归12 g，水煎服，7剂。抗癌栓（院内制剂），每次2枚，每日2次，纳肛。抗癌液（院内制剂）7剂，水煎至50 mL，临睡前取膝肘卧位保留灌肠。

二诊：2012年6月24日。服上方7剂后，患者神志清，精神差，纳眠一般。患者诉大便带血量减少。大便每日1次，质软成形。嘱患者住院接受手术根治术。

按语：本例患者由于平素喜食肥甘油腻，脾胃受损，运化失司，湿热内蕴，久而成瘤，故致腹泻和脓血便；气机不畅则里急后重，肛门坠胀。槐角地榆汤方解：方中地榆炭、槐角、槐花清热解毒，凉血止血，为君药。黄芩清热燥湿解毒，大黄泻火凉血，祛瘀生新，导滞通便，增君药凉血之功，用为臣药。当归、红花养血活血，生地黄清热养阴，赤芍凉血祛瘀，共助君臣之药，祛邪而不伤正，防风、荆芥穗祛风止血，枳壳破气消积，七药合用为佐药。全方共奏疏风凉血，泻热润燥之功效。

2. 桃红四物汤加减治疗气滞血瘀型大肠癌

验案：谢某，女，67岁。

初诊：2007年12月12日。患者以"大便带血2天"为主诉来门诊求治。2天前患者排便后发现有血性分泌物，出血量较多，色紫暗，大便与血相混，便后仍有血液自肛门流出，腹胀腹痛，胸闷不舒，未给予特殊治疗。大便每日3~4次，里急后重；舌紫暗，脉涩。专科检查：视诊：肛门口有血迹，色暗；指诊：未触及肿物，退出指套有鲜血；结肠镜见：横结肠中段一肿物约3 cm×3 cm×2 cm，表面质脆，糜烂，触之易出血。病理示：黏液腺癌。

中医诊断：大肠癌（气滞血瘀证）。

西医诊断：直肠癌。

治法： 行气化瘀，解毒消癥。

处方： 桃红四物汤加减：熟地黄15 g，当归15 g，白芍10 g，川芎8 g，桃仁9 g，红花6 g，五灵脂12 g、蒲黄6 g。水煎服，7剂。抗癌栓（院内制剂），每次2枚，每日2次，纳肛。抗癌液（院内制剂）7剂，水煎至50 mL，临睡前取膝肘卧位保留灌肠。

二诊： 2007年12月19日。服上方7剂后，患者神志清，精神差，纳眠一般。患者诉大便带血量减少，里急后重感减轻。大便每日1次，质软成形。嘱患者住院接受手术根治术。

按语： 本例患者气结血瘀，气结不散，瘀结成瘤，则里急后重；血瘀不行，则便后喷血，舌紫暗，脉涩。正气日衰，积块肿大，致阻塞不通。桃红四物汤出自《医宗金鉴》，以祛瘀为核心，辅以养血、行气。方中以强劲的破血之品桃仁、红花为主，力主活血化瘀；以甘温之熟地黄、当归滋阴补肝、养血调经；白芍养血和营，以增补血之力；川芎活血行气、调畅气血，以助活血之功。全方配伍得当，使瘀血祛、新血生、气机畅，化瘀生新是本方的显著特点。

3. 参苓白术散加减治疗气阴两虚型大肠癌

验案： 陈某，男，65岁。

初诊： 2006年8月2日。患者以"大便带血1月余"为主诉来诊。1个月前无明显诱因出现大便带血，腹痛，少气无力，伴有面色无华，消瘦，肛门坠胀，排便困难，每日4次，质干，小便调。自行购买马应龙麝香痔疮栓纳肛和肠炎宁口服，症状未缓解，未有特殊治疗来诊；舌质红绛，苔少，脉细数。专科检查：肛门外无异常。指诊：可触及距肛门约8 cm直肠后壁有一菜花状肿物下缘，质硬，固定不移，表面凹凸不平，肿物上缘不可触及，退出指套可见指套染血；肛门镜见：肿物呈菜花状，质脆，触之易出血。病理示：腺癌。

中医诊断： 大肠癌（气阴两虚证）。

西医诊断： 直肠癌。

治法： 健脾益气，渗湿止泻。

处方： 参苓白术散加减：莲子肉9 g，薏苡仁9 g，砂仁6 g，桔梗6 g，白扁豆12 g，白茯苓15 g，党参15 g，炙甘草9 g，白术15 g，山药15 g，水煎服，15剂。抗癌栓（院内制剂），每次2枚，每日2次，纳肛。抗癌液（院内制剂）7剂，水煎至50 mL，临睡前取膝肘卧位保留灌肠。

二诊： 2006年8月8日。服上方7剂，患者神志清，精神差，纳眠一般。患者诉大便带血量减少。大便每日1次，质软成形。嘱患者住院接受手术根治术。

按语： 本例患者耗伤机体气血，气虚、气滞则大便不畅，腑气不畅，气血亏虚，机体失养，毒瘤积聚，则自汗、乏力、消瘦。参苓白术散出自《太平惠民和剂局方》，本方用四君子汤以补气健脾为主，加入和胃理气渗湿之品，标本兼顾。方中党参、白术、白茯苓益气健脾渗湿为君。配伍山药、莲子肉助君药以健脾益气，兼能止泻；并用白扁豆、薏苡仁助白术、白茯苓以健脾渗湿，均为臣药。更用砂仁醒脾和胃，行气化滞，是为佐药。桔梗宣肺利气，通调水道，又能载药上行，培土生金；炙甘草健脾和中，调和诸药，共为佐使。综观全方，补中气，渗湿浊，行气滞，使脾气健运，湿邪得去，则诸症自除。

4. 补中益气汤加减治疗气阴两虚型大肠癌

验案： 张某，男，68岁。

初诊： 2009年1月1日。患者以"结肠癌术后，大便带血1月余"为主诉来诊。2年前外院行"横结肠癌根治术"，术后恢复尚可。1个月前无明显诱因出现大便带血，便溏，2日1次，面色苍白，肛门坠胀，气短乏力，小便调；舌质淡，苔薄，脉沉细。专科检查：肛门外无异常，指诊：未触及肿物；结肠镜见：距肛门15 cm处肠段可见一肿物呈菜花状，质脆，触之易出血。病理示：腺癌。

中医诊断： 大肠癌（气阴两虚证）。

西医诊断： ①结肠癌术后；②直肠癌。

治法： 补气养血。

处方： 补中益气汤加减：黄芪15 g，白术10 g，党参15 g，当归6 g，陈皮6 g，柴胡5 g，升麻5 g，炙甘草5 g，水煎服，15剂。抗癌栓（院内制剂），每次2枚，每日2次，纳肛。抗癌液（院内制剂）7剂，水煎至50 mL，临睡前取膝肘卧位保留灌肠。

二诊： 2009年1月8日。服上方7剂，患者神志清，精神差，纳眠一般，患者诉大便带血量减少。大便每日1次，质软成形。嘱患者住院接受手术根治术。

按语： 本例患者为大肠癌术后，体质尚差。耗伤机体气血，气阴亏虚，则消瘦乏力，脏腑失濡养，机能衰退。肠道失养，余毒阻滞，积聚成瘤，出现大便带血，里急后重，面色无华，肛门坠胀的症状。补中益气汤出自《东垣十书》，本方证多由饮食劳倦，损伤脾胃气虚，清阳下陷所致。脾胃为营卫气血生化之源，脾胃气虚，纳运乏力，故见饮食减少，少气懒言，大便稀溏；脾主升清，脾虚则清阳不升，中气下陷，故见脱肛、子宫脱垂等；清阳陷于下焦，郁遏不达则发热；气虚腠理不固，阴液外泄则自汗。方中黄芪味甘微温，入脾肺经，补中益气，升阳固表，故为君药。配伍党参、炙甘草、白术，补气健脾为臣药。当归养血和营，协党参、黄芪补气养血；陈皮理气和胃，使诸药补而不滞，共为佐药。少量升麻、柴胡升阳举陷，协助君药以升提下陷之中气，共为佐使。炙甘草调和诸药为使药。

第三节　经验方治验

1. 清热凉血方治疗内痔

验案：刘某，女，54岁。

初诊：1995年10月24日。患者以"肛内有肿物脱出，伴大便带血、肛门部潮湿瘙痒1个月"为主诉门诊求治。1个月前，因饮食辛辣后出现肛内肿物脱出，如枣样大小，可完全回纳；伴有便血，鲜红色，呈喷射状，间断性发作，并伴有肛门部潮湿、瘙痒等症状，未予以重视及特殊治疗。来诊见面色苍白，体倦乏力，纳食、睡眠差，便干，2日行1次，小便可；舌质红，苔薄黄，脉数。专科检查：视诊：可见截石位11点处有一枣样大小肿物脱出肛门，色淡红，可回纳；肛门直肠指诊：肛门痉挛，截石位3、7、11点处可触及柔软黏膜隆起，指套染血；肛门镜检查：截石位3、7、11点处齿线上黏膜隆起，色淡红，表面光滑，附有少量血性分泌物。

中医诊断：内痔病（风伤肠络证）。

西医诊断：内痔。

治法：清热凉血，祛风通便。

处方：凉血愈痔汤（宋光瑞经验方）：生地黄30 g，桃仁20 g，地榆30 g，槐角20 g，防风20 g，当归尾15 g，黄连15 g，炙甘草6 g，水煎服，14剂。白矾10 g，石榴皮10 g，苦参10 g，蛇床子10 g，水煎肛门部熏洗，14剂。甲硝唑栓（院内制剂），每次2枚，每日2次，纳肛。

二诊： 1995年11月7日。服上方14剂，患者神志清，精神佳，纳眠均可，肛门部无脱出肿物，诉排便时偶脱出如花生米样肿物，余无不适，大便日行1次，便软；舌淡红，苔薄白，脉缓有力。查肛门镜：截石位3、7、11点处齿线上黏膜隆起，色淡红色，表面光滑。方药：桃仁20 g，升麻20 g，葛根15 g，黄芪15 g，炙甘草6 g，继用1个月，外用药同前。

后追访1年未再发作，生活如常人。

按语： 内痔是指肛门齿线以上，直肠末端黏膜下的痔内静脉丛扩大曲张和充血所形成的柔软静脉团，是肛门直肠病中最常见的疾病。多发生于截石位3、7、11点处，以11点处最为常见。其特点是便血，痔核脱出，肛门不适感。本病主要是由于先天性静脉壁薄弱，兼因饮食不节、过食辛辣厚味，燥热内生，下迫大肠，以及久坐久蹲、负重远行、便秘努责、妇女生育过多、盆腔病变，致血行不畅，血液瘀积，热与血相搏，气血纵横，筋脉交错，结滞不散而成。方中生地黄清热凉血，桃仁润肠通便，地榆、槐角凉血止血，黄连清热解毒，防风清热解表，当归尾活血、行血，炙甘草调和诸药。另加升麻、葛根、黄芪，补气升提固脱，全方共奏清热凉血，祛风通便之效。白矾解毒消肿，收敛固涩，石榴皮涩肠止泻、解毒，苦参燥湿杀虫止痒，蛇床子杀虫燥湿止痒，共用可有收敛固涩，解毒消肿之功。本方体现了宋老治疗本病时，局部治疗不忘整体，辨证论治的特点。

2.清热利湿方治疗内痔

验案： 吴某，男，36岁。

初诊： 2014年1月12日。患者以"间断性大便带血5年余，加重3天"为主诉门诊求治。5年前，因大便干结后出现大便时手纸带血，色鲜红，量少，未做特殊处理，此后遇饮酒、进食辛辣食物后发作，并出现大便时滴血，甚至喷血，量较多，偶有大便时肛内有肿物脱出，可自行还纳，自用痔疮栓（具体不详）纳肛，用药后症状缓解。3天前患者饮酒后出现大便时喷血，量较多，自觉肛门内有肿物脱出，可自行还纳，自用肛泰痔疮栓纳肛，效果不明显，故来我院求治。刻诊：神志清，精神差，面色苍白，乏力，大便时喷血，量较多，自觉肛门内有肿物脱出，可自行还纳，肛门灼热，纳眠差，大便日行1次，便头稍干，小便黄；舌质红，苔黄腻，脉滑数。专科检查：视诊：肛门口鲜红色血迹；肛门直肠指诊：进指顺利，截石位3、7、11点处可触及柔软黏膜隆起，指套染血；肛门镜检查：截石位3、7、11点处齿线上黏膜隆起，色淡红，表面光滑，附有少量血性分泌物。

中医诊断： 内痔病（湿热下注证）。

西医诊断： 内痔（Ⅱ期）。

治法： 清肠利湿，止血通便。

处方： 清利痔漏汤（宋光瑞经验方）加减：黄连15 g，黄柏15 g，秦皮12 g，龙胆草12 g，木通10 g，泽泻10 g，柴胡9 g，当归15 g，生地黄30 g，地榆炭10 g，槐角20 g，槟榔10 g，大黄10 g，木香12 g，炙甘草6 g，水煎服，7剂。白矾10 g，石榴皮10 g，苦参10 g，蛇床子10 g，水煎，肛门部熏洗，7剂。甲硝唑栓（院内制剂），每次2枚，每日2次，纳肛。

二诊： 2014年1月20日。服上方7剂，患者神志清，精神佳，纳眠均可，大便带血消失，肛门部无脱出肿物，大便日行1次，便软；舌淡红，苔薄白，脉缓有力。查肛门镜：截石位3、7、11点处齿线上黏膜隆起，色淡红色，表面光滑。方药：桃仁20 g，升麻20 g，葛根15 g，黄芪15 g，炙甘草6 g，继用1个月，外用药同前。

后追访1年未再发作，生活如常人。

按语： 饮食不节，恣食生冷、肥甘，伤及脾胃而滋生内湿，湿与热结，下注肛门，致使肛门部气血纵横、经络交错而生内痔；热盛则破血妄行，血不循经，则血下溢而便血；湿热下注大肠，肠道气机不畅，经络阻滞，则肛门内有块状物脱出。痔疮的治疗目的是消除症状而非消除痔块。患者现症见便血，痔核脱出，但能自行回纳，结合专科检查可诊断为内痔（Ⅱ期）。伴有小便黄，舌质红，苔黄腻，脉滑数，肛门灼热，一派湿热之象，便头稍干，亦是湿热结滞肠道所致；面色苍白、乏力、精神差乃便血过多所致，故四诊合参，辨证为湿热下注。本案宋老治疗上采取保守治疗，故以清肠利湿、止血通便中药汤剂内服，以及清热燥湿、祛风止痒中药汤剂坐浴。方中黄连、黄柏、秦皮、龙胆草清热利湿以解肠道湿热，泽泻、木通利尿使湿热自小便而出，柴胡、木香疏气以达气行湿走滞散，地榆炭、槐角止血，当归、生地黄补血润肠又防利湿太过，槟榔、大黄通便，炙甘草调和诸药，配合清热止血栓剂纳肛，内外协同，标本兼治。

3. 健脾益气方治疗内痔

验案：张某，女，60岁。

初诊：2014年1月20日。患者以"间断性肛内肿物脱出、便血40年余，加重1周"为主诉门诊求治。40年前，因妊娠后出现大便时肛内肿物脱出，约花生米大小，可自行还纳，偶伴有手纸带血，色鲜红，量少，未做特殊处理。此后遇劳累、久蹲、远行及进食辛辣食物后发作，并出现大便时肛内脱出物量逐渐增大，回纳困难，大便带血增多甚至滴血、喷血，曾到当地医院求治，诊断为痔疮。给予栓剂（具体不详）纳肛，用药后症状逐渐缓解。1周前患者劳累后上述症状加重，出现大便、活动、蹲下时肛内肿物脱出，约草莓大小，回纳困难，需用手辅助方能还纳。自用肛泰栓纳肛，用药后症状无明显缓解，故今日来我院求治。刻诊：神志清，神疲乏力，大便、活动、蹲下时肛内肿物脱出，约草莓大小，回纳困难，需用手辅助方能还纳，无便血，纳眠一般，大便日行2～3次，稍软，排便无力，小便正常；舌质淡，苔薄白，脉弱。专科检查：视诊：肛门口无明显异常，嘱患者做排便动作，见有3个颗粒样肿物脱出，约草莓大小；肛门直肠指诊：进指顺利，截石位3、7、11点处可触及柔软黏膜隆起，指套无染血；肛门镜检查：截石位3、7、11点处齿线上黏膜隆起，色淡红，表面光滑。

中医诊断：内痔病（脾虚气陷证）。

西医诊断：内痔（Ⅲ期）。

治法：健脾益气，托陷止泻。

处方：益气愈痔汤（宋光瑞经验方）：黄芪20 g，党参15 g，白术15 g，升麻10 g，柴胡12 g，葛根9 g，当归12 g，生地黄12 g，陈皮9 g，枳壳9 g，炙甘草6 g，水煎服，7剂。白矾10 g，石榴皮10 g，苦参10 g，蛇床子10 g，水煎，肛门部熏洗，7剂。甲硝唑栓（院内制剂），每次2枚，每日2次，纳肛。嘱患者坚持做提肛锻炼：吸气收缩肛门，持续约10秒，呼气放松肛门，每次坚持做半小时，早晚各做一次。

二诊：2014年1月28日，服上方7剂，患者神志清，精神好转，纳眠好转，活动、排便时肛门仍有脱出肿物，但较前回纳顺利，大便日行1次，便质较前成形；舌淡稍红，苔薄白，脉弱稍有力。查肛门镜：截石位3、7、11点处齿线上黏膜隆起，色淡红色，表面光滑。方药：守上方，继用1个月，外用药同前。嘱患者加强锻炼身体，注意休息，避免久蹲、久坐，坚持做提肛锻炼。患者治疗1个月后症状缓解，生活如常人。

按语：患者妊娠后致脾胃功能失常，脾虚气陷，中气不足，无力摄纳，可导致痔核脱出回纳不畅；劳累、远行耗气，故每每发作，结合专科检查可诊断为内痔（Ⅲ期）。伴有神疲乏力，舌质淡，苔薄白，脉弱，一派气虚之象，大便稍溏乃脾虚不能腐熟水谷所致，故四诊合参，辨证为脾虚气陷。本案宋老治疗上采取保守治疗，故以健脾益气、托陷止泻中药汤剂内服，以及清热燥湿、祛风止痒中药汤剂坐浴，方中黄芪、党参、白术大剂补气；当归、生地黄养血和营，血为气母，血足方能气旺；柴胡、升麻、葛根升阳补陷，缩肠以痔核回纳，坚肠和胃以解便溏；陈皮、枳壳理气和胃，使诸药补而不滞；炙甘草调和诸药，配合清热止血栓剂纳肛、提肛锻炼，内外协同，标本兼治。

4. 活血止痛方治疗内痔

验案：王某，男，28岁。

初诊：2014年2月18日，患者以"间断性便血伴肛内肿物脱出10年余，加重伴肛门疼痛2天"为主诉门诊求治。10年前，因饮酒后出现大便时手纸带血，色鲜红，量少，约花生米大小，可自行还纳，未做特殊处理。此后遇饮酒、进食辛辣食物后发作，大便带血增多甚至滴血、喷血，肛内脱出物逐渐增大，回纳困难，曾到当地医院求治，诊断痔疮，给予栓剂（具体不详）纳肛，用药后症状逐渐缓解。2天前患者饮酒后上述症状加重，出现大便时肛内肿物脱出，约草莓大小，不能回纳，肛门剧烈疼痛，受刺激后加重，休息后减轻，曾前往附近诊所输液（具体不详），用药后症状无明显缓解，故来我院求治。刻诊：神志清，精神差，表情痛苦，纳眠差，大便时肛内肿物脱出，约草莓大小，不能回纳，肛门剧烈疼痛，受刺激后加重，休息后减轻，小便正常；舌质暗红，苔白，脉弦。专科检查：视诊：肛门口有环状肿物脱出，表面充血、水肿，3~5点位痔核有暗紫色血凝块可见；肛门直肠指诊：患者疼痛明显，肛门指诊、肛门镜检查未行。

中医诊断：内痔病（气滞血瘀证）。

西医诊断：内痔（Ⅳ期）。

治法：建议患者手术，患者因工作原因暂求保守治疗。理气活血，散瘀止痛。

处方：活血愈痔汤（宋光瑞经验方）：当归20 g，桃仁12 g，红花12 g，赤芍10 g，川芎10 g，枳壳10 g，柴胡9 g，党参15 g，白术15 g，升麻10 g，葛根9 g，炙甘草6 g，水煎服，7剂。白矾10 g，石榴皮10 g，苦参10 g，蛇床子10 g，水煎，肛门部熏洗，7剂。甲硝唑栓（院内制剂），每次2枚，每日2次，纳肛。嘱患者坚持做提肛锻炼：吸气收缩肛门，持续约10秒，呼气放松肛门，每次坚持做半小时，早晚各做一次。

二诊：2014年2月25日。服上方7剂，患者神志清，精神好转，纳眠好转，肛门部疼痛减轻，肛门仍有脱出肿物，但较前回纳顺利，大便日行1次，便质较前成形；舌淡稍红，苔薄白，脉弱稍有力。查肛门镜：截石位3、7、11点处齿线上黏膜隆起，色淡红色，表面光滑。方药：守上方，继服1个月，外用药同前。嘱患者加强锻炼身体，注意休息，避免久蹲、久坐，坚持做提肛锻炼。

1个月后随访，症状缓解，未再复发。

按语：患者平素嗜食辛辣，喜饮酒，伤及脾胃，滋生湿热，下注肛门，肛门部气血纵横、经络交错而生痔疮；热盛则破血妄行，血不循经，则下溢便血；肠道气血不畅，经络阻滞，则肛门内有块状物脱出；久坐伤气，气机阻滞，故肛门内有块状物脱出，坠胀疼痛；气机不畅，无力摄血，则血不循经而血栓形成；精神、纳眠差乃肛门疼痛所致，痛止则自复。结合专科检查可诊断为内痔（Ⅳ期），伴肛内肿物脱出，剧烈疼痛，舌质暗红，苔白，脉弦，一片血瘀之象，故四诊合参，辨证为气滞血瘀。本例宋老认为患者症状较重，单汤药痔核恐难回肛、非手术肿痛恐难速除，建议其行手术治疗。但患者因工作原因要求暂保守治疗，故治疗上暂采取保守治疗，故以理气活血、散瘀止痛中药汤剂内服，以及清热燥湿、祛风止痒中药汤剂熏洗。方中当归、桃仁、红花、赤芍活血化瘀；川芎、柴胡、枳壳行气通腑，气行血自行，腑通胀自消；党参、白术补气，升麻、葛根升阳，以俾气足阳旺脱复瘀消；炙甘草调和诸药，配合清热止血栓剂纳肛、提肛锻炼，内外协同，标本兼治。

5. 活血止痛方治疗肛裂病

验案：赵某，男，18岁。

初诊：2014年3月11日。患者以"大便时肛门剧烈疼痛伴便血3天"为主诉门诊求治。3天前，因大便干结后出现排便时肛门部剧烈疼痛，便血，色鲜红，量少，肛门部灼热瘙痒，未做特殊处理，来我院求治。刻诊：神志清，精神可，表情痛苦，纳眠差，排便时肛门部剧烈疼痛，便血，色鲜红，量少，肛门部灼热瘙痒，大便干结，2天未排，小便短赤；舌质偏红，苔黄燥，脉弦数。专科检查：视诊：肛门口色红，嘱患者做排便动作可见肛管截石位6点处有一纵行裂口，表浅，边缘整齐；患者疼痛明显，肛门指诊、肛门镜检查未行。

中医诊断：钩肠痔（血热肠燥证）。

西医诊断：肛裂。

治法：清热凉血，通便止痛。

处方：愈裂1号汤（宋光瑞经验方）：生地黄15 g，赤芍12 g，金银花12 g，连翘9 g，玄参9 g，黄连12 g，火麻仁10 g，郁李仁10 g，槐花炭10 g，地榆炭9 g，炙甘草6 g，水煎服，7剂。白矾10 g，石榴皮10 g，苦参10 g，蛇床子10 g，水煎肛门部熏洗，7剂。甲硝唑栓（院内制剂），每次2枚，每日2次，纳肛。嘱患者清淡饮食，多饮水，多吃水果、蔬菜，保持大便通畅，避免大便干结。

二诊：2014年3月18日。服上方7剂，患者神志清，精神好转，纳眠好转，肛门部疼痛减轻，便血消失，肛门部灼热瘙痒消失，便质成形，软便，排出较前顺畅；舌淡稍红，苔薄白，脉弱稍有力。查肛门镜：截石位肛管6点处裂口变浅。方药：守上方，继服1个月，外用药同前。嘱患者清淡饮食，多饮水，多吃水果、蔬菜，保持大便通畅，避免大便干结。

1个月后，患者来院复查，症状消失，肛管6点处裂口愈合。

按语：患者平素饮食不节，恣饮醇酒，过食辛辣厚味，以致燥热内结，耗伤津液，无以下润大肠，则大便干结；临厕努挣，使肛门裂伤而致便血；表情痛苦、纳眠差即是肛门剧烈疼痛所致，痛止则自复。结合专科检查可诊断为肛裂（早期）。伴肛门部灼热瘙痒，大便干结，2天未排，小便短赤，舌质偏红，苔黄燥，脉弦数，一派血热肠燥之象，故四诊合参，辨证为血热肠燥。本例宋老治疗上采取保守治疗，故以清热凉血、通便止痛中药汤剂内服，以及清热燥湿、祛风止痒中药汤剂坐浴。方中生地黄、赤芍凉血养血；金银花、连翘、玄参、黄连清热；火麻仁、郁李仁润肠通便；槐花炭、地榆炭止血；炙甘草调和诸药。配合清热止血栓剂纳肛、提肛锻炼，内外协同，标本兼治。

6. 滋阴养血方治疗肛裂病

验案: 李某,女,27岁。

初诊: 2014年3月17日。患者以"间断性大便时肛门剧烈疼痛伴便血2年,加重3天"为主诉门诊求治。2年前,因大便干结后出现排便时肛门部剧烈疼痛,手纸带血、滴血,色鲜红,量时多时少,前往当地诊所按痔疮治疗,给予痔疮栓剂(具体不详)纳肛,用药后症状缓解。此后每遇大便干结、进食辛辣食物后发作。3天前进食辛辣刺激食物后上述症状再次发作,故今日来我院求治。刻诊:神志清,精神可,表情痛苦,纳眠差,大便干结,排便时肛门部剧烈疼痛,手纸带血、滴血,色鲜红,量时多时少,口干咽燥;舌红,苔少,脉细数。专科检查:视诊:肛门口色红,嘱患者做排便动作可见肛管截石位12点处有一纵行裂口,裂口基底部深红;肛门直肠指诊:患者疼痛明显,肛门指诊、肛门镜检查未行。

中医诊断: 钩肠痔(阴虚津亏证)。

西医诊断: 肛裂。

治法: 补血养阴,润肠通便。

处方: 愈裂2号汤(宋光瑞经验方):熟地黄15 g,当归12 g,赤芍12 g,川芎9 g,火麻仁10 g,松子仁10 g,郁李仁10 g,炙甘草6 g,水煎服,7剂。白矾10 g,石榴皮10 g,苦参10 g,蛇床子10 g,水煎,肛门部熏洗,7剂。甲硝唑栓(院内制剂),每次2枚,每日2次,纳肛。嘱患者清淡饮食,多饮水,多吃水果、蔬菜,保持大便通畅,避免大便干结。

二诊: 2014年3月25日。服上方7剂,患者神志清,精神好转,纳眠好转,肛门部疼痛减轻,便血消失,口干咽燥消失,便质成形,软便,排出较前顺畅;舌淡稍红,苔薄白,脉弱稍有力。查肛门镜:截石位肛管12点处裂口无红肿、无出血。方药:守上方,继服1个月,外用药同前,嘱患者清淡饮食,多饮水,多吃水果、蔬菜,保持大便通畅,避免大便干结。

1个月后,来院复查,症状消失,嘱患者择期手术。

按语: 患者平素饮食不节,过食辛辣刺激食物,以致燥热内结,耗伤津液,无以下润大肠,则大便干结;临厕努责,损伤肛门而致裂伤;干硬大便刺激肛管裂口而便血出;表情痛苦、纳眠差即是肛门剧烈疼痛所致,痛止则自复。结合专科检查可诊断为肛裂(早期)。伴口干咽燥,舌红,苔少,脉细数,一片阴液亏虚之象,故四诊合参,辨证为阴虚津亏。本例患者肛管裂伤已久,口深裂大,加之肛管乃潮湿秽浊之所，缩肛排便之处，仅保守治疗裂伤难愈，非手术血供不至，故宋老建议其手术治疗，但患者要求暂行保守，故以补血养阴、润肠通便中药汤剂内服，以及清热燥湿、祛风止痒中药汤剂坐浴。方中熟地黄、当归、赤芍补血养阴，津复则便秘自缓；赤芍又兼清热，以解口干咽燥热象；川芎行气止痛，火麻仁、郁李仁、松子仁润肠通便，粪软腑通则便血止而肛痛轻；炙甘草调和诸药。

7. 理气活血方治疗肛裂病

验案：赵某，女，55岁。

初诊：2014年4月12日。患者以"间断性大便时肛门剧烈疼痛伴便血20余年，肛内肿物脱出5年，加重3天"为主诉门诊求治。20年前，因大便干结后出现排便时肛门部剧烈疼痛，手纸带血、滴血，色鲜红，量时多时少，未做特殊处理。5年前出现大便时肛内肿物脱出，约绿豆大小，便后可自行还纳，此后每遇大便干结、进食辛辣食物后发作。3天前，进食辛辣刺激食物后上述症状再次发作，故今日来我院求治。刻诊：神志清，精神可，表情痛苦，纳眠差，大便干结，排便时肛门部刺痛，手纸带血，色鲜红，量少；舌暗，苔薄，脉弦。专科检查：视诊：肛门口6点处有肿物隆起，皮色暗红，约花生米大小；肛门直肠指诊：肛门口6点处肿物无触痛，进指肛门口紧缩，患者有刺痛，可触及齿线上6点处有肿物隆起，约花生米大小，质硬，嘱患者做排便动作可排出肛门外；肛门镜检查：可见肛管截石位6点处有一纵行裂口，裂口紫暗，齿线上6点处有一肿物隆起，约花生米大小，乳白色。

中医诊断：钩肠痔（气滞血瘀证）。

西医诊断：①肛裂；②外痔；③肛乳头瘤。

治法：理气活血，润肠通便。

处方：愈裂3号汤（宋光瑞经验方）：当归15 g，桃仁12 g，陈皮12 g，木香9 g，大黄9 g，枳壳9 g，火麻仁12 g，郁李仁12 g，黄芪12 g，升麻12 g，炙甘草6 g，水煎服，7剂。白矾10 g，石榴皮10 g，苦参10 g，蛇床子10 g，水煎，肛门部熏洗，7剂。甲硝唑栓（院内制剂），每次2枚，每日2次，纳肛。嘱患者清淡饮食，多饮水，多吃水果、蔬菜，保持大便通畅，避免大便干结。

二诊：2014年4月19日。服上方7剂，患者神志清，精神好转，纳眠好转，肛门部疼痛减轻，便血消失，口干咽燥消失，便质成形，软便，排出较前顺畅；舌淡稍红，苔薄白，脉弱稍有力。肛门镜检查：截石位肛管6点处裂口无红肿、无出血，肛乳头无脱出。方药：守上方，继服3个月，外用药同前。嘱患者清淡饮食，多饮水，多吃水果、蔬菜，保持大便通畅，避免大便干结。

1个月后，来院复查症状消失，嘱患者择期手术。

按语：患者平素饮食不节，喜饮酒，过食辛辣刺激食物，以致燥热内结，耗伤津液，无以下润大肠，则大便干结；临厕努责，损伤肛门而致裂伤；裂久痛长致使肛门局部气机阻滞，经络阻塞，外痔以生，悬痔内阻；热结肠燥，气机阻滞而运行不畅，气滞则瘀血阻于肛门，使肛门紧缩，便后刺痛；表情痛苦、纳眠差即是肛门剧烈疼痛所致，痛止则自复。结合专科检查可诊断为肛裂（陈旧性）、外痔、肛乳头瘤；伴舌暗，苔薄，脉弦，一片气滞血瘀之象，故四诊合参，辨证为气滞血瘀。本例患者肛管裂伤已久，口深裂大，长期刺激，赘皮外痔以起，肛乳头瘤内生，加之肛管乃潮湿秽浊之所，缩肛排便之处，仅保守裂伤难愈、非手术血供不至，故宋老建议其手术治疗，但患者要求暂行保守治疗，故以补血养阴、润肠通便中药汤剂内服，以及清热燥湿、祛风止痒中药汤剂坐浴。方中当归、桃仁补血活血；陈皮、木香理气，气行则血行；大黄、枳壳泻下，火麻仁、郁李仁润肠，粪软腑通则便血止而肛痛轻；黄芪、升麻补气升提，肛固而肛乳头不脱；炙甘草调和诸药。

8. 清热解毒方治疗肛痈病

验案：刘某，女，29岁。

初诊：2014年4月16日。患者以"突发肛周肿痛3天"为主诉门诊求治。3天前，因饮酒后出现突发肛周左侧持续性肿痛，恶寒，发热，体温38℃，前往附近诊所输注抗生素，无明显改善，无自愈倾向，影响生活和工作，故今日来我院求治。刻诊：神志清，精神可，肛周潮湿，伴发热，大便干结，排出不畅，小便黄；舌红，苔黄，脉数。专科检查：视诊：肛周左侧有一以3点处为中心肿起，色红；肛门直肠指诊：肛周左侧3点处肿起触之质硬，疼痛明显；肛门镜检查：患者疼痛较重，未查。

中医诊断：肛痈病（热毒蕴结证）。

西医诊断：肛周脓肿。

治法：清热解毒。

处方：清痛汤（宋光瑞经验方）：金银花18 g，野菊花12 g，蒲公英12 g，当归15 g，赤芍12 g，乳香12 g，没药9 g，皂角刺12 g，防风9 g，白芷12 g，贝母9 g，天花粉12 g，炙甘草6 g，水煎服，7剂。白矾10 g，石榴皮10 g，苦参10 g，蛇床子10 g，水煎，肛门部熏洗（药液37 ℃），7剂。甲硝唑栓（院内制剂），每次4枚，每日2次，纳肛。

二诊：2014年4月24日。服上方7剂，患者神志清，精神好，纳眠好，肛门左侧肿起变小，肿痛减轻；舌稍红，苔黄，脉稍数。查肛门左侧肿起变小，约花生米大小，皮色变浅；肛门指诊：肛门左侧肿起触之质硬，触痛减轻；肛门镜检查：齿线上3点处肛隐窝稍红。患者肿痛减轻，热毒渐去，故守上方去野菊花、蒲公英以弱其清热之力，余治疗不变。嘱患者清淡饮食，多饮水，多吃水果、蔬菜，少食辛辣刺激食物，保持大便通畅，定期复查。

三诊：2014年5月2日。服上方7剂，患者肛周肿痛消失，舌淡红，苔薄稍黄，脉稍数。查肛门左侧已无明显肿起，皮色；肛门指诊：肛门左侧原肿起处可触及一米粒样肿块，质硬，已无明显触痛；肛门镜检查：齿线上3点处肛隐窝淡红，无异常。患者肿痛已消，热毒渐去，故守上方加白芷、防风用量，以肃残敌，余治疗不变。嘱患者清淡饮食，多饮水，多吃水果、蔬菜，少食辛辣刺激食物，保持大便通畅，定期复查。

随访1年，未再发作。

按语：患者平素饮食不节，恣饮醇酒，过食辛辣厚味，以致湿热内结，下注肛门，壅遏气血运行，经络阻隔，瘀血凝滞，热盛肉腐成脓而发为痛疽；热阻气机，故见肛周疼痛；瘀血凝滞而有肛周肿起；大便干结，排出不畅乃热结肠道所致；小便色黄乃湿热下注膀胱而起。结合专科检查可诊断为肛周脓肿（肛门皮下脓肿）。伴舌红，苔黄，脉数，一片热结之象，故四诊合参，辨证为热毒蕴结。本例患者脓肿初起，肿尚小、脓未成，宋老治疗上采取保守治疗，故以清热解毒、消肿溃坚中药汤剂内服，以及清热燥湿、祛风止痒中药汤剂坐浴。方中金银花、蒲公英、野菊花清热解毒；单用清热解毒，则气滞血瘀难消，肿结不散，故以当归、赤芍、乳香、没药行气活血通络、消肿止痛；肿痛初起，其邪多羁留于肌肤腠理之间，更用辛散的白芷、防风，通滞而散其结，使热毒从外透解；气机阻滞每可导致液聚成痰，故配用贝母、天花粉清热化痰散结，可使脓未成即消；皂角刺通行经络，透脓溃坚，可使脓成即溃；炙甘草调和诸药。诸药合用，共奏清热解毒，消肿溃坚，活血止痛之功。

9. 清热解毒透脓方治疗肛痈病

验案王某，女，38岁。

初诊： 2014年5月24日。患者以"突发肛周肿痛1周，加重1天"为主诉门诊求治。1周前，因饮酒后出现肛门左侧剧烈疼痛，发热，体温38.3 ℃，前往附近社区医院求治，给予输注抗生素、痔疮栓纳肛、药膏外涂，用药后肿痛有所减轻，体温37.5 ℃。1天前患者久坐后出现肛周肿痛加重，痛如鸡啄，难以入眠，故今日来我院求治。刻诊：神志清，精神可，纳眠差，表情痛苦，肛门左侧剧烈疼痛，痛如鸡啄，难以入眠，发热，体温37.4 ℃，伴有口干，便秘，小便困难；舌红，苔黄，脉数。专科检查：视诊：肛门左侧以5点处为中心隆起，约鹌鹑蛋大小，表面色红；肛周左侧肿起触之有波动感，疼痛明显。肛门镜检查：患者疼痛明显，未做。

中医诊断： 肛痈病（热毒炽盛证）。

西医诊断： 肛周脓肿。

治法： 清热解毒透脓。

处方： 透痈汤（宋光瑞经验方）：黄芪20 g，党参20 g，当归15 g，川芎15 g，赤芍12 g，陈皮12 g，柴胡12 g，穿山甲9 g，皂角刺9 g，炙甘草6 g，水煎服，7剂。甲硝唑栓（院内制剂），每次2枚，每日2次，纳肛。嘱患者清淡饮食，多饮水，多吃水果、蔬菜，保持大便通畅，避免大便干结。

二诊： 2014年5月30日。服上方7剂，患者神志清，精神好，纳眠好转，肛门左侧疼痛减轻，体温降低，测体温36.5 ℃，口干感缓解，大便质地稍软，小便排出顺畅；舌稍红，苔稍黄，脉稍数。守上方继续治疗。

三诊： 2014年6月7日。服上方7剂，患者神志清，精神好，纳眠好，肛门左侧肿起处破溃有脓液溢出，疼痛消失，无发热，口干感消失，大便质软成形，小便可；舌稍红，苔稍黄，脉稍数。专科检查：视诊：肛门左侧原以5点处为中心隆起处有一破溃口，表面色红；肛周左侧原肿起触之无波动感，有轻微触痛。肛门镜检查：齿线上截石位6点处肛隐窝色红。给予切开挂线治疗，后愈。

按语： 患者平素饮食不节，恣饮醇酒，过食辛辣炙煿之品，以致脾胃损伤，酿成湿热，阻滞经络，气血壅滞，热盛肉腐而成脓；热盛故发热，口干，便秘，小便困难；气血壅滞故见痛如鸡啄，难以入眠。结合专科检查可诊断为肛周脓肿。伴口干便秘，小便困难，舌红，苔黄，脉数，故四诊合参，辨证为热毒炽盛。本例患者脓已成、皮将破，待或自行破溃或切开排脓形成瘘道方行手术。宋老通过暂以清热解毒透脓中药汤剂内服，以及清热燥湿、祛风止痒中药汤剂坐浴，加速破溃，既避免了切开排脓之痛苦，又缩短了自行破溃之时长。方中用黄芪、党参以益气脱毒，辅以当归、川芎、赤芍养血活血；穿山甲、皂角刺消散通透，软坚溃脓；用酒少许，增强行血、活血作用；炙甘草调和诸药。诸药共具托毒溃脓之功。

10. 养阴清热解毒方治疗肛痈病

验案： 祁某，女，58岁。

初诊： 2014年6月20日。患者以"间断性肛周肿痛3月余，破溃流脓1月余"为主诉门诊求治。3个月前，因饮酒后出现肛门左侧剧烈疼痛，发热，体温最高38.5 ℃，前往附近社区医院求治，给予输注抗生素、痔疮栓纳肛、药膏外涂，用药后肿痛有所减轻，发热消失，后上述症状间断性发作。1个月前肛门左侧原肿起处自行破溃，黄色脓液溢出，量少，质稀，伴有潮热、盗汗，故今日来我院求治。刻诊：神志清，精神差，纳眠一般，肛门左侧有少量黄白色脓液溢出，肛门潮湿，伴有潮热，盗汗；舌红，苔少，脉细数。专科检查：视诊：肛门左侧4点位距肛缘约4 cm处有一破溃口，表面附有少量质地稀薄黄色脓液，皮色稍红。肛门指诊：肛周左侧溃口处触之稍痛，皮下质软。肛门镜检查：齿线上截石位6点处肛隐窝稍红。

中医诊断： 肛痈病（阴虚毒恋证）。

西医诊断： 肛周脓肿。

治法： 养阴清热解毒。

处方： 养阴疗痈汤（宋光瑞经验方）：青蒿15 g，鳖甲9 g，知母12 g，牡丹皮12 g，黄柏12 g，玄参10 g，白术12 g，山药12 g，穿山甲12 g，皂角刺12 g，炙甘草6 g，水煎服，7剂。白矾10 g，石榴皮10 g，苦参10 g，蛇床子10 g，水煎肛门部熏洗（药液37 ℃），7剂。甲硝唑栓（院内制剂），每次4枚，每日2次，纳肛。嘱患者清淡饮食，多饮水，多吃水果、蔬菜，保持大便通畅，避免大便干结。

二诊： 2014年6月28日。服上方7剂，患者神志清，精神好，纳眠好，肛门左侧破溃口分泌物减少，肛门潮湿感减轻，潮热、盗汗减轻；舌质稍红，苔黄，脉数。方药：守上方7剂，外用药同前。嘱患者清淡饮食，多饮水，多吃水果、蔬菜，保持大便通畅，避免大便干结。

三诊： 2014年7月6日。服上方7剂，患者神志清，精神好，纳眠好，肛门左侧破溃口分泌物减少，肛门潮湿感减轻，潮热、盗汗减轻；舌质稍红，苔白，脉数。专科检查：视诊：肛门左侧4点处破溃口变小，表面未见明显脓液，皮色稍红；肛门指诊：肛周左侧溃口处触之稍痛，皮下质软；肛门镜检查：齿线上截石位6点处肛隐窝稍红。方药：守上方，继服1个月，外用药同前。嘱患者清淡饮食，多饮水，多吃水果、蔬菜，保持大便通畅，避免大便干结。嘱患者择期手术。

按语： 患者平素饮食不节，恣饮醇酒，过食辛辣炙煿之品，以致脾胃损伤，酿成湿热，阻滞经络，气血壅滞，热盛肉腐而成脓；加之患者素体阴虚，正气不足，无力托毒外出，故见溃口不愈，脓液时出；阴津不足故脓液稀薄；潮热、盗汗、舌红、苔少、脉细数则阴虚之症见；病灶深隐，故按之不硬。结合专科检查可诊断为肛周脓肿（骨盆直肠间隙脓肿）。伴潮热、盗汗、舌红、苔少、脉细数，故四诊合参，辨证为阴虚毒恋证。本例患者位置深隐、脓肿已破、阴津亏虚、脓液间出而瘘管未成，切开排脓必脓出不畅，清创过早易损正而留邪，故宋老予以养阴清热解毒之中药汤剂，以及清热燥湿、祛风止痒中药汤剂坐浴，清热解毒之栓剂纳肛，使阴津复而脓出顺畅、正气足而毒邪局缩，瘘管成而切之以去。方中青蒿、鳖甲滋阴退热、入络搜邪、引邪外出；知母、牡丹皮、黄柏、玄参滋阴凉血、退热消火，阴津足而脓出顺畅；白术、山药补气，使气足而托毒外出；穿山甲、皂角刺消散通透，软坚溃脓，使毒邪局限、收缩成瘘；炙甘草调和诸药。

11. 托里消毒方治疗肛痈病

验案： 周某，男，70岁。

初诊： 2014年6月12日。患者以"间断性肛周肿痛2年余，破溃流脓半年余"为主诉门诊求治。2年前，因腹泻后出现肛门后侧胀痛，发热，自行用痔疮栓纳肛、药膏外涂，用药后胀痛有所减轻，发热消失，后上述症状间断性发作。半年前肛门后侧原肿起处自行破溃，有清稀脓液溢出，量少，伴有纳差，腹胀，故今日来我院求治。刻诊：神志清，精神差，眠差，肛门后侧时有少量清稀脓液溢出，肛门潮湿，伴有纳差，腹胀；舌红，苔少，脉细数。专科检查：视诊：肛门后侧近尾骨处有一破溃口，平塌凹陷，表面附有少量质地清稀脓液，皮色红。肛门指诊：肛周后侧溃口处触之无明显疼痛，皮下质软、无触痛，直肠后侧可触及明显胀痛。肛门镜检查：齿线上截石位6点处肛隐窝稍红。

中医诊断：肛痈病（正虚邪伏证）。

西医诊断：肛周脓肿。

治法：托里消毒。

处方：托里痈漏汤（宋光瑞经验方）：党参20 g，白术15 g，黄芪15 g，川芎12 g，当归15 g，白芍12 g，青蒿12 g，鳖甲12 g，穿山甲9 g，皂角刺12 g，炒山楂12 g，炒麦芽12 g，炒神曲12 g，炙甘草6 g，水煎口服，7剂。白矾10 g，石榴皮10 g，苦参10 g，蛇床子10 g，水煎，肛门部熏洗（药液37 ℃），7剂。甲硝唑栓（院内制剂），每次4枚，每日2次，纳肛。嘱患者清淡饮食，多饮水，多吃水果、蔬菜，保持大便通畅，避免大便干结，择期手术。

二诊：2014年6月18日。服上方7剂，患者神志清，精神好转，纳眠好转，肛门后侧时有少量清稀脓液溢出，肛门潮湿，伴有纳差，腹胀；舌红，苔少，脉细数。方药：守上方7剂，外用药同前。

三诊：2014年6月30日。服上方7剂，患者神志清，精神可，纳眠可，肛门后侧脓液量大为减少，腹胀感减轻；舌质淡红，苔白稍厚，脉沉稍细。专科检查：视诊：肛门后侧近尾骨处有一破溃口平塌，表面未见清稀脓液，皮色红；肛门指诊：肛周后侧溃口处触之无明显疼痛，皮下质软、无触痛，直肠后侧胀痛感减轻；肛门镜检查：齿线上截石位6点处肛隐窝稍红。方药：守上方，服用1个月，外用药同前，嘱患者清淡饮食，多饮水，多吃水果、蔬菜，保持大便通畅，避免大便干结。

按语：患者平素饮食不节，恣饮醇酒，过食辛辣厚味，以致湿热内结，下注肛门，壅遏气血运行，经络阻隔，瘀血凝滞，热盛肉腐成脓而发为痈疽；热阻气机，故见肛周疼痛；破溃流脓而痛消，气消血散而肿复；正气不足故脓出不畅，邪毒尚在故脓液时出；气不足则中焦不健故纳差、腹胀。结合专科检查可诊断为肛周脓肿（直肠后间隙脓肿）。伴舌质淡，苔白厚，脉沉细，故四诊合参，辨证为正虚邪伏。宋老认为本例患者年事已高，病程日久，加之宿根深隐，瘘道未成，正气不复则脓出不畅，不做手术又宿根不除，瘘道不成则手术难效，待正气充足、脓出流畅、邪毒局限、瘘道形成，行手术以除宿根则愈。故暂以补气健脾、托里透毒中药汤剂内服，以及清热燥湿、祛风止痒中药汤剂坐浴。方中党参、白术、黄芪，补气健脾；川芎、当归、白芍活血滋阴以促脓液排出、邪毒消散；青蒿、鳖甲滋阴清热；穿山甲、皂角刺消散通透，软坚溃脓，使毒邪局限；炒山楂、炒麦芽、炒神曲健脾和胃，脾健食复则正气生化有源；炙甘草调和诸药。

12. 燥湿化痰方治疗肛痈病

验案： 周某，男，36岁。

初诊： 2015年7月10日。患者以"间断性肛周肿胀3月余，破溃溢脓10天"为主诉门诊求治。3个月前，因进食辛辣食物后出现肛门左侧酸胀，无发热，触之柔软，轻微疼痛。10天前，肛门表面破溃，有脓液溢出，脓液稀，淋漓不断，附近诊所输液（具体不详），效差，故今日来我院求治。刻诊：神志清，精神差，纳眠差，肛门左侧有一破溃口，时有少量清稀脓液溢出，肛门潮湿；伴舌红，苔白厚，脉滑数。专科检查：视诊：肛门左侧距肛缘约3 cm处有一破溃口，创面灰白，表面附有少量质地清稀脓液，皮色红；肛门指诊：肛周左侧溃口处触之无明显疼痛，皮下质软、无触痛，直肠左侧触之明显胀痛；肛门镜检查：齿线上截石位6点处肛隐窝稍红。

中医诊断： 肛痈病（湿痰凝结证）。

西医诊断： 肛周脓肿（直肠高位肌间脓肿）。

治法： 燥湿化痰消肿。

处方： 清利痔漏汤（宋光瑞经验方）加减：黄连15 g，黄柏15 g，秦皮12 g，龙胆草12 g，木通10 g，泽泻10 g，柴胡9 g，当归15 g，生地黄30 g，山楂10 g，神曲10 g，炙甘草6 g，水煎服，7剂。白矾10 g，石榴皮10 g，苦参10 g，蛇床子10 g，水煎肛门部熏洗，7剂。甲硝唑栓（院内制剂），每次4枚，每日2次，纳肛。嘱患者清淡饮食，多饮水，多吃水果、蔬菜，保持大便通畅，避免大便干结，择期手术。

二诊： 2015年7月18日。服上方7剂，患者神志清，精神差，纳眠差，肛门左侧破溃口溢脓量减少，肛门潮湿；舌红，苔白厚，脉滑数。方药：守上方7剂，外用药同前。嘱患者清淡饮食，多饮水，多吃水果、蔬菜，保持大便通畅，避免大便干结。

三诊：2015年7月26日。服上方7剂，神志清，精神差，纳眠差，肛门左侧破溃口溢脓量明显减少，肛门潮湿；舌淡红，苔白，脉缓。专科检查：视诊：肛门左侧处破溃口灰白，表面无明显脓液，皮色暗红；肛门指诊：肛周后侧溃口处触之无明显疼痛，皮下质软、无触痛，直肠左侧可触及明显胀痛；肛门镜检查：齿线上截石位6点处肛隐窝稍红。方药：守上方，继服1个月，外用药同前。嘱患者清淡饮食，多饮水，多吃水果、蔬菜，保持大便通畅，避免大便干结。

1月后复查：肛门左侧溃口闭合，无分泌物，指诊自原溃口处可触及一条索状肿物通向肛内，行肛瘘切开挂线术而愈。

按语：患者平素饮食不节，恣饮醇酒，过食辛辣厚味，以致湿热内结，下注肛门，壅遏气血运行，经络阻隔，瘀血凝滞，热盛肉腐成脓而发为痈疽。热阻气机，故见肛周有肿块而酸胀；湿痰壅滞故肿痛不显，正气不足固有脓液时出。结合专科检查可诊断为肛周脓肿（直肠高位肌间脓肿）。伴舌红，苔白厚，脉滑数，一片痰湿之象，故四诊合参，辨证为痰湿凝结。宋老认为本例患者素体痰湿较盛，邪毒宿根深隐，瘘道未成，故痰湿不化则肿块不消、脓液不绝，正气不复必脓出不畅、邪毒不漫散，手术不做又宿根不除，瘘道不成则手术难效，待正气充足、脓出流畅、邪毒局限、瘘道形成，行手术以除宿根则愈。故暂以燥湿化痰消肿中药汤剂内服，以及清热燥湿、祛风止痒中药汤剂坐浴。方中黄连、黄柏、秦皮、龙胆草清热淋湿以解肠道湿热，泽泻、木通利尿使湿热自小便而出，柴胡、木香疏气以达气行湿走滞散，当归、生地黄补血润肠又防利湿太过，山楂、神曲和胃消食，炙甘草调和诸药，配合清热止血栓剂纳肛。湿热虽暂以消散，症状也亦不见，但肛瘘一旦生发，内口宿根未除，保守用药内口宿根不消，湿热再感而瘘管必发，嘱患者清淡饮食，多饮水，多吃水果、蔬菜，少食辛辣刺激食物，忌饮酒，保持大便通畅，定期复查，择期手术根治。

13. 清热利湿方治疗肛漏病

验案：赵某，男，36岁。

初诊：2014年6月11日。患者以"肛周肿痛3月余，间断性肛周流脓2月余"为主诉门诊求治。3个月前，因进饮酒后出现肛周左侧肿痛，发热，体温38℃，前往当地卫生院求治，给予静脉输注抗生素、栓剂纳肛等治疗，发热消失，肛周肿痛有所减轻。2个月前患者久坐后出现肛周左侧肿起处破溃流脓，肿痛消失，未做特殊治疗。后肛周左侧间断性有少许脓液溢出，潮湿，污染内裤，无自愈倾向，影响生活和工作，故今日来我院求治。刻诊：神志清，精神可，肛周左侧距肛门约3 cm处截石位4点处有一破溃口，表面潮湿，伴有纳呆，口渴而不欲饮，大便质黏不爽，小便黄；舌质红，苔黄，脉滑数。专科检查：视诊：肛门口色潮红。肛门直肠指诊：可触及一条索状肿物自肛门左侧破溃口处通向肛管。肛门镜检查：齿线上6点处有肛隐窝红。

中医诊断： 肛漏病（湿热下注证）。

西医诊断： 肛瘘。

治法： 清热利湿。

处方： 清利痔漏汤（宋光瑞经验方）加减：黄连15 g，黄柏15 g，秦皮12 g，龙胆草12 g，木通10 g，泽泻10 g，柴胡9 g，当归15 g，生地黄30 g，木香12g，炒山楂10 g，炒神曲10 g，炙甘草6 g，水煎服，7剂。白矾10 g，石榴皮10 g，苦参10 g，蛇床子10 g，水煎，肛门部熏洗（药液37 ℃），7剂。甲硝唑栓（院内制剂），每次4枚，每日2次，纳肛。

二诊： 2014年6月20日，服上方7剂，神志清，精神可，肛周左侧距肛门约3 cm处截石位4点处破溃口萎缩，表面无明显脓液，纳好转，口渴感减轻，大便稍黏，较前排出顺畅，小便稍黄；舌质红，苔黄，脉滑数。专科检查：视诊：肛门口色潮红；肛门直肠指诊、肛门镜检查同前。继服上方1个月，患者肛周左侧无明显分泌物，纳好，口渴感消失，大小便正常；舌质淡红，苔薄白，脉稍缓。嘱患者清淡饮食，多饮水，多吃水果、蔬菜，少食辛辣刺激食物，忌饮酒，保持大便通畅，定期复查，择期手术根治。

按语： 患者平素饮食不节，恣饮醇酒，过食辛辣厚味，以致湿热内结，下注肛门，壅遏气血运行，经络阻隔，瘀血凝滞，热盛肉腐成脓而发为痈疽。热阻气机，故见肛周疼痛；破溃流脓而痛消，气散血消而肿复；湿热未清，瘀未散净，故腐肉续化而脓液间出；热未清故感口渴，湿尚在、津未伤故不饮；湿热尚在，壅滞脾胃故纳呆，结于大肠则便黏不爽，流于膀胱见小便色黄。结合专科检查可诊断为肛漏。伴舌质红，苔黄，脉滑数，一片湿热之象，故四诊合参，辨证为湿热下注。宋老认为本例患者肿破日久，瘘道已成，当以手术治疗为法、根除内口为要。患者因家庭原因，要求暂行保守治疗，故以清热利湿中药汤剂内服，以及清热燥湿、祛风止痒中药汤剂坐浴，使热去而腐肉不生、湿解而脓液不成。方中黄连、黄柏、秦皮、龙胆草清热淋湿以解肠道湿热，泽泻、木通利尿使湿热自小便而出，柴胡、木香疏气以达气行湿走滞散，当归、生地黄补血润肠又防利湿太过，炒山楂、炒神曲和胃消食，炙甘草调和诸药，配合清热止血栓剂纳肛。湿热虽暂以消散，症状也亦不见，但肛瘘一旦生发，内口宿根未除，保守用药内口宿根不消，湿热再感而瘘管必发。故嘱患者清淡饮食，多饮水，多吃水果、蔬菜，少食辛辣刺激食物，忌饮酒，保持大便通畅，定期复查，择期手术根治。

14. 托里透毒方治疗肛漏病

验案： 胡某，男，64岁。

初诊： 2014年5月4日。患者以"间断性肛周破溃流脓3年余"为主诉门诊求治。3年前，患者出现肛周左侧流脓，在当地县医院先后3次行"肛瘘手术"，术后仍有肛周间断破溃流脓，经人介绍于今日来我院求治。刻诊：神志清，精神差，纳眠差，肛周间断破溃流脓，量少，伴有神疲乏力；舌淡，苔薄，脉濡。专科检查：视诊：肛周截石位3、5、7点处有三条手术瘢痕，5点处有一陈旧性破溃口。肛门直肠指诊：肛周3~7点处皮下硬，3、5、7点处各有一条索状肿物通向肛管，按之轻微隐痛，触压5点处破溃口周围有少许稀薄脓液溢出。肛门镜检查：齿线上肛隐窝未见明显红肿。

中医诊断： 肛漏病（正虚邪恋证）。

西医诊断： 肛瘘。

治法： 健脾益气，托里透毒。

处方： 托里痈漏汤（宋光瑞经验方）：党参20 g，白术15 g，黄芪15 g，川芎12 g，当归15 g，白芍12 g，穿山甲9 g，皂角刺12 g，炒山楂12 g，炒麦芽12 g，炒神曲12 g，炙甘草6 g，水煎服，15剂；白矾10 g，石榴皮10 g，苦参10 g，蛇床子10 g，水煎，肛门部熏洗，15剂；甲硝唑栓（院内制剂），每次4枚，每日2次，纳肛。嘱患者清淡饮食，多饮水，多吃水果、蔬菜，保持大便通畅，避免大便干结。

二诊： 2014年5月20日。服上方15剂，患者神志清，精神好，纳眠好，肛周破溃口收缩，脓出顺畅，量多，舌淡稍红，苔薄白，脉有力。肛周截石位5点处有一陈旧性破溃口收缩，肛周3~7点处皮肤皮下硬度较前减轻，3、5、7点处各有一条索状肿物通向肛管，按之无明显疼痛，触压5点处破溃口周围未见脓液溢出。行肛瘘切开挂线术而愈。

按语：患者平素饮食不节，恣饮醇酒，过食辛辣厚味，以致湿热内结，下注肛门，壅遏气血运行，经络阻隔，瘀血凝滞，热盛肉腐成脓而发为痈疽。热阻气机，故见肛周疼痛；破溃流脓而痛消，气消血散而肿复；瘘久未复则正气亏虚，加之患者年事已高，湿热留恋，腐肉续化，正气稍强而瘘口外闭，邪气来复使瘘道再发，故见肛周时漏时愈；正气不足而脓出不畅，宿根深隐、瘘道盘杂故手术难及；湿热壅滞脾胃故纳呆，正气不足故乏力。结合专科检查可诊断为肛漏。伴舌淡，苔薄，脉濡，故四诊合参，辨证为正虚邪恋。宋老认为本例患者年事已高，病程日久，加之宿根深隐，瘘道盘杂，正气不复则脓出不畅，手术不做又宿根不除，待正气充足、脓出流畅、邪毒局限，行手术以除宿根则愈。故暂以补气健脾、托里透毒中药汤剂内服，以及清热燥湿、祛风止痒中药汤剂坐浴。方中党参、白术、黄芪补气健脾；川芎、当归、白芍活血滋阴以促脓液排出、邪毒消散；穿山甲、皂角刺消散通透，软坚溃脓，使毒邪局限；炒山楂、炒麦芽、炒神曲健脾和胃，脾健食复则正气生化有源；炙甘草调和诸药。

15. 疏风清热利湿方治疗肛门作痒症

验案： 赵某，男，37岁。

初诊： 2014年5月21日。患者以"肛门瘙痒10余年，加重伴疼痛半年余"为主诉门诊求治。10年前，患者无明显诱因出现肛门瘙痒，曾前往多家医院求治，先后接受中西医治疗，用药后症状缓解，停药后复发。半年前，肛门搔痒处破溃滋水，皮肤浸渍、糜烂，为求系统治疗，故今日来我院求治。刻诊：神志清，精神可，肛门瘙痒处破溃滋水，皮肤浸渍、糜烂，伴有面色潮红，患者心烦易怒，大便干，小便黄；舌质红，苔黄腻，脉浮数。专科检查：视诊：肛门口周围皮肤潮红，散在抓痕破溃滋水，周围皮肤浸渍。肛门直肠指诊：肛门直肠灼热。

中医诊断： 肛门作痒病（风湿夹热证）。

西医诊断： 肛门瘙痒症。

治法： 疏风清热，利湿止痒。

处方： 清利痔漏汤（宋光瑞经验方）加减：黄连15 g，黄柏15 g，秦皮12 g，龙胆草12 g，木通10 g，泽泻10 g，柴胡9 g，当归15 g，生地黄30 g，木香12 g，炒山楂10 g，炒神曲10 g，炙甘草6 g，水煎服，7剂。白矾10 g，石榴皮10 g，苦参10 g，蛇床子10 g，水煎，肛门部熏洗，7剂。甲硝唑栓（院内制剂），每次2枚，每日2次，纳肛；海雪膏（院内制剂）外敷。

二诊： 2014年5月28日。服上方7剂，神志清，精神可，肛门瘙痒处破溃滋水减少，皮肤浸渍、糜烂减轻，面色潮红，心烦易怒减轻，大便稍干，小便黄；舌质红，苔黄腻，脉浮数。专科检查：视诊：肛门口周围皮肤潮红，散在抓痕破溃滋水，周围皮肤浸渍；肛门直肠指诊：肛门直肠灼热减轻。继服上方1个月，外用药同前。嘱患者清淡饮食，多饮水，多吃水果、蔬菜，少食辛辣刺激食物，忌饮酒，保持大便通畅，保持肛门部清洁。

按语： 患者平素情志内伤，肝经火热，过食辛辣，饮食伤脾，湿热内生，或湿热耗伤阴津而生内风，或外感风、湿、热邪，风热夹湿瘀聚于肛门，故发肛门瘙痒；挠破染毒故滋水而皮肤浸渍；湿热壅结肠道故大便干而小便黄，情志内伤故心烦易怒。结合专科检查可诊断为肛门瘙痒症。伴大便干，小便黄，舌质红，苔黄腻，脉浮数，一片风热夹湿之象，故四诊合参，辨证为风热夹湿。宋老认为本例患者湿热去、肝气畅、内风息而痒止，故以疏风清热、利湿止痒中药汤剂内服，以及清热燥湿、祛风止痒中药汤剂坐浴，方中黄连、黄柏、秦皮、龙胆草清热淋湿以解肠道湿热，泽泻、木通利尿使湿热自小便而出，柴胡、木香疏气以达气行湿走滞散，当归、生地黄补血润肠又防利湿太过，炒山楂、炒神曲和胃消食，炙甘草调和诸药，配合清热止血栓剂纳肛。肝气不畅而内风易生，饮食不节而湿热易致，湿热质、内风生而肛门瘙痒再发，嘱患者清淡饮食，多饮水，多吃水果、蔬菜，少食辛辣刺激食物，忌饮酒，保持大便通畅，定期复查，择期手术根治。

16. 清热利湿方治疗悬珠痔病

验案： 何某，女，18岁。

初诊： 2014年4月13日。患者以"肛周潮湿3月余"为主诉门诊求治。3个月前，因进食辛辣食物后出现肛周潮湿，伴有灼热感，未做特殊治疗，后症状逐渐明显，无自愈倾向，影响生活和工作，故今日来我院求治。刻诊：神志清，精神可，肛周潮湿，伴有肛门灼热，纳眠可，大便稍干，小便短赤；舌质红，苔黄，脉滑数。专科检查：视诊：肛门口色潮红。肛门直肠指诊：可触及齿线上截石位3点处有一质硬肿块，约绿豆大小，有蒂。肛门镜检查：齿线上3点处有一约绿豆大小乳白色肿物隆起，有蒂。

中医诊断： 悬珠痔病（湿热下注证）。

西医诊断： 肛乳头肥大。

治法： 清热利湿。

处方： 清利愈痔汤（宋光瑞经验方）：黄连15g，黄柏15g，秦皮12g，龙胆草12g，木通10g，泽泻10g，柴胡9g，当归15g，生地黄30g，木香12g，炙甘草6g，水煎服，7剂。白矾10g，石榴皮10g，苦参10g，蛇床子10g，水煎，肛门部熏洗，7剂。甲硝唑栓（院内制剂），每次2枚，每日2次，纳肛。

二诊： 2014年4月19日。服上方7剂，患者神志清，精神好，纳眠好转，肛门部潮湿、灼热消失，便质成形，软便；舌淡稍红，苔薄白，脉弱稍有力。查肛门皮肤红色减退，肛门指诊、肛门镜检同前。嘱患者清淡饮食，多饮水，多吃水果、蔬菜，少食辛辣刺激食物，保持大便通畅，定期复查。

按语： 患者平素饮食不节，过食辛辣厚味，以致湿热内结，下注肛门，故悬珠痔块以起；湿性重浊黏滞，与热相结，浸淫肌肤，导致肛周潮湿、灼热、色潮红。结合专科检查可诊断为肛乳头肥大。伴肛门灼热，纳眠可，大便稍干，小便短赤，舌质红，苔黄，脉滑数，一片湿热之象，故四诊合参，辨证为湿热下注。本例患者痔疾尚轻浅，宋老治疗上采取保守治疗，故以清热利湿中药汤剂内服，以及清热燥湿、祛风止痒中药汤剂坐浴。方中黄连、黄柏、秦皮、龙胆草清热淋湿以解肠道湿热，泽泻、木通利尿使湿热自小便而出，柴胡、木香疏气以达气行湿走滞散，当归、生地黄补血润肠又防利湿太过，炙甘草调和诸药，配合清热止血栓剂纳肛、提肛锻炼，内外协同，标本兼治。但悬珠痔一旦生发，保守用药痔块万难消复，虽平素对机体无所损，但积久痔块渐长，或脱出于肛外致肛门潮湿、瘙痒，或化生岩变。

17. 活血散瘀方治疗悬珠痔病

验案： 张某，女，68岁。

初诊： 2014年5月22日。患者以"间断性大便时肛内肿物脱出3年余，加重半个月"为主诉门诊求治。3年前，因大便干结后出现排便时肛内肿物脱出，约绿豆大小，便后可回纳，伴有肛门潮湿、瘙痒，未做特殊处理，后脱出物逐渐增大。半个月前患者劳累后出现肛内脱出物增大，约草莓大小，排便及活动时均脱出，需休息及用手辅助方能还纳，自用肛泰痔疮栓纳肛后无明显缓解，故今日来我院求治。刻诊：神志清，精神可，纳眠差，肛内有肿物脱出，约草莓大小，排便及活动时均脱出，需休息及手助方能还纳，伴有肛门坠胀，大便干结；舌紫暗，苔薄，脉涩。专科检查：视诊：肛门口有肿物隆起，约草莓大小，有蒂，表面紫暗色。肛门直肠指诊：可触及齿线上9点处质硬带蒂肿物。肛门镜检查：齿线上截石位9点处有一带蒂肿物隆起并脱出，约草莓大小，表面暗紫色。

中医诊断：悬珠痔病（气滞血瘀证）。

西医诊断：肛乳头状瘤。

治法：理气行气，活血散瘀。

处方：活血愈痔汤（宋光瑞经验方）：当归20 g，桃仁12 g，红花12 g，赤芍10 g，川芎10 g，枳壳10 g，柴胡9 g，党参15 g，白术15 g，升麻10 g，葛根9 g，炙甘草6 g，水煎服，7剂。白矾10 g，石榴皮10 g，苦参10 g，蛇床子10 g，水煎肛门部熏洗，7剂。甲硝唑栓（院内制剂），每次2枚，每日2次，纳肛。嘱患者清淡饮食，多饮水，多吃水果、蔬菜，保持大便通畅，避免大便干结，择期手术。

二诊：2014年5月30日。服上方7剂，患者神志清，精神好，纳眠好转，肛内肿物回纳；舌淡稍红，苔薄白，脉弱稍有力。方药：守上方，继服1个月，外用药同前，嘱患者清淡饮食，多饮水，多吃水果、蔬菜，保持大便通畅，避免大便干结，嘱患者择期手术。

按语：患者平素饮食不节，过食辛辣厚味，以致湿热内结，下注肛门，故悬珠痔块以起；气为血帅，气行则血行，便后肛门部肿物脱出，纳眠不利，气机阻滞，气结则血瘀，故见肛乳头表面紫暗，伴有肛门坠胀。结合专科检查可诊断为肛乳头状纤维瘤，伴肛门坠胀，大便干结，舌紫暗，苔薄，脉涩，故四诊合参，辨证为气滞血瘀。本例患者症重痔大，加之肛管乃潮湿秽浊之所，缩肛排便之处，仅保守、非手术治疗痔块难消，故宋老建议其手术治疗，但患者要求暂行保守治疗，故以行气理气、活血散瘀中药汤剂内服，以及清热燥湿、祛风止痒中药汤剂坐浴。方中当归、桃仁、红花、赤芍活血化瘀；川芎、柴胡、枳壳行气通腑，气行血自行，腑通胀自消；党参、白术补气，升麻、葛根升阳，以俾气足阳旺脱复瘀消；炙甘草调和诸药。

18. 清热燥湿法治疗泄泻

验案： 王某，女，37岁。

初诊： 2015年4月22日。患者以"间断性腹痛、腹泻、黏液脓血便2年余"为主诉门诊求治。2年前，患者无明显诱因出现泻下脓血黏液，日行3～8次，伴腹痛，里急后重，肛门灼热，口干，小便短、色黄。发病自服止泻药物，用药后症状缓解。后每遇进食辛辣刺激食物就症状发作，为求系统治疗，故今日来我院求治。刻诊：神志清，精神尚可，泻下脓血黏液，日行3～8次，伴腹痛，里急后重，肛门灼热，口干，小便短、色黄；舌质红，苔黄腻，脉滑数或偏数。专科检查：视诊肛门部外观无异常。肛门直肠指诊：指套染暗红色脓血。电子结肠镜检查：直肠、乙状结肠结合部见弥漫性充血、水肿和浅表溃疡。粪便原虫镜检未见寄生虫及虫卵。

中医诊断： 泄泻（肝郁脾虚证）。

西医诊断： 溃疡性结肠炎。

治法： 清热燥湿，调气行血。

处方： 八味止泻汤（宋光瑞经验方）：白头翁15 g，黄连15 g，黄柏12 g，地榆炭10 g，槐花炭12 g，川楝子10 g，青皮10 g，甘草8 g，水煎服，15剂。甲硝唑栓（院内制剂），每次2枚，每日2次；美沙拉嗪栓，每次1枚，每日2次，纳肛。青黛20 g，柴胡20 g，夏枯草20 g，赤石脂12 g，五倍子12 g，15剂，煎至50 mL，于临睡前取膝肘卧位保留灌肠。胃肠护腹袋疗法：将约300 g生姜榨取汁液，把准备好的丝棉浸泡其中，然后将薄荷、藿香、佩兰、艾叶等制成细粉均匀地撒在丝棉上，24小时阴干。最后用棉布包裹含药丝棉缝制成肚兜，让患者束在腹部，1个月更换1次。穴位封闭：取天枢、上巨虚穴，用维生素B$_1$注射液，每穴注射1 mL，15天1次。取中脘、太冲、足三里、大肠俞等穴针刺，共14次，每日1次，每次30分钟。嘱患者清淡饮食，多饮水，多吃水果、蔬菜，少食辛辣刺激食物，多活动，调畅情志。

二诊： 2015年5月10日。服上方15剂，神志清，精神可，泻下脓血黏液量明显减少，日行3～5次，腹痛、里急后重、肛门灼热减轻，口不干，小便不黄。继服上方3个月，症状基本消失。

回访2年未见复发。

按语： 患者平素饮食不节，过食辛辣厚味，以致湿热内生，壅滞大肠，气机不畅，传导失司，湿热下注，熏灼肠道，肠络损伤，气滞血瘀故泻下脓血而发本病；肠道气机不畅而腹痛、里急又后重，湿热下注故灼热口干而尿黄。结合专科检查可诊断为溃疡性结肠炎，伴腹痛，里急后重，肛门灼热，口干，小便短、色黄，一片湿热之象，故四诊合参，辨证为大肠湿热。湿热壅结肠道日久，肠损络伤而便脓出。宋老认为本例患者湿热不去而后重不除，气血不和遗脓血难止，治疗上当以清热燥湿、调气行血为法，方中白头翁、黄连、黄柏清热燥湿，肠道湿热去而灼热、口干、尿黄能消；川楝子、青皮理气活血，气血和则腹痛、里急后重自去；地榆炭、槐花炭止血；甘草调和诸药。

19. 健脾益气方治疗泄泻

验案： 陈某，男，42岁。

初诊： 2007年4月30日。患者以"腹痛、腹泻、黏液脓血便10年余"为主诉门诊求治。10年前，患者无明显诱因出现左下腹疼痛，糊状便，带黏液脓血，日行3~4次，每遇劳累后发作，曾前往多家医院按"溃疡性结肠炎"，给予美沙拉嗪栓及强的松等治疗，用药后症状减轻，停药后复发。经人介绍遂来我院求治。刻诊：神志清，精神差，纳眠差，左下腹疼痛，糊状便，带黏液脓血，日行3~4次，每遇劳累后发作，面色萎黄，乏力；舌质淡、苔薄白，脉细弱。专科检查：视诊：肛门部外观无异常；肛门直肠指诊：指套染暗红色脓血；电子结肠镜检查：直肠、乙状结肠接合部见弥漫性充血、水肿和浅表溃疡；粪便原虫镜检未见寄生虫及虫卵。

中医诊断： 泄泻（脾气虚弱证）。

西医诊断： 溃疡性结肠炎。

治法： 健脾益气，燥湿止泻。

处方： 双白健脾汤（宋光瑞经验方）：党参20 g，白术20 g，山药15 g，白扁豆15 g，茯苓15 g，黄柏12 g，龙胆9 g，山楂12 g，神曲12 g，麦芽12 g，地榆炭9 g，血余炭9 g，陈皮10 g，川芎9 g，炙甘草6 g，水煎服，15剂。甲硝唑栓（院内制剂），每次2枚，每日2次；美沙拉嗪栓，每次1枚，每日2次，纳肛。青黛20 g，柴胡20 g，夏枯草20 g，赤石脂12 g，五倍子12 g，15剂，煎至50 mL，于临睡前取膝肘卧位保留灌肠。胃肠护腹袋疗法：将约300 g生姜榨取汁液，把准备好的丝棉浸泡其中，然后将薄荷、藿香、佩兰、艾叶等制成细粉均匀地撒在丝棉上，24小时阴干。最后用棉布包裹含药丝棉缝制成肚兜，让患者束在腹部，1个月更换1次。穴位封闭：取天枢、上巨虚穴，用维生素B$_1$注射液，每穴注射1 mL，15天1次。中脘、太冲、足三里、大肠俞等穴针刺，共14次，每日1次，每次30分钟。

二诊：2007年5月20日。用上方15剂，神志清，精神稍好，纳眠好转，诉大便日行5～7次，黏液脓血较前增多，腹痛消失，乏力感减轻，面色黄而稍有光；舌质淡红、苔薄白，脉缓有力。守上方，30剂；余治疗同前。嘱患者多饮水，多吃蔬菜、水果，调畅情志，多参加户外活动。

三诊：2007年6月20日。用上方30剂，神志清，精神好，纳眠可，诉大便日行2～3次，黏液脓血明显减少，腹痛消失，乏力感消失，面色不黄；舌淡红、苔薄白，脉缓有力。守上方，不加减，30剂；余治疗停。

1个月后回访，患者诉大便日行1～2次，成形，未见黏液脓血，无腹痛、乏力，面色红润。

按语： 患者平素饮食不节，恣饮醇酒，过食辛辣厚味，以致湿热内生，壅滞大肠，气机不畅，传导失司，湿热下注，熏灼肠道，肠络损伤，气滞血瘀故泻下脓血而发本病；肠道气机不畅致腹痛伴精神差，湿热壅滞肠腑故便次多而不成形；便脓血日久，气血耗伤，气虚则乏力而纳差，血虚则面黄眠不佳。结合专科检查可诊断为溃疡性结肠炎（慢性复发型）。伴舌质淡、苔薄白，脉细弱，一片气虚之象，故四诊合参，辨证为脾气虚弱。湿热壅结肠道日久，肠损络伤而便脓出。宋老认为本例患者便脓血日久，耗伤气血，加之患者重体力劳动而营养不佳，嗜烟喜酒而脾胃早伤，故以健脾益气、燥湿除热以去致病之机，固肠止泻、收敛止血而解其临床之症。患者长期口服强的松，已形成药物依赖，用药则止，停药即重，停药虽有复加之虞，药不停则有激素依赖渐重之嫌，故嘱患者停强的松。方中党参、白术、山药、白扁豆、茯苓健脾益气，气足则去湿、止血有力；黄柏、龙胆清热燥湿；山楂、神曲、麦芽健脾消食，则气血生化有源；地榆炭、血余炭止血；陈皮、川芎行气活血，气血调和则便脓自去；炙甘草调和诸药。

20.温肾健脾方治疗泄泻

验案： 王某，男，43岁。

初诊： 2009年5月5日。患者以"腹痛、腹泻、黏液脓血便15年余"为主诉门诊求治。15年前，患者无明显诱因出现肠鸣腹泻，便中夹有黏液或黏液脓血，多在黎明前泻，泻后则安。平素形寒肢冷，面色㿠白，腰膝酸软，前往多地求治，效差，经人介绍遂来我院求治。刻诊：神志清，精神差，纳眠差，肠鸣腹泻，便中夹有黏液或黏液脓血，多在黎明前泻，泻后则安，平素形寒肢冷，面色㿠白，腰膝酸软；舌质淡，苔白薄，脉沉细或濡缓无力。专科检查：视诊肛门部外观无异常。肛门直肠指诊：指套染暗红色脓血。电子结肠镜检查：直肠、乙状结肠接合部见弥漫性充血、水肿和浅表溃疡。粪便原虫镜检：未见寄生虫及虫卵。

中医诊断：泄泻（脾肾阳虚证）。

西医诊断：溃疡性结肠炎。

治法：温肾健脾，涩肠止泻。

处方：七味温肾汤（宋光瑞经验方）：补骨脂20 g，吴茱萸20 g，肉苁蓉15 g，芡实15 g，白术（炒）12 g，肉豆蔻12 g，五味子9 g，水煎服，15剂。甲硝唑栓（院内制剂），每次2枚，每日2次；美沙拉嗪栓，每次1枚，每日2次，纳肛。青黛20 g，柴胡20 g，夏枯草20 g，赤石脂12 g，五倍子12 g，15剂，煎至50 mL，于临睡前取膝肘卧位保留灌肠。胃肠护腹袋疗法：将约300 g生姜榨取汁液，把准备好的丝棉浸泡其中，然后将薄荷、藿香、佩兰、艾叶等制成细粉均匀地撒在丝棉上，24小时阴干。最后用棉布包裹含药丝棉缝制成肚兜，让患者束在腹部，1个月更换1次。穴位封闭：取天枢、上巨虚穴，用维生素B₁注射液，每穴注射1 mL，15天1次。中脘、太冲、足三里、大肠俞等穴针刺，共14次，每日1次，每次30分钟。嘱患者停用强的松，注意休息，加强营养。

二诊：2009年5月20日。用上方15剂，神志清，精神稍好，纳眠好转，诉肠鸣腹泻，便中夹有黏液或黏液脓血减少，多在黎明前泻，泻后则安，形寒肢冷减轻，面色稍白，腰膝酸软减轻；舌质淡、苔薄白，脉细弱稍有力。守上方，30剂，余治疗同前。

三诊：2009年6月20日。用上方30剂，神志清，精神好，纳眠可，黎明前肠鸣、腹泻消失，便中挟有黏液或黏液脓血明确减少；舌质淡、苔薄白，脉缓。守上方继续治疗1月余，生活如常人。

按语：患者平素饮食不节，恣饮醇酒，过食辛辣厚味，以致湿热内生，壅滞大肠，气机不畅，传导失司，湿热下注，熏灼肠道，肠络损伤，气滞血瘀故泻下脓血而发本病；肠道气机不畅致腹痛又精神差，湿热壅滞肠腑故便次多而不成形；患者又喜食生冷之品，且又多熬夜，损害人体脾肾之阳，脾肾阳虚，阳虚则生内寒，而五更正是阴气极盛、阳气萌发之际，阳气当至而不至，阴气极而下行，故为泄泻。肾阳虚衰，命门之火不能上温脾土，脾失健运，故不思饮食，食不消化；脾肾阳虚，阴寒凝聚，则腹痛肢冷；脾肾阳虚，阳气不能化精微以养神，以致神疲乏力。结合专科检查可诊断为溃疡性结肠炎（慢性复发型）。舌质淡，苔白薄，脉沉细或濡缓无力，一片阳虚之象，故四诊合参，辨证为脾肾阳虚。宋老认为本例患者便脓血日久，脾肾阳气亏虚，阳气不复则寒证不消、脾肾不固则便脓不除，故以温肾健脾、涩肠止泻为法。方中重用补骨脂辛苦大温，白术补气健脾，补命门之火以温养脾土；肉豆蔻辛温，联合肉苁蓉温脾暖胃，涩肠止泻，配合补骨脂则温肾暖脾、固涩止泻之功益彰；吴茱萸辛苦大热，温暖肝脾肾以散阴寒；五味子酸温，固肾益气，涩精止泻。诸药合用，俾火旺土强，肾泄自愈。

21. 清解疫毒方治疗疫毒痢

验案： 刘某，女，54岁。

初诊： 2007年9月6日。患者以"间断性腹痛、腹泻、黏液脓血便20年余"为主诉门诊求治。患者腹痛、腹泻、黏液脓血便20余年，被多家医院诊为"溃疡性结肠炎"，经数年治疗，效果不佳，经人介绍来我院求治。刻诊：神志清，精神可，痢下鲜紫脓血，腹痛剧烈，后重感特著，壮热口渴，头痛烦躁，恶心呕吐；舌质红，舌苔黄燥，脉滑数。查粪便原虫镜检：发现有活力的阿米巴原虫滋养体；电子结肠镜检查提示：回盲部黏膜充血水肿，有散在针尖样大小溃疡。

中医诊断： 疫毒痢（热毒炽盛证）。

西医诊断： 肠阿米巴病。

治法： 清解疫毒、凉血止痢。

处方： 阿痢1号汤（宋光瑞经验方）：白头翁30 g，鸦胆子2 g，苦参10 g，马齿苋15 g，贯众6 g，仙鹤草10 g，槐花炭10 g，半夏9 g，生姜9 g，吴茱萸9 g，党参15 g，白术12 g，枳实9 g，木香6 g，柴胡9 g，大枣12 g，甘草6 g，水煎服，15剂，每日1剂，早晚温服。奥硝唑片，每次0.5 g（2片），早晚各1次。青黛20 g，柴胡20 g，夏枯草20 g，赤石脂12 g，五倍子12 g，15剂，煎至50 mL，于临睡前取膝肘卧位保留灌肠。胃肠护腹袋疗法：将约300 g生姜榨取汁液，把准备好的丝棉浸泡其中，然后将薄荷、藿香、佩兰、艾叶等制成细粉均匀地撒在丝棉上，24小时阴干。最后用棉布包裹含药丝棉缝制成肚兜，让患者束在腹部，1个月更换1次。穴位封闭：取天枢、上巨虚穴，用维生素B₁注射液，每穴注射1 mL，15天1次。取中脘、太冲、足三里、大肠俞等穴针刺，共14次，每日1次，每次30分钟。

二诊： 2007年9月22日。服上方15剂，经治疗症状明显缓解，继服2个月而愈。

按语： 通过长期的临床实践，宋老对本病的治疗积累了丰富而宝贵的经验。宋老认为本病证由虚体染虫，内外交感而急性发作，且西药硝基咪唑类抗原虫药在治疗过程中常易损伤中焦脾胃、扰乱心主神明，产生恶心、呕吐、胃痛、腹泻、口中有金属味等胃肠反应和头痛、头昏、眩晕、嗜睡等神经反应，大多虽不影响治疗，但往往易使患者对长期及后续的巩固用药丧失依从性。一旦症状缓解，患者便会停止用药，造成本病未能及时彻底治疗，反复发作，迁延不愈，故治疗上应在清解疫毒、凉血止痢的基础上加和中、安神之药。故方中重用性味苦寒的白头翁，归经阳明，善清胃肠血分热毒，为临床治疗热毒血痢之良药；鸦胆子苦寒，能清解阳明热毒、疗大肠虫痢；两药共奏清解疫毒、杀虫止痢之功，为君药。苦参性味苦寒，能入经阳明胃、大肠，可清热燥湿止泻痢而杀虫；马齿苋味酸性寒，入肝、大肠经，有清热解毒、凉血而止血痢之功；贯众味苦性微寒，有小毒，入肝、脾经，能清热解毒、凉血止血、杀虫，可主血热出血、虫痢，共为臣药。仙鹤草味苦涩性平，能归经中焦脾胃，有收敛止血痢、杀虫的功效；槐花味苦性微寒，入肝经能凉厥阴血分妄行之热、归阳明可止大肠血分溢出之血，炒炭后止血效果立增；半夏、生姜、吴茱萸可降逆止呕，党参、白术可补中益气、醒脾开胃；其中生姜又制方中寒凉药太过，制半夏峻烈之毒，又寓"火郁发之"之意，与枳实升降相伍，助于恢复脾胃功能；木香理气，柴胡解郁；大枣、甘草顾护中焦脾胃，甘草又调和诸药；共为佐使药。诸药合用，清热解毒治本，凉血止痢疗标，和中安神提其效，标本同治，证病共调。

22. 疏肝健脾方治疗休息痢

验案： 王某，女，37岁。

初诊： 2016年6月23日。患者以"间断性腹泻3年余"为主诉门诊求治。3年前，患者暴怒后出现大便日行3～7次，糊状便，无明显黏液脓血。此后每遇情绪波动即腹痛，肠鸣，泄泻，糊状便，无明显黏液脓血，泻后痛减。前往当地卫生院求治，按结肠炎给予对症治疗，效果欠佳，为求系统治疗，故来我院求治。刻诊：神志清，精神尚可，大便日行3～7次，糊状便，无明显黏液脓血，遇情绪波动即腹痛，肠鸣，泄泻，糊状便，无明显黏液脓血，泻后痛减，伴急躁易怒，嗳气少食；舌红，苔薄白，脉弦。专科检查：指诊：肛门部痉挛。直肠镜：直肠黏膜轻度充血水肿。钡剂灌肠检查：X线钡剂灌肠可见结肠充盈迅速及激惹征，无明显病理改变。

中医诊断：休息痢（肝郁脾虚证）。

西医诊断：肠易激综合征。

治法：疏肝健脾，理气止泻。

处方：理激液（宋光瑞经验方）：陈皮20 g，白术15 g，党参12 g，白芍12 g，防风12 g，延胡索9 g，川楝子9 g，乌梅10 g，木瓜9 g，炙甘草6 g。甲硝唑栓（院内制剂），每次2枚，每日2次，纳肛。青黛20 g，儿茶12 g，白及20 g，赤石脂12 g，枯矾12 g，10剂，煎至50 mL，于临睡前取膝肘卧位保留灌肠。胃肠护腹袋疗法：将约300 g生姜榨取汁液，把准备好的丝棉浸泡其中，然后将白术、苍术、佩兰、艾叶等制成细粉均匀地撒在丝棉上，24小时阴干。最后用棉布包裹含药丝棉缝制成肚兜，让患者束在腹部，1个月更换1次。穴位封闭：取天枢、上巨虚穴，用维生素B₁注射液，每穴注射1 mL，15天1次。取胃俞、大肠俞、肾俞、脾俞等穴针刺，共10次，每日1次，每次留针15分钟。嘱患者清淡饮食，多饮水，多吃水果、蔬菜，少食辛辣刺激食物，多活动，调畅情志。

二诊：2016年7月10日。服上方15剂，神志清，精神可，大便日行2～3次，糊状便，无明显黏液脓血，腹痛、肠鸣、泄泻规律，嗳气消失，纳可；舌红，苔薄白，脉缓。继服上方1个月，患者大便日行1～2次，成形，腹痛、肠鸣、泄泻消失，回访患者无明显症状。

按语：患者平素情志失调，致肝郁气滞，肝脾不和，引起肠道气机不利，传导失司而发病；肝郁气滞、气机不畅则腹痛，并随情志改变而加重；肝木乘脾则脾失运化，故腹泻；泻后气机暂时调畅，故腹泻后腹痛减轻；气郁不舒，胃失和降，故急躁易怒，嗳气少食。结合专科检查可诊断为肠易激综合征（泄泻型）。伴急躁易怒、嗳气少食、舌红、苔薄白、脉弦，一片肝郁脾虚之象，故四诊合参，辨证为肝郁脾虚。宋老认为本例患者平素性情易怒而常郁，病由情生，症以郁加，郁久肝木克脾土，情志不舒则肝郁不解，脾土不健则泄泻难愈，故以疏肝健脾，理气止泻为法。方中白术、党参补脾以治土虚；白芍柔肝缓急止痛以抑肝旺；陈皮、防风散肝郁，疏理脾气；延胡索、川楝子理气止痛；乌梅、木瓜固肠以止泻；炙甘草调和诸药，诸药合用，肝郁解而气机畅，脾土健而泄泻止。

23. 滋水清肝方治疗休息痢

验案： 侯某，女，51岁。

初诊： 2007年3月24日。患者以"大便干结3年"为主诉门诊求治。3年前，患者经停前后出现大便3～5日1次，便质硬如羊屎，排出困难，每遇情绪波动而发，进食辛热症重。前往多地以便秘治疗，给予通便药物，服药症缓，停药继发，致患者烦闷不已。经人介绍来我院求治。刻诊：神志清，精神差，纳眠差，大便2～6日1次，便质硬如羊屎，排出困难，伴有烦闷，小便黄；舌质红，苔黄燥，脉弦。专科检查：指诊：肛门部痉挛。直肠镜：直肠黏膜轻度充血水肿。钡剂灌肠：X线钡剂灌肠可见结肠充盈迅速及激惹征，无明显病理改变。

中医诊断： 休息痢（肠道津亏证）。

西医诊断： 肠易激综合征。

治法： 滋水养肝、润肠通便。

处方： 润激汤（宋光瑞经验方）：生地黄15 g，麦冬15 g，当归12 g，黄芪12 g，升麻12 g，川楝子9 g，陈皮9 g，火麻仁10 g，郁李仁10 g，炒山楂9 g，炒神曲9 g，炙甘草6 g。甲硝唑栓（院内制剂），每次2枚，每日2次，纳肛。青黛20 g，儿茶12 g，白及20 g，赤石脂12 g，枯矾12 g，10剂，煎至50 mL，于临睡前取膝肘卧位保留灌肠。胃肠护腹袋疗法：将约300 g生姜榨取汁液，把准备好的丝棉浸泡其中，然后将白术、苍术、佩兰、艾叶等制成细粉均匀地撒在丝棉上，24小时阴干。最后用棉布包裹含药丝棉缝制成肚兜，让患者束在腹部，1个月更换1次。穴位封闭：取天枢、上巨虚穴，用维生素B₁注射液，每穴注射1 mL，15天1次。胃俞、大肠俞、肾俞、脾俞等穴针刺，共10次，每日1次，每次30分钟。

二诊： 2007年4月10日。服上方15剂，神志清，精神稍好，纳眠好转，大便便质仍干硬，2～5日1次，排出较前顺畅，仍烦闷，小便不黄；舌质红，苔黄，脉数。方药：继服上药，不加减，15剂；余治疗同前。

三诊： 4月25日，服上方15剂，神志清，精神好，纳眠可，大便便质稍干，

1～2日1次，排出较前顺畅，烦闷减轻，小便不黄；舌质红，苔白，脉缓。继服上药1个月；余治疗停。

1个月后随访，患者大便排出顺畅，日行1次，其他无明显不适。回访2年，患者未再发作。

按语： 患者经断前后，肝气失舒，情绪不定，致肝郁气滞，肝脾不和，引起肠道气机不利，传导失司而发病；患者平素喜食辛热食物，致使肠道热聚伤津，津伤肠燥故大便秘结不通，气郁而发作，遇热而加重；肝郁故烦闷及眠差，便结则纳呆神不佳，津少有尿少而色黄。结合专科检查可诊断为肠易激综合征（便秘型）。伴舌质红、苔黄燥、脉弦，一派肠道津亏之象，故四诊合参，辨证为肠道津亏。宋老认为，本例患者经停前后，经血渐亏，肝木失濡养，情志发无常，虽症由津亏肠燥，而病本在肝木不畅，故不能见秘通秘，而应以滋阴润肠而解其标，养肝畅志方消病本。方中生地黄、麦冬、当归滋阴养血，润肠道而通便秘，涵肝木以解郁滞；黄芪、升麻补气，气足则阴津生化有源；川楝子、陈皮理气解郁，火麻仁、郁李仁润肠通便，炒山楂、炒神曲健胃消食；炙甘草调和诸药。

24. 顺气行滞方治疗便秘

验案： 周某，女，39岁。

初诊： 2015年4月10日。患者以"大便排出困难5年余"为主诉门诊求治。5年前，患者无明显诱因出现大便干结，排出困难，虽大便不干，仍排出困难，后逐渐加重，先后前往多地以便秘求治，口服泻剂、清洁灌肠、生物反馈等多种治疗而收效欠佳，故来我院求治。刻诊：神志清，精神可，大便干结，便条细，排出困难，说话间嗳气频频，详问之有不快事一二，患者身瘦，纳食少，乏力；舌质淡，苔薄腻，脉弦。专科检查：视诊肛门部外观无异常。肛门直肠指诊：可触及直肠前壁圆形突向阴道的凹陷。电子结肠镜检查：未发现明显异常。排粪造影见钡剂通过肛管困难，呈鹅头状突向阴道。

中医诊断： 便秘病（气机郁滞证）。

西医诊断： 便秘（直肠前突）。

治法： 顺气行滞通便。

处方： 便通1号汤：乌药20 g，柴胡20 g，槟榔15 g，枳壳15 g，党参12 g，白术12 g，当归12 g，生地黄12 g，炙甘草6 g，15剂，水煎服。通便栓（院内制剂），每次2枚，每日2次，纳肛。导便液，15剂，50 mL，于晨起灌肠。将大黄3 g、芒硝1 g等制成细粉用陈醋调制成糊状，敷于肚脐，纱布覆盖，粘贴，隔日1次。取太冲、大肠俞、天枢、脾俞等穴针刺，共14次，每日1次，每次30分钟。嘱患者清淡饮食，多饮水，多吃水果、蔬菜，少食辛辣刺激食物，多活动，调畅情志。

二诊： 2015年4月26日。服上方15剂，患者神志清，精神可，大便稍干，排出较前顺畅，嗳气减少，患者身瘦，纳食好转，乏力感减轻；舌质淡，苔薄白，脉缓。守上方继服1个月，余治疗同前。

1个月后随访，患者诉大便排出顺畅，其他无明显不适。嘱患者停药，调畅情志，规律饮食、生活习惯，加强功能锻炼。

按语： 宋老认为本例患者有不快事，情志不舒，肝主疏泄气机，肝气郁滞则气滞不行，腑气不通，故大便不畅且嗳气频频；肝木克土则气血生化乏源，气虚则神疲乏力，血虚则大便干结；结合专科检查，故诊断为便秘（直肠前突）。伴舌质淡，苔薄腻，脉弦，一派气机郁滞之象，辨证为气机郁滞证。外科手术切除不愈，内科综合或效，故治当疏肝解郁，郁解气畅则腑气畅通；益气健脾而神足有力，滋阴润肠则便润易排，故以顺气行滞通便为法。方中乌药、柴胡行气疏肝，肝气畅而腑气下行；槟榔、枳壳行气破滞，滞气破而食糜易通；破气之品虽然可以迅速起到行滞散结的作用，但是过于辛散却容易损伤人体的正气，何况本来就有气血不足的一面，故方中又佐党参、白术益气健脾，当归、生地黄滋阴养血，补其不足，使郁滞开而正气不伤；炙甘草调和诸药。

25. 温阳通便方治疗便秘

验案： 刘某，女，57岁。

初诊： 2009年4月17日。患者以"大便排出困难伴肛内肿物脱出8年余"为主诉门诊求治。8年前，患者无明显诱因出现大便排出困难，大便不干亦排出困难，伴肛内肿物脱出，并逐渐出现脱出物不能回纳，需休息、用手辅助还纳。曾先后以"直肠脱垂"行3次手术，术后症状稍缓解，少者2个月，多者半年又再次发作。经人介绍来我院求治。刻诊：神志清，精神差，纳眠差，大便排出困难，成形软便，量少，伴肛内肿物脱出，需休息、用手辅助还纳，四肢发凉，小便清长，腰膝凉；舌质淡，苔白，脉沉迟。专科检查：视诊肛门部外观无异常。肛门直肠指诊：可触及直肠腔内黏膜堆积。肛门镜检查：可见直肠腔内黏膜松弛、堆积。

排粪造影：见直肠和骶骨间距离加大，静息相和排便相肛直角增大，直肠排出尚可。

中医诊断： 便秘病（肾气不足证）。

西医诊断： 便秘（直肠黏膜脱垂）。

治法： 温阳通便。

处方： 便通2号汤（宋光瑞经验方）：肉苁蓉20 g，肉桂15 g，牛膝15 g，生地黄15 g，当归12 g，枳壳12 g，槟榔12 g，升麻9 g，黄芪9 g，泽泻9 g，炙甘草6 g，水煎服，15剂。通便栓（院内制剂），每次2枚，每日2次，纳肛。导便液去大黄加肉苁蓉12 g，15剂，煎至50 mL，于晨起灌肠。将大黄3 g、芒硝1 g等制成细粉用陈醋调制成糊状，敷于肚脐，纱布覆盖，粘贴，隔日1次。取太冲、大肠俞、天枢、脾俞等穴针刺，共14次，每日1次，每次30分钟。嘱患者清淡饮食，多饮水，多吃水果、蔬菜，少食辛辣刺激食物，多活动，调畅情志。

二诊： 2009年5月5日。用上方15剂，神志清，精神稍好，纳眠稍好，大便排出困难，成形软便，量少，伴肛内肿物脱出，需休息、用手辅助还纳较前顺畅，四肢腰膝凉感减轻，小便清长；舌质淡，苔白，脉稍沉。守上方不加减，继服30剂；余治疗同前。

三诊： 2009年6月5日。用上方30剂，神志清，精神好转，纳眠好转，大便排出较前稍顺畅，成形软便，量少，伴肛内肿物脱出，能自行还纳，四肢、腰膝凉感明显减轻；舌质淡红，苔薄白，脉缓有力。方药：守上方不加减，继服30剂；余治疗停。

1个月后回访，患者诉大便排出尚顺畅，肛内肿物未再脱出，余无明显不适。嘱患者停药，调畅情志，规律饮食、生活习惯，加强功能锻炼。

按语： 宋老认为本例患者年老，肾气渐弱，肾主二便，开阖失常，致大便排出不畅而小便清长；肾主固摄，固摄无力，故肛内肿物脱出且不能自行还纳；肾主骨，腰为肾之府，肾为阳脏，肾气不足则腰膝失温煦，故见腰膝、四肢发凉而神差；肾为阳之本，肾阳不固必致脾阳不足，故见纳差。肾气不固故常脱于外，手术切除难效；患者平素饮食不节，手术虽切而症状易复。结合专科检查，故诊断为便秘（直肠黏膜脱垂）。伴四肢发凉、小便清长、腰膝凉、舌质淡、苔白、脉沉迟，一派肾虚之象，故四诊合参，辨证为肾气不足。故以温阳通便，补气升提为法。方中肉苁蓉、肉桂温肾益精，暖腰润肠；当归、生地黄养血润肠，牛膝补肾壮腰，善于下行；枳壳、槟榔宽肠下气而助通便，升麻、黄芪轻宣升阳，清阳得升，浊阴自降，且有欲降先升之妙；肾虚气化失职，水液代谢失常，以致浊阴不降，故用泽泻甘淡泻浊，又入肾补虚，配合枳壳，使浊阴降则大便通；炙甘草调和诸药。

26. 补脾益肾通便方治疗便秘

验案： 赵某，男，75岁。

初诊： 2010年7月22日。患者以"排便困难20年余"为主诉门诊求治。20年前，患者无明显诱因出现排便困难，后逐渐出现虽大便滞留肛门而无便意，排出困难，伴汗出短气，便后疲乏不堪。多地求治，收效不佳，需用泻剂助便。经人介绍来我院求治。刻诊：神志清，精神差，纳眠差，大便滞留肛门而无便意，排出困难，需用泻剂助便，伴汗出短气，便后疲乏不堪，腰酸背痛，腹胀喜暖，纳呆食少；舌淡，苔厚腻，脉虚。专科检查：视诊肛门部外观无异常。肛门直肠指诊、电子结肠镜检查：未见明显异常。排粪造影检查：排便中会阴下降5 cm。

中医诊断： 便秘病（脾肾两虚证）。

西医诊断： 便秘（盆底失弛缓综合征）。

治法： 补脾益肾通便。

处方： 便通3号汤（宋光瑞经验方）：熟地黄20 g，枸杞20 g，山萸肉15 g，山药15 g，白术12 g，党参12 g，茯苓12 g，泽泻9 g，牡丹皮9 g，炒山楂9 g，炒神曲9 g，炙甘草6 g，水煎服。通便栓（院内制剂），每次2枚，每日2次，纳肛。导便液去大黄加肉苁蓉12 g，15剂，煎至50 mL，于晨起灌肠。将大黄3 g、芒硝1 g等制成细粉用陈醋调制成糊状，敷于肚脐，纱布覆盖，粘贴，隔日1次。取太冲、大肠俞、天枢、脾俞等穴针刺，共14次，每日1次，每次30分钟。嘱患者停泻药，调畅情志，合理饮食，形成规律的生活、饮食习惯，多吃蔬菜、水果。

二诊： 2010年8月22日。用上方30剂，神志清，精神尚可，大便基本能自行排出，稍困难。汗出短气、腰酸背痛、腹胀等症明显好转，纳眠尚可；舌淡，苔稍腻，脉缓。守上方不加减，继服30剂；余治疗同前。

三诊： 2010年9月20日。用上方30剂，神志清，精神可，大便排出顺畅，1天1次，余未诉明显不适；舌淡红，苔白，脉弦。守上方不加减，继服15剂。余治疗停。

1个月后随访，患者大便排出顺畅，1~2天1次，余未诉不适。

按语：宋老认为本例患者年老体弱，脾肾虚弱，加之久服泻剂，苦寒伤脾，致脾肾虚弱传送无力，肾精虚耗不能蒸化津液而温润肠道，使粪便有而排出不畅；脾虚则纳呆食少而神疲腹胀，肾虚故腰酸背痛而喜暖短气。结合专科检查，诊断为便秘（盆底失弛缓综合征）。伴舌淡、苔厚腻、脉虚，一派脾肾两虚之象，故四诊合参，辨证为脾肾两虚。患者年老且久服泻剂，肠道无明显形态改变，手术治疗不宜，泻剂久服效差，故以补脾益肾通便为法，配合调畅情志，规律生活饮食等综合治疗。方中熟地黄、枸杞滋肾填精；山萸肉、山药、白术、党参、茯苓、泽泻补益脾肾而固精健脾；牡丹皮清泄肝火，制山萸肉之温，且防酸涩敛邪；山楂、神曲健胃消食，则气血生化有源；炙甘草调和诸药。各药合用，使滋补而不留邪，降泄而不伤正，乃补中有泻，寓泻于补，相辅相成之剂。

27. 理气活血通便方治疗便秘

验案：陈某，女，51岁。

初诊：2012年3月22日。患者以"排便困难3年余"为主诉门诊求治。3年前，患者无明显诱因出现排便困难，后逐渐出现直肠内梗阻感，每便需40分钟左右，前往多地求治，时效时差，故来我院求治。刻诊：神志清，精神差，纳眠差，排便困难，后逐渐出现直肠内梗阻感，会阴部偶有钝痛，每便需40分钟左右；舌质紫暗，有瘀斑，脉弦涩。专科检查：视诊肛门部外观无异常。肛门直肠指诊、电子结肠镜检查：未见明显异常。排粪造影检查：力排相肛直角较静息相减小。

中医诊断：便秘病（气滞血瘀证）。

西医诊断：便秘（会阴下降综合征）。

治法：理气活血通便。

处方：便通4号汤（宋光瑞经验方）：桃仁15 g，红花15 g，熟地黄12 g，当归12 g，炒山楂9 g，炒神曲9 g，炒麦芽9 g，火麻仁10 g，郁李仁10 g，松子仁10 g，炙甘草6 g，水煎服，15剂。通便栓（院内制剂），每次2枚，每日2次，纳肛。导便液，15剂，煎至50 mL，于晨起灌肠。将大黄3 g、芒硝1 g等制成细粉用陈醋调制成糊状，敷于肚脐，纱布覆盖，粘贴，隔日1次。取太冲、大肠俞、天枢、脾俞等穴针刺，共14次，每日1次，每次30分钟。嘱患者停泻药，调畅情志，合理饮食，形成规律的生活、饮食习惯，多吃蔬菜、水果。

二诊： 2012年4月22日。用上方15剂，神志清，精神好转，纳眠好转，排便较前顺畅，直肠内梗阻感减轻，会阴部钝痛减轻，每便需10分钟左右；舌质暗，苔黄，脉弦。守上方，余治疗同前。

三诊： 2012年5月22日。用上方30剂，神志清，精神可，排便顺畅，1~2天1次，会阴部钝痛基本消失，每便需10分钟左右，纳眠可；舌质红，苔白，脉缓。专科检查：视诊：肛门部外观无异常。肛门直肠指诊、电子结肠镜：未见明显异常。排粪造影：力排相肛直角较静息相减小。守上方不加减，继服1个月，余治疗停。

1个月后随访，患者诉排便顺畅，1天1次，无不适。嘱患者调畅情志，合理饮食，多吃蔬菜、水果。

按语： 宋老认为本例患者经断前后，气血瘀滞，气为血之帅，气行则血行，气滞则血瘀，久则引起血行不畅而瘀血停留，气机不利，故粪便排出不畅；气滞则腹部胀满，血瘀故直肠梗阻而时钝痛。结合专科检查，诊断为便秘（会阴下降综合征）。伴舌质紫暗，有瘀斑，脉弦涩，一派气滞血瘀之象，故四诊合参，辨证为气滞血瘀。气为血之帅，不补气而瘀血不散；血为气之母，血不足则气生化无源；腑气不通而大便难畅，手术治疗不宜，泻剂久服效差，故以理气活血通便为法，配合调畅情志，规律生活饮食等综合治疗。方中桃仁、红花、熟地黄、当归行气活血，补血养血；炒山楂、炒神曲、炒麦芽健脾和胃则气血生化有源；火麻仁、郁李仁、松子仁润肠通便；炙甘草调和诸药。

28. 宣肺润肠通便方治疗便秘

验案： 赵某，女，65岁。

初诊： 2014年1月11日。患者以"大便干结5年余"为主诉门诊求治。5年前，患者无明显诱因出现大便干结，3~7日1次，排出困难，伴咳嗽，气短，活动后加重，自服通便药物，疗效欠佳，故来我院求治。刻诊：神志清，精神差，纳眠差，大便干结，3~7日1次，排出困难，伴咳嗽、气短，活动后加重；舌质淡，苔白，脉弦细。专科检查：视诊：肛门部外观无异常。肛门直肠指诊、电子结肠镜检查：未见明显异常。排粪造影检查：无明显异常。结肠传输试验：80%的标记物4天未通过。

中医诊断： 便秘病（肺肠失和证）。

西医诊断： 慢传输型便秘。

治法： 宣肺润肠通便。

处方： 便通5号汤（宋光瑞经验方）：黄芪20 g，白术20 g，党参15 g，麦冬12 g，五味子12 g，麻黄12 g，槟榔9 g，枳壳9 g，火麻仁9 g，郁李仁9 g，炙甘草6 g。通便栓（院内制剂），每次2枚，每日2次，纳肛。导便液，15剂，煎至50 mL，于晨起灌肠。将大黄3 g、芒硝1 g等制成细粉用陈醋调制成糊状，敷于肚脐，纱布覆盖粘贴，隔日1次。取太冲、大肠俞、天枢、脾俞等穴针刺，共14次，每日1次，每次30分钟。嘱调畅情志，合理饮食，形成规律的生活、饮食习惯，多吃蔬菜、水果。

二诊： 2014年2月11日。用上方30剂，神志清，精神可，纳眠可，大便干结度较前减轻，1～3日1次，排出基本顺畅，余无明显不适；舌质淡，苔白，脉缓。守上方，继服30剂；余治疗同前。

三诊： 2014年3月14日。用上方30剂，神志清，精神差，纳眠差，大便干结，1～2日1次，排出顺畅；舌质淡红，苔薄白，脉缓有力。守上方不加减，继服30剂；余治疗停。

1个月后复查，患者神志清，精神可，大便成形质软，1～2日1次，排出顺畅，余无明显不适。舌质淡红，苔薄白，脉缓有力。方药：继服7剂。嘱患者调畅情志，合理饮食，多吃蔬菜、水果。

按语： 宋老认为本例患者平素体虚，肺主皮毛，肺气不足故易感冒而气短；肺与大肠相表里，肺气壅实、气机不畅致浊阴不降而食糜在肠道通过缓慢则大便干结。结合专科检查，诊断为便秘（慢传输型便秘）。伴气短，活动后加重，舌质淡，苔白，脉弦细，一派肺虚之象，故四诊合参，辨证为肺肠不和。方中黄芪、白术、党参、麦冬、五味子补肺益气；麻黄宣肺止咳；槟榔、枳壳行气通腑；火麻仁、郁李仁润肠通便；炙甘草调和诸药。

29. 滋养肝肾方治疗大肠癌

验案： 祁某，男，70岁。

初诊： 2016年6月20日。患者以"大便习惯改变半年余"为主诉门诊求治。半年前，患者无明显诱因出现大便日行3～7次，不规律，便质干稀相间，偶带黏液脓血，前往当地卫生院求治，按结肠炎给予对症治疗，效果欠佳，为求系统治疗，故今日来我院求治。刻诊：神志清，精神欠佳，出现大便日行3～7次，不规律，便质干稀相间，偶带黏液脓血，伴有烦热，盗汗，咽干，腰酸腿软；舌红少苔，脉细。专科检查：视诊：肛门口无明显异常。肛门直肠指诊：指套染血，未见明显异常。结肠气钡造影回示：降结肠脾区有一肠腔狭窄。电子结肠镜检查：降结肠脾区有一直径约2 cm肿物隆起，表面凹凸不平，触之易出血；取活检3块送病理检查：病理提示为腺癌。

中医诊断：肠癌病（肝肾阴虚证）。

西医诊断：结肠腺癌。

治法：滋养肝肾，清热止血。

处方：愈癌汤（宋光瑞经验方）：熟地黄20 g，白芍20 g，麦冬15 g，枸杞子15 g，牡丹皮12 g，知母12 g，黄柏12 g，半枝莲12 g，山茱萸9 g，五味子9 g，槐花炭9 g，地榆炭9 g，炙甘草6 g，水煎服，7剂。抗癌栓（院内制剂），每次2枚，每日2次，纳肛。抗癌液，7剂，晚上睡前保留灌肠。嘱患者清淡饮食，多饮水，多吃水果、蔬菜，少食辛辣刺激食物，忌饮酒，定期复查。

二诊：2016年6月28日。服上方7剂，神志清，精神稍好，大便次数减少，日行3～5次，不规律，便质干稀相间，黏液脓血量减少，烦热、盗汗减轻，咽干消失，腰酸腿软感减轻；舌红少苔，脉细数。继服上药1个月。

1个月后复查，患者大便日行1～3次，稍成形，偶有少量黏液，烦热、盗汗消失，腰酸腿软感减轻。后行结肠癌根治术，术后恢复良好，回访患者无明显症状。

按语：患者平素饮食不节，嗜食辛辣，或积劳过度，或忧思郁积，导致气机紊乱，脏腑气血失调，大肠经络阻塞，结滞积聚而发；气结肠道，故肠道功能紊乱，大便次数增多、不规律，便质时干时稀；损伤肠络故有黏液脓血；人年过四十而阴气自半，湿热壅结，结滞日久，阴津受损，故见盗汗、咽干、烦热、腰酸腿软等肝肾阴虚之症。结合专科检查可诊断为结肠腺癌。伴腰酸腿软，舌红少苔，脉细数，一派肝肾阴虚之象，故四诊合参，辨证为肝肾阴虚。宋老认为本例患者肠癌已成，症状明显，癌肿已至晚期，阴津损伤及肾，根治手术时机已失；癌肿浸润，非手术有继续传变之虞；阴津亏损，正气不复。因此，暂给予滋养肝肾、止血散结中药汤剂内服，消结散瘤之栓剂纳肛。方中熟地黄、白芍、麦冬、枸杞子滋补肝肾阴津；牡丹皮、知母、黄柏、半枝莲以清阴虚所致之虚热；山茱萸、五味子收敛固肾；槐花炭、地榆炭止血；炙甘草调和诸药。使阴津复，虚热清，肝肾健，脓血止，正气强，而手术预后较好。

30. 补气养血方治疗锁肛痔

验案：郑某，女，72岁。

初诊：2001年1月27日。患者以"便条变细伴腹痛1年余"为主诉门诊求治。1年前，患者无明显诱因出现大便便条变细，约小指粗细，排出困难，伴左侧腹部阵发性隐痛，当地医院按便秘治疗，效差，来我院求治。刻诊：神志清，精神欠佳，大便便条变细，约小指粗细，排出困难，伴左侧腹部阵发性隐痛，伴有气短乏力，面色苍白；舌质淡，苔薄，脉沉细。专科检查：视诊：肛门外观无明显异常。肛门直肠指诊：进指困难，仅能通过小指，可触及直肠后壁质硬。肛门镜检查：镜身不能通过，可见肠黏膜粗糙，取活检3块送病理检查；病理提示：鳞癌。

中医诊断：锁肛痔（气血两虚证）。

西医诊断：直肠鳞癌。

治法：补气养血。

处方：抗癌方（宋光瑞经验方）：黄芪20 g，党参20 g，三棱15 g，莪术15 g，土茯苓12 g，白花蛇舌草12 g，败酱草9 g，瞿麦9 g，炙甘草6 g，水煎服，7剂。抗癌栓（院内制剂），每次2枚，每日2次，纳肛。嘱患者清淡饮食，多饮水，多吃水果、蔬菜，少食辛辣刺激食物，忌烟酒，限期手术。

二诊：2001年2月6日。服上方7剂，神志清，精神稍好，大便便条细，约小指粗细，排出较前困难，左侧腹部阵发性隐痛较前减轻，气短乏力感减轻，面色稍红；舌质淡稍红，苔薄，脉稍沉细。转行手术治疗。

按语：患者平素饮食不节，嗜食辛辣，或积劳过度，或忧思郁积，导致气机紊乱，脏腑气血失调，大肠经络阻塞，结滞积聚大肠之末而发；癌肿日长，阻塞肠道，大便排出困难，便条变细；气虚则气短、乏力，血虚则面苍白。结合专科检查可诊断为直肠鳞癌。伴舌质淡，苔薄，脉沉细，一派气血虚弱之象，故四诊合参，辨证为气血两虚。宋老认为，本例患者年事已高，正气亏虚，手术根治已不宜，当改善症状为主。大肠癌的发病与内因和外因都有关系，本病的发生多责之于"气"，气乃一身之根本，气行则血行，气滞则血瘀，久则瘀结成瘤。大肠癌的基本病机可概括为"虚""实"两个字，"虚"指气虚、血虚、脏腑机能低下，表现为正气虚；"实"指毒盛，邪气盛，癌瘤生长迅速，脏毒蕴结于大肠，痰湿瘀血互结助长其型，表现为邪气实。虚不补则不足以抗邪，邪不祛则难以固其本，故治疗应掌握病机，辨证虚实，有的放矢，既要健脾益气，扶正固本，又兼解毒散瘀，消肿化坚。借鉴先贤之经验，结合现代药理研究成果，参合数十年临证诊治大肠癌心得，遣药组方，名曰"抗癌方"。抗癌方是从古方举元煎（出自《景岳全书》）、莪术散（出自《寿世保元》）化裁而来。黄芪补气升阳，党参大补元气、补脾益肺、生津安神共为君药；三棱、莪术为臣药，破血行气、消积止痛；土茯苓、白花蛇舌草、败酱草、瞿麦共为佐药，清热解毒，利湿通淋，祛瘀止痛；炙甘草补虚、解毒，调和诸药为使药。全方九味药，君臣有序，佐使有节，使邪去而不伤正，标本兼治，共奏益气扶正、消瘤散结之效。

宋光瑞

第四章

方药心悟

第一节 用方心悟

1. 济川煎

济川煎为温阳法治疗阳虚便秘的常用方，出自明代著名医家张介宾所著之《景岳全书》。书中记载："凡病涉虚损而大便秘结不通，则硝黄攻击等剂必不可用。若势有不得不通者，凡伤寒杂症等病，但属阳明实热可攻之类，皆宜以热结治法通而去之。若察其元气已虚，既不可泻而下焦胀闭，又通不宜缓者，但用济川煎主之，则无有不达。"方剂取名"济川"者，取"资助河川以行舟车"之意。方由肉苁蓉、当归、牛膝、泽泻、升麻、枳壳组成，为"寓通于补之剂"。

纵观全方用药简练，是专门针对肾阳虚型便秘所选取的，有着温肾填精、润肠通便的功效。本方以肉苁蓉为君药，肉苁蓉长于温润，不但能够温润下元，补肾益精，还能够起到润肠通便的作用；当归与牛膝共为臣药，当归的性味辛甘而润，不仅有着补血活血的作用，由于质润，不仅能够改善血虚的状态，还能够濡润肠道使大便畅通；而牛膝则强于补肝肾强筋骨，能补助机体肝肾的不足，此外牛膝为引药下行的舟楫之剂，可以入肾以填精，还有促使大便下行的功用。佐药当中的泽泻不但能够下行入肾而泄痰湿之浊，还能够辅助牛膝宣通下泄；由于肝主疏泄，大便的正常排畅必然与肝脏的生理功能息息相关。而枳壳疏肝理气、宽肠下气，能够进一步地帮助大便的排泄。最后再佐以升麻，使清阳得以从上窍而出，起到了欲降先升的妙处，使全方降中有升，补而不滞。济川煎药味互相之间相辅相成，不但通过健脾益肾补气祛痰达到使大便通畅的目的，更是寓通于补，共奏通便之功。

虚型便秘多病程久，证型兼夹，在治疗上应随症加减，若气虚较甚，可以加黄芪、人参以加大补气之功效；兼血虚者加制首乌、白芍；偏阴虚者加生地黄、麦冬；阳虚甚者加制附子、炮姜，阴阳俱虚者去泽泻，加熟地黄；若患者有虚火在上，应当酌加黄芩；若腰膝酸软明显者，可加诸如熟地黄、制首乌等滋补肝肾之品；对于自汗较多的患者，也可以加用黄芪来益气固表止汗；若患者痰湿之邪较重，可以加苍术、姜半夏以增强燥湿化痰之功效；若寒凝气滞，伴有腹痛者加肉桂、木香；胃气不和、恶心呕吐者加半夏、砂仁；如果患者本身正气不足，素体虚弱，则可去掉方中的枳壳；便秘时间较久者加大枳壳用量，并加玉竹。

2. 痛泻要方

痛泻要方原名白术芍药散，出自《景岳全书》引刘草窗方，因张景岳称之为"治痛泻要方"，故有今名。《医方考》言："泻责之脾，痛责之肝，肝责之实，脾责之虚，故令痛泻。"痛泻要方的主证是脾虚肝郁，肝克脾土，肠胃气机不调。《四圣心源·卷二》曰："土气不升，故赖木气以升之，而木气不达，实赖土气以达焉。"即肝木之疏泄，气机升降畅达，有助脾之升运，生化有源。而《本草述钩元·卷二十二》云："脾以风木为用，肝又以湿土为化源，脾气虚则肝之化源病，而风气不达，木还乘土而郁于地藏矣。"即脾土之健运，精微化生有源，使肝体得以充养，疏泄有度。其临床表现为肠鸣腹痛、大便泄泻，泻必腹痛，泻后痛减，舌苔薄白，两关不调，脉左弦右缓。也可用于经前及经行之际，气血下注血海，脾气益虚，不能运化水湿，下渗大肠；若兼冲任之气上逆，则肝气更旺，木克脾土。故治疗肝旺需泻之，脾虚湿渗则补之、燥之。

方中白术苦甘而温，补脾燥湿以治土虚，助脾运化，扶土以抑木，《金匮要略》曰："见肝之病，知肝传脾，当先实脾"，为君药；芍药酸寒，补阴敛阳，柔肝缓急止痛，与白术相配，于土中泻木，为臣药；陈皮辛苦而温，理气燥湿，醒脾和胃，以助白术脾运之功，为佐药；配伍少量防风，具有升散之性，归肝入脾，辛能散肝郁，香能疏脾气，与术、芍相配伍，散肝疏脾以助白芍、白术之功，且有燥湿以助止泻之功，又为脾经引经之药，故兼有佐使之用。四药合用，可以补脾胜湿而止泻，柔肝理气而止痛，促使脾健肝柔，痛泻自止。补中寓疏，泻肝补脾，调和气机。

由于病情复杂多变，在诊治疾病时，原方应用并不多见，常言道用药如用兵，因证定方，随证选方，药随证变，因此应用时结合病证较为灵活。对腹胀肠鸣者加厚朴、枳壳；对兼发热者加柴胡、黄芩、葛根；对口渴甚者加乌梅、黄芩；对兼见嗳气吞酸者加焦三仙；对泄泻如水者加车前仁、六一散；粥样便加苍术，伴脓血者加白头翁、黄芩、黄连；对兼小便不利者加茯苓、木通；对于肝郁明显者加柴胡、香附，增强疏肝理气之功效，取柴胡疏肝散之意；脾虚者加砂仁、山药、茯苓等健益脾气；兼肾阳虚明显者，加五味子、补骨脂、肉豆蔻取四神丸之意；对于心神不宁者，加合欢花、合欢皮、夜交藤解郁安神，条畅情志；气虚神疲者加党参、黄芪；对于痛泻日久者，加炒升麻、诃子肉以升阳止泻；舌苔黄腻者，加黄连以清热燥湿，腹痛甚者，加木香、延胡索以理气止痛。

3. 参苓白术散

参苓白术散出自《太平惠民和剂局方》，具有益气健脾、渗湿止泻的功效，被历代医家誉为治疗脾虚湿盛的代表方，在临床各科均得到广泛的应用。本方组方为莲子肉、薏苡仁、砂仁、桔梗、白扁豆、茯苓、人参、甘草、白术、山药。本方所治之证是由脾虚湿盛所致，脾胃虚弱，纳运无力，故饮食不化；水谷不化故清浊不分，故见肠鸣泄泻；湿阻中焦，气机被阻，而见胸脘痞闷；脾失健运，则气血生化不足，肌肤失于濡养，则肢体乏力，形体消瘦，面色萎黄，舌淡苔白腻，脉虚缓。

参苓白术散药性平和，配伍严谨，温而不燥，方中人参味甘、微苦，性平，归脾、心、肺经，可补益脏气；白术味甘、苦，性温，归脾、胃经，健运脾土，燥湿和中；茯苓味甘、淡，性平，归脾、肾、心经，善渗泄水湿，又可健脾补虚；三者共为君药，达益气健脾之效。山药味甘，性平，归肺、脾、肾三经，具有补脾养胃、益肺生津、补肾涩精的作用；薏苡仁味甘、淡，性微寒，归脾、胃、肺经，既可健脾，又能渗除脾湿以止泻；白扁豆味甘，性微温，归脾、胃经，具有补脾化湿之功；莲子味甘、涩，性平，入脾、肾、心经，可补脾止泻，益肾养心；四者共为臣药，以助君药健脾益气，兼能渗湿止泻。砂仁为佐药，可醒脾和胃，行气化滞；桔梗可宣肺利气，通调水道，如舟楫载诸药上行，亦引脾气上升，有培土生金之意；甘草健脾和中，调和诸药，共为佐使。诸药合用，共奏益气健脾渗湿之功，使脾气健运，湿邪得去，则诸症自除。正如《冯氏锦囊秘录·杂症》所云："脾胃属土，土为万物之母。"李东垣曰："脾胃虚则百病生，调理中州，其首务也。脾悦甘，故用人参、甘草、薏苡仁；土喜燥，故用白术、茯苓；脾喜香，故用砂仁；心生脾，故用莲肉益心；土恶水，故用山药治肾；桔梗入肺，能升能降。所以通天气于地道，而无否塞之忧也。"

临床中应用应随症加减，若兼里寒而腹痛者加干姜、肉桂，以温中祛寒而止痛；若久泻不止，中气下陷，或兼有脱肛者，可加黄芪、升麻以益气健脾，升阳止泻；兼肝郁气滞者，加柴胡、郁金、木香等疏肝理气；兼血瘀者，加桃仁、红花、川芎以活血化瘀改善胃肠瘀血；兼腹胀者，加厚朴、枳实等下气破积；兼血虚者加黄芪、当归以补气养血；兼痰多者加半夏、陈皮等以燥湿化痰；腹胀明显者加木香、佛手行气和胃；气滞腹痛明显者加白芍、香附缓急止痛；湿浊内盛者加苍术、佩兰化湿健脾；湿热内盛者加白头翁、车前子以清热利湿；失眠健忘者加炒枣仁、夜交藤养心安神；纳差者加鸡内金、焦三仙健脾消食。

4.白头翁汤

白头翁汤出自张仲景的《伤寒论》："热利，下重者，白头翁汤主之。"用以治厥阴热利，热毒深陷厥阴血分，气血与热毒相搏，下迫大肠，而见便脓血，赤多白少之主方。本条热利下重是指热性痢疾，即《黄帝内经》中之"肠澼""滞下""下利，欲饮水者，以有热故也，白头翁汤主之"。主要由于肝热下迫大肠秽气郁滞于魄门，所以下重是热痢的审证要点。又因热邪必然伤津。热毒熏灼胃肠气血，化为脓血，而见下痢脓血，赤多白少，热毒壅滞气机则腹痛，里急后重，渴欲饮水，舌红苔黄，脉数为邪热内盛之象。故除下痢脓血，里急后重外，当有肛门灼热、腹痛、发热、口渴、舌红苔黄、脉沉弦数或沉弦而滑等全身症状，治以白头翁汤清热解毒，凉血止痢。组方严谨，仅白头翁、黄连、黄柏、秦皮四味药，功擅清阳明之湿热，泄厥阴之郁火，解血分之热毒，治湿热痢疾。后世常变通应用于多种病证。如孙思邈用以治疗赤带下血症；吴鞠通加味用以治疗湿温病内虚所致湿热下陷、热利下重等症。《临证指南医案》云："温邪经旬不解，发热自利，神志有时不清。此邪伏厥阴，恐致变痉，治宜白头翁汤加生芍药"；《类聚方广义》云："白头翁汤又治眼目郁热，赤肿阵痛，风泪不止者，又为洗蒸剂，亦效。"张锡纯用变通白头翁汤治下腹疼痛或久痢肠中腐烂。

方中用白头翁为君药，苦寒而入血分，清热解毒，凉血止痢，善治热毒血痢。黄连苦寒，清肝火，入肠胃，泻火解毒，燥湿厚肠；黄柏走下焦，泻火燥湿，两者共为臣药，以助君药清热解毒，又能燥湿止痢。秦皮苦涩而寒，清热解毒而兼以收涩止痢，为佐使药。四药合用，大苦大寒，苦能燥湿，寒能胜热，使得湿热毒邪尽解，则血痢下重得愈。

若外有表邪，恶寒发热者，加葛根、连翘、金银花以透表解热；发热者加石膏、知母，以清热泻火，除烦止渴。里急后重较甚者，加木香、槟榔、枳壳以调气；脓血多者，加赤芍、牡丹皮、地榆以凉血止血；出血多者可再加槐花、侧柏叶凉血止血。夹有食滞者，加焦山楂、枳实以消食导滞；纳差者加炒山楂、炒谷麦芽，能消食健胃，醒脾化湿。下利重而舌干绛，不欲饮食者，去黄柏，酌加太子参、麦冬、石斛、甘草、石菖蒲、乌梅；恶心呕吐者加竹茹、藿香、姜半夏等，竹茹能清胃止呕，藿香既能化湿和中止呕；半夏为止呕要药。少寐多梦加莲子心等，莲子心味苦，性寒能清心安神。腹胀者加厚朴、槟榔，能燥湿消积，行气利水。急躁易怒者加柴胡、栀子，能疏肝解郁，畅条气机，清心除烦。小便不利者加萹蓄、瞿麦，能清下焦湿热，利尿通淋。口干口苦者加葛根、龙胆草，于清热之中，又能鼓舞胃气上升，生津止渴，泻肝胆实火。若久治不愈、腹胀肠鸣、消瘦乏力、畏寒、面色泛白、脉沉细无力者，加重党参、黄芪剂量，另加补骨脂、肉豆蔻、白术。

5. 补中益气汤

补中益气汤出自金代李东垣的《脾胃论》，是治疗脾胃病及甘温除大热的代表方之一。本方能补中益气，升阳举陷，用于治疗脾虚气陷证及气虚发热证。脾胃为营卫气血生化之源，脾胃气虚，纳运无力，故饮食减少，少气懒言，大便稀薄。脾主升清，脾虚则清阳不升，中气下陷，故见脱肛、子宫下垂等。清阳陷于下焦，郁而不达则发热，气虚腠理不固，阴液外泄则自汗，故应补中益气，升阳举陷。方药八味，黄芪、甘草、人参、当归、陈皮、升麻、柴胡、白术。

此方重用黄芪，味甘微温，入脾肺经，补中益气，升阳固表，为君药。配伍人参、炙甘草、白术补气健脾为臣药，与黄芪合用，以增强补中益气之功。血为气之母，气虚时久，营血亦亏，故用当归养血和营，协人参、黄芪以补气养血；陈皮理气和胃，使诸药补而不滞，共为佐药。并以少量升麻、柴胡升阳举陷，协助君药以升提下陷之中气，《本草纲目》谓："升麻引阳明清气上升，柴胡引少阳清气上行……脾胃引经最要药也。"共为佐使药。甘草调和诸药，亦为使药。诸药合用，使气虚得补，气陷得升，则诸症自愈。

本方临床应用广泛，结合临床不同病证加减变化，若应用于气虚型便秘的治疗可加党参、麻仁等，党参助黄芪补气健脾；火麻仁助当归养血、润肠通便；合用具有补中益气，行气润肠通便之效。若用于治疗脱肛之脾胃虚弱，气虚下陷者，加金樱子、五倍子、诃子等，收敛固涩。若用于治疗脾虚气陷型久泻久利者，可加茯苓、芍药、肉桂、黄连等，茯苓健脾利水渗湿，肉桂补火助阳以健脾阳，黄连清热燥湿，白芍酸甘敛阴，合用补气健脾，清热祛湿、行气温阳，使水湿得运则诸症自除。若兼腹中痛者，加白芍以柔肝止痛；头痛者，加蔓荆子、川芎、藁本、细辛以疏风止痛；咳嗽者加五味子、麦冬以敛肺止咳；兼气滞者，加木香、枳壳以理气解郁；若为虚人感冒可加苏叶少许以增辛散之力。

本方阴虚发热及内热炽盛者忌用；下元虚惫者，亦不可服用。正如张景岳所言："表不固，而汗不敛者不可用；外无表邪，阴虚发热者不可用；阳气无根，格阳戴阳者不可用；脾肺虚甚，气促似喘者不可用；命门火衰，虚寒泄泻者不可用；水亏火亢，吐血衄血者不可用；四肢厥逆，阳虚欲脱者不可用。总之，元气虚极者不可泄，阴阳下竭者不可升。"

6. 龙胆泻肝汤

龙胆泻肝汤方出自何书，至今尚无定论。载于《中医方剂大辞典》的龙胆泻肝汤方标明其方源为《医方集解》引《局方》，且《医方集解》龙胆泻肝汤条下也注引自《太平惠民和剂局方》，方药共十味，龙胆草、黄芩、栀子、泽泻、木通、当归、生地黄、柴胡、甘草、车前子，用于治疗肝经实火上炎引起的头痛目赤，胁痛，口苦，耳聋、耳肿等证；或肝经湿热下注引起的阴肿，阴痒，阴汗。

方中龙胆草大苦大寒，既能泻肝胆实火，又能利肝胆湿热，泻火除湿，两擅其功，切中病机，故为君药。黄芩、栀子苦寒泻火，燥湿清热，加强君药泻火除湿之功，共为臣药。湿热的主要出路是利导下行，从膀胱渗泄，故又有渗湿泄热之泽泻、木通、车前子导湿热从水道而去；肝乃藏血之脏，若为实火所伤，阴血亦随之消耗，且方中诸药以苦燥渗利伤阴之品居多，故用当归、生地黄养血滋阴，能使邪去而阴液不伤。以上皆为佐药。肝体阴而用阳，性喜疏泄条达而恶抑郁，火邪内郁，肝胆之气不舒，骤然用大剂量苦寒降泄之品，既恐肝胆之气被抑，又虑折伤肝胆生发之气，故用柴胡舒畅肝胆之气，并能引诸药归于肝胆之经；甘草调和诸药，护胃安中，二药并兼佐使之用。全方配伍泻中有补，利中有滋，降中寓升，祛邪而不伤正，泻火而不伐胃，从而火降热清，湿浊得利，循经所发诸症皆可相应而愈。

宋老认为湿疹主要由风、热、湿三种邪气侵袭机体皮肤所致，按中医辨证，施治法则，以祛风清热燥湿收敛止痒的药物组成方剂治疗。中医经络学说认为肝脉绕二阴，肛周湿疹的形成多为肝经湿热，下注所致。龙胆泻肝汤加减变化可用于湿热下注引起的肛周湿疹，肛周皮肤瘙痒、潮湿，灼热甚至糜烂，渗出重者加黄柏，合并感染者加大黄、金银花；瘙痒剧烈者加地肤子、刺蒺藜等；风盛者，加蝉蜕、防风祛风止痒；时间日久者血虚生风化燥，加当归、川芎滋阴养血、活血祛瘀；还可外用于湿热之气引起的肛窦炎、肛周脓肿、术后肛缘水肿、肛周皮炎等。若肝胆实火较盛，可去木通、车前子，加黄连以助泻火之力；若湿盛热轻者，可去黄芩、生地黄，加滑石、薏苡仁以增强利湿之功；若阴囊肿痛，红热甚者，可去柴胡，加连翘、黄连、大黄以泻火解毒。方中药多苦寒，易伤脾胃，故对脾胃虚寒和阴虚阳亢之证皆非所宜。

7. 仙方活命饮

仙方活命饮出自宋代陈自明撰著的《校注妇人良方》，为治疗热毒痈肿的常用方，前人对此方评价很高，被喻作疡门攻毒之第一方，临床运用于阳证而体实的各类疮疡肿毒，起到清热解毒，消肿溃坚，活血止痛之效。阳证痈疡多热毒壅聚，营气郁滞，气滞血瘀，聚而成形，故见局部红肿热痛，正邪交争于表，故身热凛寒。现在应用于治疗化脓性炎症，如蜂窝组织炎、乳腺炎、脓疱疮、疖肿、深部脓肿等属阳证、实证者。

本方方药13味，白芷、贝母、防风、赤芍、当归尾、甘草节、皂角刺、穿山甲、天花粉、乳香、没药、金银花、陈皮。方中金银花性味甘寒，最善清热解毒疗疮，前人称谓"疮疡圣药"，故重用为君。然单用清热解毒，则气滞血瘀难消，肿结不散，又以当归、赤芍、乳香、没药、陈皮行气活血通络，消肿止痛，共为臣药。疮疡初起，其邪多羁留于肌肤腠理之间，更用辛散的白芷、防风相配，通滞而散其结，使外毒从外透解；气机阻滞可导致液聚成痰，故配用贝母、天花粉清热化痰散结，可使未成即消；穿山甲、皂角刺通行经络，透脓溃坚，可使脓成即溃，均为佐药。甘草清热解毒，并调和诸药；煎药加酒者，借其通瘀而行周身，助药力直达病所，共为使药。诸药合用，共奏清热解毒，消肿溃坚，活血止痛之功。本方只可用于痈肿未溃之前，若已溃后断不可用；本方性偏寒凉，阴证疮疡忌用；脾胃本虚，气血不足则均应慎用。

宋老认为肛周脓肿属于肛门直肠"痈疽"范畴，形成原因主要是外感风、热、燥、火、湿邪等，以及酗酒、肥甘厚味而致热毒癖滞于肛门部而发。肛周脓肿前驱期以患部红肿热痛，舌红苔黄脉数为主要症状，因热毒壅结、气血壅滞而成，热毒壅盛则红肿；气血郁滞，阻塞不通则疼痛，故治宜清热解毒、理气活血、消肿止痛。脓肿分三期，炎症形成期、化脓期、脓肿破溃期，仙方活命饮用于前两期，即"脓未成者即消，已成者即溃"。应用中随症加减，红肿痛甚，热毒重者，可加蒲公英、连翘、紫花地丁、野菊花等以加强清热解毒之力；便秘者，加大黄以泄热通便；血热盛者加牡丹皮以凉血；气虚者加黄芪以补气，不会饮酒者可用酒水各半或用清水煎服。此外，还可根据疮疡肿毒所在部位及经络，适当加入引经药，以使药力直达病所。还可煎取药汁内服，药渣外敷，以内外同治。宋老认为本方随症加减亦可用于治疗肠澼（溃疡性结肠炎）初起湿热瘀滞期。肠澼病机本虚标实，寒热错杂，但初发时以实证为主，多因饮食不当，气血湿热互搏，湿热内蕴，气血瘀滞，腹泻；湿热内生，肠腑不畅，气机不通，则生腹痛；大肠传导失司，水谷不化则生痰，日久热盛肉腐，内结成痈，侵蚀脉络则生黏液脓血便。清代张锡纯主张："痢之热毒侵入肠中肌肤，久至腐烂，亦犹汤火伤人肌肤至溃烂也，……不可但以痢治，宜半从疮治。"此为后世从痈论治提供了思路，亦启发后人以仙方活命饮应用于溃疡性结肠炎。

8. 真人养脏汤

真人养脏汤又称纯阳真人养脏汤，出自《太平惠民和剂局方》，书中记载："治大人小儿肠胃虚弱，冷热不调，脏腑受寒，下痢赤白，或便脓血，有如鱼脑，里急后重，脐腹绞痛，日夜无度，胸膈痞闷，胁肋胀痛，全不思食，及治脱肛坠下，酒毒便血，诸药不效者，并皆治之。"本方为固涩剂，具有涩肠固脱，温补脾肾之功效。主治久泻久痢，脾肾虚寒证。泻痢无度，滑脱不禁，甚至脱肛坠下，脐腹疼痛，喜温喜按，倦怠食少，舌淡苔白，脉迟细。临床常用于治疗慢性肠炎、慢性结肠炎、肠结核、慢性痢疾、痢疾综合征等日久不愈属脾肾虚寒者。

此方方药共10味，人参、当归、白术、肉豆蔻、肉桂、甘草、白芍、木香、诃子、罂粟壳。《医方考》云："下痢日久，赤白已尽，虚寒脱肛者，此方主之。甘可以补虚，故用人参、白术、甘草；温可以养脏，故用肉桂、豆蔻、木香；酸可以收敛，故用芍药；涩可以固脱，故用粟壳、诃子。是方也，但可以治虚寒气弱之脱肛耳。若大便燥结，努力脱肛者，则属热而非寒矣，此方不中与也，与之则病益甚。"方中重用罂粟壳涩肠止泻，为君药。臣以肉豆蔻温中涩肠；诃子苦酸温涩，功专涩肠止泻。君臣相须为用，体现"急则治标""滑者涩之"之法。然固涩之品仅能治标塞流，不能治本，故佐以肉桂温肾暖脾，人参、白术补气健脾，三药合用温补脾肾以治本。泻痢日久，每伤阴血，甘温固涩之品，易壅滞气机，故又佐以当归、白芍养血和血，木香调气醒脾，共成调气和血，既治下痢腹痛后重，又使全方涩补不滞。甘草益气和中，调和诸药，且合参、术补中益气，合白芍缓急止痛，为佐使药。综观全方，具有标本兼治，重在治标；脾肾兼顾，补脾为主；涩中寓通，补而不滞等配伍特点。诚为治虚寒泻痢、滑脱不禁之良方，故费伯雄言其"于久病正虚者尤宜"。

宋老认为久泻久痢，积滞虽去，但脾肾虚寒、肠失固摄，以致大便滑脱不禁，甚至中气下陷，脱肛坠下；脾肾虚寒，气血不和，故腹痛喜温喜按；脾虚气弱，运化失司，则倦怠食少。病虽以脾肾虚寒为本，但已至滑脱失禁，非固涩则泻痢不能止，治当涩肠固脱治标为主，温补脾肾治本为辅。如清代张秉成云："夫脱肛一证，皆大肠之病，寒热虚实皆可致之。虚而挟热者，如前之诃子散；虚而有寒者，即用此方。"临床应用随症加减，若脾肾虚寒、手足不温者，可加附子以温肾暖脾；若脱肛坠下者，加升麻、黄芪以益气升陷；若久泻后四肢寒冷，应加入附子、干姜温肾暖脾；如脏腑滑泄夜起，久不瘥者，可加罂粟壳。若泻痢虽久，但湿热积滞未去者，忌用本方。宋老强调本方应用需与四神丸、桃花汤相鉴别。四神丸与真人养脏汤同为固涩止泻之剂，但所治不尽相同，四神丸重用补骨脂为君药，以温肾为主，兼以暖脾涩肠，主治命门火衰、火不暖土所致的肾泄，又叫五更泻、鸡鸣泻；真人养脏汤重用罂粟壳为君药，以固涩为主，兼以温补脾肾，主治泻痢日久、脾肾虚寒而以脾虚为主的大便滑脱不禁、脱肛等。桃花汤与真人养脏汤均能涩肠止痢，主治虚寒下痢之证；但桃花汤用药精简，温涩并用，重在涩肠止血，主治中焦虚寒为主的下痢脓血。而真人养脏汤重在涩肠固脱而止泻，兼以补脾温肾，调和气血，主治脾肾虚寒，固摄无权，气血不和之久泄久痢，滑脱不禁之证。

9. 大承气汤

宋老对治疗肠结很有心得，对阳明腑实型善用大承气汤加减。大承气汤出自《伤寒杂病论》，是张仲景为治疗阳明腑实证而立，是《伤寒论》诸方中使用范围较广、治疗病种较多的方剂。论述大承气汤的条文很多，涉及阳明篇、少阳篇、少阴篇、厥阴篇、少阳阳明合病、痉病、产后病等多种病种，如《伤寒论·辨阳明病脉证并治》："阳明病，脉迟，虽汗出而不恶寒，其身必重，短气，腹满而喘。有潮热者，此外欲解，可攻里也。手足濈然汗出者，此大便已硬也，大承气汤主之。""阳明病，谵语，有潮热，反不能食者，胃中必有燥屎五六枚也；若能食者，但硬耳，以大承气汤下之。"大承气汤是《伤寒杂病论》中常用方剂，当今被用于脑病、呼吸系统疾病、肾病、消化系统疾病、精神疾病和许多内科杂病，以及各科急腹症。

大承气汤方药4味，大黄、厚朴、枳实、芒硝。此方所治之证多为急症，如大便不通，频转矢气，脘腹痞满，腹痛拒按，按之腹中硬，苔黄燥，脉沉实等阳明腑实证；用于下利清水，色纯清，其气臭秽，腹痛按之则硬，口舌干燥，脉滑实。也可用于里实证之热厥、痉病、发狂等。方中大黄苦寒通降，泄热通便，荡涤胃肠实热积滞，是为君药；芒硝咸寒润降，泄热通便，软坚润燥，以除燥坚，用以为臣药；硝黄配合，相须为用，泻下热结之功益峻。实热内阻，腑气不行，故佐以厚朴下气除满，枳实行气消痞。合而用之，既能消痞除满，又能使胃肠气机通畅下行，故名"大承气汤"。吴瑭《温病条辨》曰："承气者，承胃气也……曰大承气者，合四药而观之，可谓无坚不破，无微不入，故曰大也。"

宋老认为本方所治肠结可归纳为"痞、满、燥、实"四字。所谓"痞"即胸脘闷塞不通，"满"即脘腹胀满，"燥"即肠中燥屎干结不下，"实"即实热内结，腹痛拒按，大便不通。至于"热结旁流"即燥屎内结于里，胃肠欲排而不能，迫使津液从燥屎之旁流下。应用本方可釜底抽薪，峻下热结，急下存阴。然疾病变化万千，痞、满、燥、实未必个个俱全，若未作痞满，可去厚朴、枳实，加甘草，名为调胃承气汤，泄热和胃，软坚润燥，如阳明里实，燥热初结的病证，大便不通，口渴心烦，蒸蒸发热，如《伤寒论》记载"阳明病，不吐不下，心烦者，可与调胃承气汤"，"太阳病，发汗不解，蒸蒸发热者，属胃也，调胃承气汤主之"，"伤寒吐后，腹胀满者，与调胃承气汤"。用于热邪较重，里实较轻，以缓下热结。若燥而未实，实而未坚，阳明腑实轻症，可去芒硝，名为小承气汤，清下热结，用于大便秘结，胸腹痞满。如《伤寒论》中云："阳明病，其人多汗，以津液外出，胃中燥，大便必硬，硬则谵语，小承气汤主之。若一服谵语止者，更莫复服。"又云："太阳病，若吐，若下，若发汗后，微烦，小便数，大便硬者，与小承气汤，和之愈。"三方相比，小承气汤不用芒硝而用枳实、厚朴，泄热之力较调胃承气汤为弱，但通腑之力较调胃承气汤为强。所用枳实、厚朴较大承气汤为小，又无芒硝，故泄热和通腑皆逊于大承气汤。还需结合其他兼症加减药物，若兼气虚者，宜加人参以补气，以防泻下气脱；若兼阴津不足者，宜加玄参、生地黄以滋阴润燥。但需注意本方泻下力猛，凡燥结不甚，年老体弱应慎用，孕妇禁用，中病即止，以免耗损正气。

10. 温脾汤

宋老认为便秘、肠结、泄泻若属中阳虚寒，冷积内停者，皆可用温脾汤加减。温脾汤出自唐代大医家孙思邈的《备急千金要方》。《备急千金要方》卷十三云："治腹痛，脐下绞结，绕脐不止。"本方由附子、干姜、大黄、芒硝、人参、当归、甘草7味药组成，传统用于阳虚寒积所致的腹痛便秘，脐下绞结，绕脐不止，喜温喜按，手足不温，或久痢赤白，长年不止，苔白不渴，脉沉弦而迟等症。本方证虽属寒积，但脾阳不足是致病之本，若纯用攻下，必更伤中阳；单用温补则寒积难去，唯有攻逐寒积与温补脾阳并用，方为两全之策。

方中以大辛大热之附子，温里散寒，止腹胁疼痛；以苦寒泻下之大黄泻下通便荡涤积滞，共为君药，大黄性味虽属苦寒但配伍附子大热之品，则寒性被制而泻下之功犹存，为去其性取用之法。干姜温中助阳，助附子温阳驱寒；芒硝润肠软坚散结，助大黄泻下攻积，均为臣药。人参、当归益气养血，使下不伤正为佐。甘草既助人参益气，又可调和诸药为使。诸药协力，使寒邪去，积滞行，脾阳复。正如《成方便读》曰："此方治寒积之一法也。凡积之所成，无不由于正气之虚，故以参、甘培其气，当归以养其血，使气血复其常度，则邪去而正乃不伤。病因寒起，故以姜、附之辛热，使其走者走，守者守，祛寒散结，纤悉无遗，而后硝、黄导之，由胃入肠，何患乎病不去哉！"综观本方，有温补脾阳药配伍寒下攻积药组成，温通、泻下与补益三法兼备，寓温补于攻下之中，具有温阳以祛寒，攻下不伤正之特点。

宋老认为温脾汤的阳虚寒积证需与大黄附子汤的寒积里实证相鉴别，本方可看作《金匮要略》中大黄附子汤去细辛加干姜、人参、甘草而成，亦可看作四逆汤加人参、大黄，故属温下之剂。如《汤头歌诀详解》云："温脾汤是四逆汤（姜、附、草）加人参、当归、大黄、芒硝四药所组成。四逆汤功能温脾祛寒，加大黄、芒硝，是取其泻下除积，加人参、当归，是取其益气养血。由于四逆性属温热，可以改变硝、黄苦寒之性，所以本方功专驱逐寒积，属于温下的范畴。假使热实里结，津伤便秘，当用寒下剂，而决非此方所宜。"本方与大黄附子汤同属温下剂，都能主治寒积便秘。本方是由脾阳不足，中气虚寒，而致冷积内停，证属虚中夹实，故方中配以干姜、人参、甘草以顾护中阳；大黄附子汤治为寒积里实证，证实无虚，故配细辛辛温宣通，助附子散寒止痛。大黄附子汤是温下和温散的结合，温脾汤是温下和温补的结合。所以大黄附子汤治证是一种寒积里实，纯属实证为主，即使寒邪伤阳，程度也轻；温脾汤治证主要是中焦虚寒造成，而引起了寒积，寒积冷积在胃肠。温脾汤所治之腹痛，虚实相夹，不同于中焦虚寒，脾肾阳虚，此种腹痛乃绵绵作痛，喜温喜按，因为有实邪，所以相比理中汤、理中丸所治那一类腹痛要重一些。但是一般要比那些纯实证疼痛要轻。

临床应用中可依症状加减，若腹中胀痛甚者，加厚朴、木香以行气止痛；腹中冷痛，加肉桂、吴茱萸以增温阳散寒之力；兼见呕吐者，可加半夏、砂仁以和胃降逆止呕。但本方属温下之剂，里实热证不宜用。另外宋老认为泄泻病机关键在于脾虚湿盛，泄泻初起则以邪实为主，日久耗伤正气，多属虚证，但临床以虚中加实为多见，若辨明肠中有沉积宿垢，当用温脾汤。温下法治久泻，是合乎《黄帝内经》"通因通用"的原则，此方四逆汤配大黄，温而不燥，补而不滞，大黄佐以四逆加减，通下而既不损阳，又不伤正。

11. 增液汤

宋老治疗阴虚津亏型便秘，常用增液汤加减。增液汤出自《温病条辨》。《温病条辨》中有："阳明温病，无上焦证，数日不大便，当下之，若其人阴素虚，不可行承气者，增液汤主之。"吴鞠通增液汤的作用归纳为"寓泻于补，以补药之体为泻药之用"。其所谓补药之体，是指增液汤本身所具有的滋养阴液的补益作用。当人体阴液不足而出现口渴、咽干、唇燥、大便干燥、小便短赤、舌红赤少苔或呈光红苔、脉细数等症状，或在内伤病中还可见五心烦热、身体消瘦等症状时，治疗当主以甘寒养阴生津的增液汤。

方药三味，玄参、麦冬（连心）、生地黄。方中重用玄参，苦咸而凉，滋阴润燥，壮水制火，启肾水以滋肠燥，为君药。生地黄甘苦而寒，清热养阴，壮水生津，以增玄参滋阴润燥之力；又肺与大肠相表里，故用甘寒之麦冬，滋养肺胃阴津以润肠燥，共为臣药。三药合用，养阴增液，以补药之体为泻药之用，使肠燥得润、大便得下，故名之曰"增液汤"。本方咸寒苦甘同用，旨在增水行舟，非属攻下，欲使其通便，必须重用。

宋老认为本方所治大便秘结为热病耗损津液，阴亏液涸，不能濡润大肠，"无水舟停"所致，《温病条辨》所谓："水不足以行舟，而结粪不下者，当增水行舟。"津液亏乏，不能上承，则口渴；舌干红，脉细数为阴虚内热之象；脉沉而无力者，主里主虚之候。治宜增液润燥。吴瑭《温病条辨》中有："温病之不大便，不出热结、液干二者之外。其偏于阳邪炽甚，热结之实证，则从承气法矣；其偏于阴亏液涸之半虚半实证，则不可混施承气，故以此法代之。"增液汤对许多阴液不足的病证都能加减运用，合成加减方甚多，如增液承气汤、护胃承气汤、新加黄龙汤、清营汤、清燥汤、益胃汤等。此方与增液承气汤虽均是吴氏治疗温病阴亏，"无水舟停"不大便的方剂，旨在增水行舟；但《温病条辨》指出，阳明温病，大便不通，若属津液枯竭，水不足以行舟而燥结不下者，可间服增液汤以增其津液，若再不下，是燥结太甚，宜予增液承气汤缓缓服之。故增液汤是以滋润为主，为津液大伤，燥结不甚者设；增液承气汤是润下合方，增液汤加大黄、芒硝而成，为津液大伤，燥结已甚者设。缓急有别，临证必须斟酌。本方增液有余，攻下不足，是为津液少，而燥结不甚者而设；若阳明里实热结所致便秘，则可用大承气汤；如津液不足，燥结正甚者可用增液承气汤。临床应用需随症加减，每可配合少量砂仁或陈皮等行气药，在"增水行舟"的同时，以"扬帆鼓风"。其意既可防止大剂量养阴药滋腻碍胃又可疏理肠道气机以利通便。兼有气血亏虚者，加党参、黄芪、当归等；兼有肝肾阴虚者，加熟地黄、女贞子、旱莲草等；兼有下元阳虚者，加肉苁蓉、菟丝子等；兼有阳明腑实者，加大黄、芒硝等；兼有气分热盛者，加石膏、知母、银花、连翘、竹叶等；兼有营血分热盛，加水牛角、牡丹皮、丹参等；兼有气机郁滞者，加木香、厚朴、枳实、陈皮等；兼有血行不畅者加桃仁、牡丹皮、赤芍等；津干便秘，肺胃肠津液耗伤口渴者，可加用北沙参、石斛、玉竹、芦根、天花粉等；津亏燥结者加生首乌、柏子仁、郁李仁、大麻仁等。本方为滋腻补益、养阴生津之剂，所以对湿浊较甚的病证不宜投用，以免恋邪助湿；虽可作泻药之用，祛邪的作用较为有限，所以邪热尚盛、表邪未去者，都不能滥用本方。

12. 六磨汤

宋老治疗气滞型便秘及术后便秘善用六磨汤加减。六磨汤又名六磨饮子，首见于明代王肯堂所著《证治准绳》，但现多沿用元代医学家危亦林所撰《世医得效方》中的论述内容。而《和剂局方》中也有六磨汤具有行气导滞、消肿止痛、通腑导下功效的记载。但《医略六书》中认为六磨汤中应用人参而不是大黄。因此各书中六磨汤各有不同，本文所谈为《世医得效方》中六磨汤，由槟榔、沉香、木香、乌药、大黄、枳壳组成，能破气宽中通便，治气滞腹痛，大便秘结而有热者。

六磨汤主治气秘，《证治要诀》曰："气秘者，因气滞后重迫痛，烦闷、胀满，大便结燥而不通。"六磨汤以枳壳、大黄、槟榔、木香、沉香、乌药组成，以木香调气，沉香降气，乌药顺气，三药气味辛通，能入肝脾以解郁调气，方中大黄、枳壳、槟榔三药合用以攻积导滞、通腑泻下，两组药物合用共调脾胃肝三脏，以调和脾胃，升清降浊，疏肝达木，以顺气导滞，传送有力而致胃肠气机顺畅，大便通畅。《金匮翼·便秘》曰："气滞者，气内滞，而物不行也。"《奇效良方·秘结》云："气滞者，因气滞后重迫痛，烦闷，胀满，大便结燥而不通。"《丹溪心法》曰："郁者，结聚而不得发越，当升不得升，当降不得降，当变化不得变化也，此为传化失常。"本方能顺气导滞，以治肝郁气滞，腑气不通。

宋老认为"六腑以通为用"，"胃宜降则和"，肠亦如此。胃肠生理特点集中体现于"通""降"二字。《素问·五脏别论》曰："六腑者，传化物而不藏，故实而不能满也。"因各种原因如忧愁思虑，脾伤气结，或抑郁恼怒，肝郁气滞或久坐少动、气机不利导致腑气郁滞，通降失常，传导失职，糟粕内停，不得下行，或欲便不出，或出而不畅，或大便干结，而成大便排出困难。《难经·五十五难》明确指出"聚者六腑所成"，故治当行气散结导滞。六磨汤能调气、顺气、降气、行气，《医方考》云："气上则上焦气实而不行，下焦气逆而不吸，故令暴死。气上宜降之，故用沉香、槟榔；气逆宜顺之，故用木香、乌药；佐以枳实，破其滞也。"但本方既无承气汤之峻下热结，推墙倒壁之猛力，又不似济川煎、润肠丸之缓功。本方需与四磨汤、五磨汤相鉴别，三方病机均可归纳为七情不畅，气机内阻，不得畅行三焦而出现的一系列病症。四磨汤中有人参扶正气，而五磨汤峻下之力较猛，对体壮气实而气结较重者较为适宜。而六磨汤所治之气结则为更甚，故加用大黄以加峻下之力。四磨汤所治之症多为上焦、中焦肺胃病症，五磨汤则多为中焦病症而兼顾下焦病症，六磨汤则主要治疗下焦病症则兼顾中焦病症。三方同中有异，各有侧重，应用须加辨别。临床应用应随症加减，若腹部胀痛者，可加厚朴、柴胡、莱菔子以助理气；若气郁化火者，可加黄芩、山栀、龙胆草；若气逆呕吐者，可加半夏、陈皮、代赭石；若七情郁结、忧郁寡欢者，加白芍、柴胡、合欢皮疏肝解郁；若腹部手术、跌扑损伤便秘不通者，加桃仁、红花，以活血化瘀；纳食减少者，加山楂、神曲；若大便秘结，口渴，舌干红，脉细数或沉而无力者，加玄参、生地黄、麦冬；如腹痛较重者，加延胡索、白芍；烦躁不安、失眠多梦者，加远志、夜交藤。

13. 凉血地黄汤

宋老治疗结肠炎、直肠炎、内痔出血、外痔肿痛、直肠癌、肛裂等湿热侵入直肠，血络损伤之证，既用内服之药也外用熏洗灌肠。凉血地黄汤据文献记载有四方，《脾胃论》中药物组成为黄柏、知母、青皮、槐米（炒）、熟地黄、当归，其功用是清热燥湿、养血凉血，主治湿热下注，肠澼下血。《外科正宗》卷三药物组成为川芎、当归、白芍、生地黄、白术、茯苓、黄连、地榆、人参、山栀、天花粉、甘草。主治脏毒已成未成，肿或不肿，肛门疼痛，大便坠重，或泄或秘，时常便血，头晕眼花，腰膝无力。《兰室秘藏》方中药物组成为黄芩、荆芥穗、蔓荆子、黄柏、知母、藁本、细辛、川芎、黄连、羌活、柴胡、升麻、防风、生地黄、当归、甘草、红花少许，主治肾阴虚、相火旺而致的血崩。《外科大成》卷二中药物组成为当归尾、生地黄、赤芍、黄连（炒）、枳壳、黄芩（炒黑）、槐角（炒黑）、地榆（炒黑）、荆芥（炒黑）、升麻、天花粉、甘草。其功用是清热燥湿、凉血止血，主治湿热侵入直肠，血络损伤，痔疮肿痛出血。宋老所用为《外科大成》方加减变化。

《外科大成》之凉血地黄汤，原文记载："治痔疮肿痛出血，空心服三四剂，则痛止肿消，更外兼熏洗。"中医认为，痔疮之所成多因湿热、风燥，由于湿热下注，瘀阻血络而成，治疗上多以清热燥湿、活血通络为法；朱丹溪提出"痔疮专以凉血为宝""以解热调血顺气先之"等治疗原则。方中生地黄、赤芍清热凉血、止血，养阴生津润肠；地榆炭、槐角、荆芥凉血泄热，收敛止血；黄芩、黄连、天花粉生津泻火，清心肺胃肠之热；当归补血活血，逐瘀生新；升麻升阳举陷；枳壳行气导滞，宽中除胀；甘草调和诸药。全方合用，共同起到清热凉血止血，润燥疏风之作用，且该方药性平和。《血证论·男女异同论》中提到"瘀血不行，则新血断无生理，盖瘀血去则新血易生，新血生而瘀血自去"。也用于术后血脉破损，血溢于脉外。治当清热凉血止血，活血化瘀消肿。

宋老认为方中地榆、槐花、枳壳、当归、黄芩为槐角丸方（《和剂局方》），专于清肠道湿热，升麻、黄连、甘草清热解毒，赤芍、生地黄清热凉血，积热伤阴，故用天花粉、生地黄养阴。原为治内痔出血、血栓外痔的内服方剂，现治疗肛肠诸多疾病，如结肠炎、直肠炎、内外痔、肛裂、直肠癌等属于风湿燥热引起者，但各有侧重。内痔出血当清热凉血祛风，肛裂出血当清热润肠通便，治手术创面疼痛瘀血当配伍敛疮生肌之品，治肠癌出血当配伍活血祛瘀之品，临床应用随症加减，痛甚者加羌活、郁李仁、延胡索，羌活入太阳经，能祛上部风湿而止痛，郁李仁润燥滑肠，大便软则疼痛减，延胡索行气活血止痛；水肿者加防己、猪苓、黄芩祛风行水，清热利湿，使水邪从小便而去则水肿自消；术后出血者，加槐花、白芷清大肠湿热，凉血止血，祛风散邪；小便涩数不通者，加赤茯苓、车前草或灯心草、萹蓄利尿通淋，使小便通畅。大便秘结者，加麻仁、肉苁蓉润肠通便；有脓者加青皮、木香下气导滞，化湿行水，使气畅水行则脓肿得消。外用伤口创面渗血者加侧柏叶、仙鹤草、儿茶；伤口创面发痒者，加白附子、蛇床子；血瘀者，加泽兰、五灵脂、赤芍。便血甚者，加白茅根、仙鹤草、侧柏炭；脱肛者，加黄芪、柴胡、五倍子、升麻；湿热甚者，加蒲公英、栀子、金银花；气虚者加党参、黄芪。

第二节　用药心悟

1.大黄常用的临床配伍

宋老认为泻下药中，大黄最为常用，配伍得当，威力无穷。《神农本草经》将大黄列入下品，言其性味及功用为"味苦寒，主下瘀血，血闭寒热，破癥瘕积聚，留饮宿食，荡涤肠胃，推陈致新，通利水谷，调中化食"，《本草经疏》曰："大黄气味大苦大寒，性禀直遂，长于下通，故为治伤寒温病、热病、湿热、热结中下二焦、二便不通及湿热胶痰滞于中下二焦之要药，祛邪止暴，有拨乱反正之殊功。"《汤液本草》："大黄，阴中之阳药，泄满，推陈致新，去陈垢而安五脏，谓如戡定祸乱以致太平无异，所以有将军之名。"临床应用必须配伍得当方能奏效。如郭绍庭曰："总之药用当而通神，在于用之者得其权衡可耳。"李时珍在《本草纲目》中提到"大黄乃足太阴、手足阳明、手足厥阴五经血分，泻血分伏火之药，凡病在五经血分者宜用之"。可见大黄泻热毒，破积滞，行瘀血，泻五经，确有将军之力，能随其伍而导其用。

（1）大黄配芒硝。

大黄苦寒，归大肠经，荡涤通下、攻积导滞，力沉而不浮，以攻决为用，下一切癥瘕积聚，降肠胃实热以通燥结，长于泻火攻下，力量强大，有"夺关斩将之将军"的称号，对寒热虚实之便秘均可用，《本草新编》云"大黄性甚速，走而不守，善荡涤积滞，调中化食，通利水谷，推陈致新……"；芒硝咸寒归胃肠，软坚散结、润燥通便、荡涤内热实积及宿食停痰，《药品化义》云"芒硝味咸软坚，故能通燥结"。两药相须为用，泻热导滞、通便除满之力增强，为阳明腑实证之要。临床用于治疗胃肠实热积滞、大便秘结、腹痛痞满拒按、神昏谵语等，方如大承气汤、调胃承气汤等。

（2）大黄配附子。

大黄苦寒通泻，攻下积滞、逐癖通经；附子辛甘大热，温肾助阳、祛瘀止痛。苦寒的大黄配伍以辛温火热之附子，则可制其寒性而存其走泄之性，以温下寒实之积滞；大黄入血，能逐瘀通经，助以辛热之附子，能温通经脉，祛除寒邪。二药配伍互补互制，寒热并用，补泻兼施，荡涤泻下又不伤阳，寓攻下于温阳之中。能温下寒实之积滞，温通十二经脉之阳气，温散经脉寒瘀之痹阻。大黄配附子可用于寒积便秘、阳虚便秘、寒性瘀血证、痛经、里寒腹痛便秘，如《金匮要略》中的大黄附子汤。

（3）大黄配牡丹皮。

丹皮清热凉血、活血化瘀；大黄凉血解毒，逐瘀通络。二者都具有清热凉血、活血通经的功效，但牡丹皮长于走血分，清血热，而大黄长于泻实热，气血两清。苦辛味的牡丹皮借苦寒泻下的大黄之力，将肠中热毒瘀滞荡涤于下。且牡丹皮功偏活血，大黄功偏止血，二药配伍，瘀血可消，流血可止，血热可清，离血可归。大黄与牡丹皮合用，苦辛通降下行，共泻瘀血热积，增强清热凉血、解毒消肿、逐瘀通经之效，可治疗火热亢盛、迫血妄行的各种出血症及肠痈、疮疡肿毒、瘀血肿痛等，如《金匮要略》的大黄牡丹汤。

（4）大黄配桃仁。

大黄泻热逐瘀，荡涤肠中湿热瘀结之毒，《神农本草经》谓其"主下瘀血……，荡涤肠胃，推陈致新"；桃仁破血润燥，"为血瘀，血闭之专药"，与大黄相伍，共入血分破瘀泻热，凉血消肿。临床上常用于治疗湿热内结，气血凝聚之肠痈初起等以瘀热为主的疑难杂症，方如桃核承气汤、大黄牡丹汤等。

（5）大黄配黄连。

大黄泻热导滞，兼破瘀活血；黄连苦寒入肠，苦以燥肠胃之湿，寒以清肠胃之热。两药相伍，清热燥湿与攻下积滞并用。临床用于治疗痢下赤白、腹痛里急、肛门灼热之湿热痢疾，方如芍药汤。

（6）大黄配人参。

大黄泻热通便，峻下热结，荡涤肠胃湿热积聚；人参益气养血，为虚劳内伤第一要药。二药相伍，大黄攻其邪，人参益气培其本，相反相成，攻补兼施。正如徐灵胎所言"如大黄与人参同用,大黄必然逐去坚积,决不反伤正气,人参自然充盈心气,决不反补邪气"。临床常用于治疗里热腑实、气血不足等证,方如黄龙汤、新加黄龙汤等。

2. 桃仁常用的临床配伍

宋老认为桃仁可祛一身上下之瘀,配伍灵活,应用广泛。桃仁入药首载于东汉《神农本草经》,原名桃核仁。其性能:苦,甘,平。有小毒。归心、肝、大肠经。《药品化义》记载:"桃仁,味苦能泻血热,体润能滋肠燥。若连皮研碎多用,走肝经,主破蓄血,逐月水,及遍身疼痛,四肢木痹,左半身不遂,左足痛甚者,以其舒经活血行血,有去祛瘀生新之功,若去皮捣烂少用,入大肠,治血枯便闭,血燥便难,以其濡润凉血和血,有开结通滞之力。"《本草思辨录》云:"桃仁,主攻瘀血而为肝药,兼疏肤腠之瘀。惟其为肝药,故桃核承气汤、抵当汤、抵当丸治在少腹,鳖甲煎丸治在胁下,大黄牡丹汤治在大肠,桂枝茯苓丸治在癥瘕,下瘀血汤治在脐下。惟其兼疏肤腠之瘀,故大黄䗪虫丸治肌肤甲错,《千金》苇茎汤治胸中甲错,王海藏以桂枝红花汤加海蛤、桃仁治妇人血结胸,桃仁之用尽于是矣。"《医学启源》云:"治大便血结。"具有活血化瘀,润肠通便,消痈排脓,止咳平喘的功效。其中,活血化瘀乃是桃仁的主要功效。

(1)桃仁配当归。

桃仁、当归的配伍应用于血瘀兼血虚证。人体的五脏六腑有赖于血液的濡养,蓄血内停为瘀,则血液濡养功能消失,因此瘀血证多有血虚表现。当归补血调经,活血止痛,其性甘温而质润,尤长于养血补血,乃补血之圣药;桃仁则长于活血祛瘀。两药相配,可谓相辅相成。当归得桃仁,活血祛瘀之力加强;桃仁得当归,活血之中又有养血之功。二药合用,使活血化瘀之力增强,且有祛瘀而不伤血,养血补虚而无留瘀之妙。如血府逐瘀汤中除桃仁等活血化瘀药物之外,还包含有当归、地黄等养血补血之品,使本方祛瘀而不伤阴血。桃红四物汤、血府逐瘀汤、补阳还五汤、生化汤等皆用桃仁配伍当归。

(2)桃仁配红花。

桃仁、红花配伍加强祛瘀之力,在所有与桃仁配伍对药中居首位,《景岳全书》云桃仁"善治瘀血血闭,血结血燥,通血隔,破血"。红花味辛而温,入心、肝经,活血通经,祛瘀止痛。《本草汇言》称其为"破血、行血、和血、调血之药"。二药皆有活血化瘀之力,且擅入心、肝二经,然红花质轻长浮,走外达上，通经达络，长于祛在经在上之瘀血；而桃仁质重而降，偏入里善走下焦，长于破脏腑瘀血。相须配伍后祛瘀力增强，作用范围扩大，适用于全身各部瘀血，且有消肿止痛，祛瘀生新之功。入心可散血中之滞，入肝可理血中之壅，故为活血化瘀常用药对。王清任擅用桃仁、红花的配伍，如血府逐瘀汤、身痛逐瘀汤、会厌逐瘀汤、解毒活血汤、通窍活血汤、急救回阳汤等。

宋老认为，气与血的关系密切，血瘀兼气滞者，可桃仁配伍柴胡、桃仁配伍枳壳、桃仁配伍香附等药对配伍，以活血化瘀、疏肝解郁、行气降气，使瘀去气行，诸症皆除。血瘀兼气虚者，王清任认为"元气既虚，必不能达于血管，血管无气，必停留而瘀"，可桃仁配伍黄芪、桃仁配伍党参、桃仁配伍白术等，以使气旺血行，共奏补气行血通络之功。

3. 黄芪常用的临床配伍

黄芪味甘、性微温。归肺、脾经。具有补气升阳、固表止汗、利水消肿、生津养血、行滞通痹、托毒排脓、敛疮生肌之功。《神农本草经》将其列为上品。用于气虚乏力，食少便溏，中气下陷，久泻脱肛，便血崩漏，表虚自汗，气虚水肿，内热消渴，血虚萎黄，半身不遂，痹痛麻木，痈疽难溃，久溃不敛等。《药性赋》记载："其用有四：温分肉而实腠理，益元气而补三焦，内托阴证之疮疡，外固表虚之盗汗。"黄芪虽自身功用良多，然物各有所长，也各有所短，只有通过合理的配伍，调其偏性，制其毒性，才可增强功效，发挥其相辅相成的综合作用，符合辨证论治的要求。宋老从辨证施治出发对其进行研究，同时也总结其多年的临床应用心得体会。

（1）黄芪配伍柴胡、升麻。

《本草正义》谓黄芪"补益中土，温养脾胃，凡中风不振、脾土虚弱、清气下陷者最宜。脾土位居中焦，为气机升降之冲要。倘若脾虚气陷，上可见气短懒言，下可见子宫脱垂、月经过多、恶露日久、淋漓不尽、崩漏带下、小便遗失或不禁或不通，以及久痢、久泻、脱肛、便血等症，均宜补中焦之气，升下陷之阳，使气机复其常度"，如李东垣《内外伤辨惑论》创补中益气汤为独得之心法。方中重用黄芪，其味甘微温，补中益气、升阳固表为君药，配伍柴胡、升麻助其清阳上升。而李东垣常以芪、柴、升三药同用，为补气助阳的基本结构。

（2）黄芪配伍当归。

《本草逢原》载黄芪"通调血脉，流行经络，可无碍无壅滞也"。在《名医别录》中有黄芪"逐五脏间恶血"的记载。黄芪既大补元气以固肌表，以使浮散于外之阳气有固，又可大补脾肺之气，以资生血之源；当归味厚，为阴中之阴，故能补血活血，以使阳生阴长，气旺血生。二药配伍，增强补气生血之力。当归补血汤中重用黄芪补气，即"有形之血不能速生，无形之气所当急固"之理；配伍少量当归养血和营，阳生阴长，气旺血生，临床上适用于气血亏虚，疮疡溃后，久不愈合者，亦治妇人经期、产后血虚发热头痛。补阳还五汤是治疗气虚血瘀的著名方剂。方中亦有黄芪配伍当归，因气为血帅，气行则血行，若气虚则血运无力，必然运行迟滞而成瘀。方中重用生黄芪以补益元气，意在气旺则血行，瘀去络通；配伍以当归尾活血通络而不伤血；协同赤芍、川芎、桃仁、红花以活血祛瘀，地龙通经活络，善于走窜，使药力周行全身。

（3）黄芪配伍白术。

黄芪具有健脾补中作用。《药品化义》贾所学云："黄芪，性温能升阳，味甘淡，用蜜炒又能温中，主健脾，故内伤气虚，少用以佐人参，使补中益气，治脾虚泄泻……"白术性味甘苦而温，归脾、胃经，具有健脾益气、燥湿利尿、止汗、安胎等功效。《药性赋》谓之："味甘，气温，无毒。可升可降，阳也。其用有四：利水道，有除湿之功；强脾胃，有进食之效，佐黄芪有安胎之能，君枳实有消痞之妙。"二药性味均为甘温，同入脾经，配伍使用具有补气健脾、利水消肿、益卫固表的功效，常用于脾虚泄泻、脾不统血、气虚水肿、气虚自汗等证。

（4）黄芪配伍金银花。

倪朱谟言黄芪："痈疡之脓血肉溃，阳气虚而不愈者，黄芪可以生肌肉；又阴疮不能起发，阳气虚而不溃者，黄芪可以托脓毒。"黄芪补脾而生肌、补气而托疮，故有疮疡要药之称。金银花性味甘寒，善解血中之毒，长于清热解毒，大宜于疮家，其清热之中又具补益之力，如陈士铎曰："金银花性实多攻，攻毒之药，未有不散气者也。而金银花非为不散气，且能补气，更善补阴。但少用则补多于攻，多用则攻胜于补……若疑金银花为长年益寿之药则不可。"两药伍用，均善治疮疡，黄芪治虚，金银花疗实，临床上凡疮疡一证，初起多实中夹虚，后期多虚中有实，均可用之。四妙汤中，两药配伍，黄芪配金银花益气之中兼解毒排脓、养阴补虚之功，补中寓泻，补不碍邪，且温而不燥，鼓舞气血生长而无助热之虞；金银花配黄芪清热解毒排脓之中，又具益气养阴之力，泻中寓补，泻不伤正，性寒而无凝遏之弊。可治早、中、晚各期的疮疡痈疽。

4.黄连常用的临床配伍

黄连又名川连，《本草纲目》云："其根连珠而色黄，故名。"《本草正义》称"黄连大苦大寒，苦燥湿，寒胜热，能泄降一切有余之湿火，而心、脾、肝、肾之热，胆、胃、大小肠之火，无不治之"。具有清热燥湿、泻火解毒的作用，为"痢家圣药"，是许多经方的主药。用于湿热痞滞，呕吐吞酸，泻痢，黄疸，高热神昏，心火亢盛，心烦不寐，目赤，牙痛，消渴，痈肿疔疮；外治湿疹、湿疮，耳道流脓。正如《珍珠囊》所言："泻心脏火一也，去中焦湿热二也，诸疮必用三也，去风湿四也，治赤眼暴发五也，止中部见血六也。"黄连其用颇广，黄连的不同配伍更是受到广大医家的关注。

（1）黄连配黄芩。

黄连与黄芩属清热燥湿配伍的经典药对，二者均为清热燥湿之品，黄芩苦寒，归肺、胆、脾、大肠、小肠经，清热燥湿、泻火解毒，偏于清上焦火，黄连偏于清中焦火，黄连与黄芩均入手阳明大肠经，相须则清热燥湿、泻火解毒、清肠止痢功效更显著。如《伤寒论》葛根芩连汤，即选用黄连配黄芩，专治湿热痢疾、白痢腹痛等证。常用药对配方有葛根芩连汤、半夏泻心汤、生姜泻心汤、甘草泻心汤、干姜黄连黄芩人参汤、黄连阿胶汤、泻心汤、附子泻心汤等，用于治疗湿热阻滞中焦所致的脘腹痞满、恶心呕吐、泄泻等。《别录》中云："黄芩为苦寒清肃之药，功在除热邪，而非补益之品，当与黄连并列，虽能清热利湿消痰，然苦寒能损胃气而伤脾阳，脾肺虚热者忌之。"因而在应用黄连配黄芩时，脾肺虚热的患者慎用。

（2）黄连配木香。

黄连与木香配伍治疗痢疾、泄泻最早出自《政和本草》卷七引《李绛兵部手集方》。黄连功善清热燥湿、泻火解毒，木香能行气止痛、健脾消胃，二者的配伍属中药配伍关系中的相使配伍关系，二者组成香连丸，临床主要用于治疗湿热泻痢。黄连、吴茱萸同炒后去吴茱萸，意在清热燥湿，加木香以行气止痛，主治湿热痢疾，脓血相兼，腹痛里急后重。历史上，黄连、木香配伍治疗泄泻、痢疾时，常根据赤痢、白痢的孰轻孰重而采用不同的配伍比例。

（3）黄连配厚朴。

黄连配厚朴药对源于宋代王怀隐主编的《太平圣惠方》的厚朴丸。厚朴丸原方由厚朴三份、黄连二份、木香一份、干姜一份组成，用于水泻；方中厚朴苦、辛、温，功能为行气燥湿，降逆平喘；能除胃肠滞气，燥湿运脾，适用于湿阻中焦，气滞不利所致的脘闷腹胀、腹痛或呕逆等症，为君药；黄连苦、寒，苦能燥湿，寒可清热，为臣药；诸药相合，可散寒清热，并能相互制约药性，勿使过寒过热；共奏行气燥湿、平调寒热之功，收涩止泻、行气止痛之效，是治疗胃肠寒热错杂症疾患之良药。

（4）黄连配干姜。

黄连配干姜，为张仲景寒热配伍的代表，五脏六腑中最易发生寒热交错复杂证候的是脾胃，脾胃互为表里，最容易同时受邪。古语有言："一阴一阳，阳道实，阴道虚"，故脾多虚寒，胃多实热。黄连配干姜正是作用于中焦脾胃，黄连味苦性寒，清热止痢；干姜味辛性温，归脾、胃、肺经，温中散寒，回阳通脉，燥湿消痰，温肺化饮；两药相伍，辛开苦降、寒温并用，用于寒热错杂之呕吐泄泻、痢疾、胃痛痞满、反酸嘈杂等症。

（5）黄连配阿胶。

黄连配阿胶，黄连清心泻火，阿胶性平、味甘，归肺、肝、肾经，补血养阴、润燥、止血，两药配伍，祛邪护阴，刚柔相济，通补兼施，坚阴厚肠，用于热痢伤阴，大便脓血等症。另外，久泻脾肾阳虚者，健脾温肾止泻之时，也可配少量黄连以清热燥湿、坚阴厚肠胃。

（6）黄连配藿香。

黄连清热燥湿，藿香味辛、性微温，归肺、脾胃经，祛暑解表、化湿和胃，用于湿浊中阻、脘痞呕吐、暑湿表证、湿温初起。黄连加藿香，清热祛邪、芳香辟秽。《本草正义》云："藿香，清分微温，善理中州湿浊痰涎，为醒脾快胃，振动消阳妙品。"依据证候，湿重于热，加大藿香的用量；或热重于湿，加大黄连的用量。

第五章

诊余随笔

一、治痔重在消除症状

痔疮，传统认为是直肠末端黏膜下和肛管皮肤下的静脉丛发生扩大、曲张所形成的柔软静脉团。现在多倾向于认为是肛垫的病理性肥大和下移，分为内痔、外痔、混合痔，外痔又分为炎性外痔、血栓性外痔、结缔组织外痔、静脉曲张性外痔四种。痔疮的发生多因脏腑本虚，兼因久立久坐，负重远行，或长期便秘，或泻痢日久，或临厕久蹲，或饮食不节，过食辛辣醇酒厚味之品，导致脏腑功能阴阳失调，风湿燥热下迫大肠，瘀阻魄门，瘀血浊气结滞不散，筋脉横解而成痔。发病率高，古人有"十人九痔"的说法，且多见于20岁以上的成年人，女性多于男性。临床以便血、脱出为主要表现。便血可为手纸带血、滴血，甚至喷血，色鲜红；脱出物逐渐由可自行还纳至需用手辅助还纳、不能还纳，初起仅大便时脱出，后逐渐在行走、下蹲、咳嗽、久坐等时亦会脱出。多在进食辛辣刺激食物、饮酒、熬夜、久坐、久站后发作，轻时可自行缓解，反复发作，痛苦大，严重影响患者的工作和生活。痔疮的治疗重在消除症状，而非消除痔块。在经济利益驱动下，"无痛肛肠""微创痔疮""痔疮一刀根治，永不复发"等广告铺天盖地，充斥大街小巷，出现手术泛滥、手术器械繁杂、术后并发症多等问题。现在多认为痔疮为肛垫的病理性肥大和下移。肛垫是人体的生理组织，本身有协助排便等重要生理功能，只有受各种因素影响导致肛垫发生病理性肥大和下移，并产生脱出和便血等症状时才被称为痔疮。因此手术切除肥大和下移的痔核并不能从根本上消除痔疮，此外手术还会不同程度地损坏肛垫的结构及肛门括约肌，影响排便功能及导致肛门狭窄、下坠等术后并发症。消除痔疮症状的治疗方法很多，如肛门栓剂纳肛、药膏外涂、中药坐浴熏洗及中药汤剂口服、提肛锻炼等。此外，在平素生活中，应清淡饮食，调畅情志，多喝温开水，多食水果、蔬菜，少吃辛辣刺激性食物，忌饮酒，保持大便通畅，养成每日定时排便的习惯，避免久坐、久立及久厕，以预防痔疮的发生及减少痔疮症状的发作。

二、肛裂治疗以松解括约肌痉挛为要，预防以保持大便通畅为本

肛裂是指肛管全层裂开并形成感染性溃疡，多见于20～40岁青壮年，好发于截石位6、12点处，以便时肛门疼痛，呈阵发性刀割样疼痛或灼痛及便血为主要临床表现。其发病率仅次于痔。中医将本病称为"钩肠痔""裂痔""脉痔"等。《医宗金鉴·痔疮》记载："肛门围绕，折纹破裂、便结者，火燥也。"说明阴虚津液不足或者脏腑热结肠燥，而致大便秘结，粪便粗硬，排便努挣，使肛门皮肤裂伤湿热蕴阻，染毒而成。西医认为，肛裂的发生与解剖结构、外伤、感染及内括约肌痉挛等因素有关。根据不同病程及局部表现可将肛裂分为两期，即早期肛裂和陈旧性肛裂，早期肛裂发病时间较短，仅在肛管皮肤上见有小的梭形溃疡，而陈旧性肛裂，病程较长，反复发作。

在治疗上，早期肛裂一般采用保守治疗，因其仅损伤肛管皮肤表皮，未损及肛门括约肌，经积极治疗及调护，肛裂口可痊愈。陈旧性肛裂因其已伤及肛门括约肌，导致括约肌痉挛，裂口缺血，故很难自行痊愈；加之长期肛裂还会引起哨兵痔、肛乳头肥大、裂口皮下脓肿及皮下瘘，甚至癌变等风险，必须采用手术治疗才能彻底治愈。可根据不同情况选择不同的手术方法，比如扩肛法适用于早期肛裂、无结缔组织外痔及肛乳头肥大等症者；切开法适用于陈旧性肛裂，伴有结缔组织性外痔、肛乳头肥大等；纵切横缝法适用于陈旧性肛裂伴有肛管狭窄者等。

在预防上，肛裂患者通常有习惯性便秘，干燥粪便常使肛门皮肤撕裂而引起肛裂，又因恐惧大便时的肛裂疼痛而不愿意定时排便，从而形成恶性循环。因此，保持大便通畅，预防便秘的发生为防治肛裂的根本方法，比如饮食中应多吃蔬菜、水果，养成良好的排便习惯，及时治疗便秘，防止大便干涩粗硬，擦伤肛门形成肛裂。

三、肛周脓肿手术宜早行，或待成肛瘘行根治

肛周脓肿是指直肠周围间隙发生急慢性感染而形成的脓肿，绝大部分为肛隐

窝感染所致，其临床特点是发病急骤、肛周剧痛，伴全身高热，酿脓破溃后易形成瘘管，肛周脓肿和肛瘘为同一疾病的不同阶段。

中医称肛周脓肿为肛痈，《外科精要》首次将本病命名为"痈"，谓"谷道前后生痈，谓之悬痈"。究其病因病机为过食辛辣肥甘、醇酒炙煿之品，损伤脾胃，湿热内生，下注肛门，蕴久化热，热胜肉腐，发为痈疽；或肺肾阴虚，湿热痰浊凝聚肛门，郁久热胜肉腐，发为本病。西医则认为，本病系于肛隐窝感染后，炎症可由肛腺管直肠周围间隙组织蔓延而成。肛周脓肿多为肛隐窝细菌感染的急性化脓性疾病，为肛肠科急症，起病急、传变快，延误手术时机不仅会造成患者病痛大，还会有引起菌血症、败血症风险，应急诊手术。肛周脓肿手术不仅要将脓液排出、感染坏死组织清除，还应将感染的肛隐窝一并处理方能根治。但由于脓肿发作时往往病变范围较大、波动间隙较深，且感染的肛隐窝常不易发现，如若一并处理，往往会造成伤口大、切除病变组织多、损伤括约肌风险高、术后恢复时间长等问题，因此建议除非脓肿病变局限、感染肛隐窝明显行一次根治术，大多行切开排脓，待病变局限、形成肛瘘后再次行根治手术。此外，如若患者平素调护得当，有肛瘘不发作，不用行根治手术。在平素生活中，对于肛痈的预防调护，生活卫生上则应保持肛门清洁及大便通畅，避免大便干结，养成良好的排便习惯；饮食上应注意少食辛辣、肥甘厚味的食物，忌吸烟及饮酒；平素保持心情舒畅，避免久坐久行。积极治疗相关病变，如肛窦炎、直肠炎等。患病后尽早治疗，防止病变范围扩大。

肛瘘是指直肠或肛管与周围皮肤相通所形成的瘘管，中医称肛漏。一般由原发性内口、瘘管和继发性外口三部分组成，也有仅具内口或外口者。肛漏多是肛痈的后遗症。临床上分为化脓性或结核性两类。其临床特性是局部反复流脓、疼痛、瘙痒等，并可触及或探及瘘管通到直肠。本病好发于婴幼儿及20～40岁的成年人，以男性居多。战国时期的《山海经》已有治"瘘"的记载；《五十二病方》将肛漏归属于"牡痔"中，并有详细的治疗肛漏的记载；《神农本草经》首将其命名为"痔漏"；《疮疡经验全书》称为"漏疮"；《外科正宗》有"单漏"的名称；《外证医案汇编》则将其命名为"肛漏"。究其病因病机为肛痈溃后，余毒未尽，蕴结不散，血行不畅，疮口不合，日久生漏；亦有虚劳久嗽，肺、脾、肾亏损，邪乘于下，郁久肉腐成脓，溃后成漏。《太平圣惠方》云："夫痔瘘者，由诸痔毒气，结聚肛边……穿穴之后，疮口不合。时有脓血，肠头肿痛，经久不差，故名痔瘘也。"瘘管久不收口，邪气留恋，可损气血。西医则认为，肛漏与肛痈分别属于肛周间隙化脓性感染的两个病理性阶段，急性期为肛周脓肿，慢性期为肛漏。肛瘘的治疗，一般以手术治疗为主，内治法多用于手术后以增强体质，减轻症状，控制炎症的发生，分为托法、补法和清法。托法是用补益血气的药物扶助正气，托毒外泄，以免毒邪内陷；补法是用补益的药物恢复正气，助养患处新生，使疮口瘘口早日愈合；消法是用消散的药物，使初起的肛周痈疽和炎性外痔等得到消散。手术治疗是将瘘管全部切开，必要时可将瘘管周围的瘢痕做适当修剪，使之引流通畅，创口逐渐愈合。手术成功的关键在于正确地找到内口，并将内口切开或者切除，否则瘘管就不能愈合，日久又会复发。目前常用的手术疗法有挂线疗法、切开疗法、切开与挂线相结合三种。在平素生活中，对于肛漏的预防和调护，首先要保持肛门的清洁，养成良好的卫生习惯。在饮食上应少食辛辣油腻食物，忌吸烟饮酒。发生肛痈，应该尽早彻底治疗，可以防护后遗肛漏。肛漏患者应及早治疗，避免外口堵塞而引起脓液积聚，排泄不畅引发新的支瘘管。

四、脱肛治以升提固脱

脱肛是直肠黏膜、肛管、直肠全层和部分乙状结肠向下移位，脱出肛门外的一种疾病，相当于西医的直肠脱垂，包括直肠黏膜脱垂和直肠全层脱垂。其病名最早在《五十二病方》中称为"人州出"。而"脱肛"的病名则首现于《神农本草经》。其病因病机是中气不足、气虚下陷、固摄失司以致直肠肛管向外脱出。西医认为，全身功能状况尤其是神经系统功能衰减是脱肛发生的病理因素，但局部因素如解剖结构缺陷和功能不全、肠源性疾病、腹压增高等，是脱肛发生的重要条件。好发于幼儿、老年人、久病体弱者及重体力劳动者，发病率女高于男。主要表现为初起便时脱出，便后自行缩回消失，继则脱出物逐渐增长、变粗、随时脱出，不能回纳，并逐渐出现坠痛感或有里急后重感等。在治疗方面，脱肛的治疗分为内治、外治、针灸和手术治疗。内治、外治及针灸以补中益气、升提固脱，加强盆腔内张力，增强直肠支持固定作用。手术治疗包括注射疗法、直肠周围支持固定术、肛门紧缩术和直肠悬吊术等。注射疗法，主要是加强直肠与周围组织或直肠各层组织粘连固化，使直肠不再下脱。注射疗法分为黏膜下注射和直肠周围注射两种。患脱肛后，应该及时治疗，防止发展到严重程度。局部可采用丁字形托带垫棉固定，或每日进行运动锻炼。因此，升提固脱，使中气举、肛脱复，恢复肛门直肠的生理功能及结构，为脱肛治疗的目的和原则。手术并不能从根本上纠正脱肛发生的内在基础，往往术后仍会复发，过多切除直肠黏膜及全层组织会造成肛门狭窄、肛门下坠及异物感。此外，还应注意日常预防和调护，在平素生活中，应该避免负重远行，积极治疗慢性腹泻、便秘、慢性咳嗽等，防止腹压过度增高。

五、肛门瘙痒可从肠论治

肛门瘙痒症是一种常见的局限性神经机能障碍性皮肤病，轻时肛门部时有轻微发痒，经久不愈则成为瘙痒，一般只限于肛门周围，有的可蔓延到会阴、外阴或阴囊后方。多发生在中年、老年，20岁以下的青年较少，很少发生于儿童。男性比女性多见，习惯安静和不常运动的人多发生这种瘙痒症。继发性瘙痒症有明显致病原因，容易治疗；自发性或原因不明的则不容易治愈，也常复发，约占全部患者的50%。本症在《诸病源候论》中称"风痒"。后世医书称"肛门痒"等。其发病原因是饮食上嗜食辛辣食品，卫生习惯不良，不及时清洗肛门会阴，着装不良如穿着窄小的衣裤，或穿质地差的内裤如某些化纤织物或厚实而粗糙或不透气等，使臀围汗液不易散发及摩擦、隔裤搔抓摩擦。儿童的肛门瘙痒以蛲虫病患者居多，雌性蛲虫蠕出肛门排卵，形成机械刺激引起肛门瘙痒。隔裤搔抓摩擦，可使瘙痒加剧。在治疗上，应针对其病因，积极寻找并去除可能的致病因素，外用止痒剂，必要时阻断局部皮下感觉神经。中医则通过辨证论治，根据辨证分型具体治疗，也可用外治法如中药外洗坐浴、温水坐浴。

此外，不论是原发性还是继发性肛门瘙痒，肠道病变如痔疮、肛瘘、直肠脱垂、肠炎、便秘等均是其发病的重要诱发因素，尤其是继发性肛门瘙痒可能是直接病因。因此肛门瘙痒除了上述常规治疗外，应注重从肠论治，积极治疗这些肠道疾病。同时，在平素生活中，要进行必要的预防与调护：①调畅情志，避免焦虑、忧虑、过度紧张；②调理饮食，多食绿色蔬菜、水果等富含纤维的食品，禁食或少食有刺激性或可诱发变态反应的食品和调味品，如辛辣食品、浓茶和咖啡、烈性酒等；③注意卫生，便后用温水洗净肛门，保持皮肤清爽干净；④避免不适当的自疗，如用热水烫洗；⑤贴身内衣以棉织品为好，衣裤应宽松合体，不宜过紧、过硬，以免摩擦肛门皮肤；⑥切勿搔抓肛周，如有夜间抓痒习惯者应剪短指甲或睡前带上薄膜手套；⑦调整排便习惯，每天定时如厕。

六、治腹痛分通、补两端

腹痛是指胃脘以下，耻骨毛际以上部位发生的疼痛，是临床上最常见的一个症状。《黄帝内经》中最早提出腹痛病名，其发病涉及脏腑与经脉较多，病理性质不外寒、热、虚、实，基本病机为脏腑气机阻滞，气血运行不畅，经脉痹阻，不通则痛，或者脏腑经脉失养，不荣则痛。其辨证要点是辨腹痛性质，辨腹痛部位，痛势绵绵，喜揉喜按，多为虚痛；痛势急剧，痛时拒按，多为实痛；腹痛拘急，遇冷痛剧，多为寒痛；痛处有热感，时轻时重，得凉痛减，多为热痛。不通和不荣是本病发生的两大病理机制，治疗原则中，治疗腹痛多以"通、补"两字立法，并根据辨证的寒热虚实，确立相应的治法，审证求因，标本兼治，实证者重在祛邪疏导，虚证者强调补益气血，对于久痛入络，绵绵不愈者，则应采用辛润活血通络之法，"寒则温之，是热则清之，是痰则化之，是血则散之，是虫则杀之，临证不可惑也"。在临床中，医师必须密切观察患者的面色，腹痛部位、性质、时间、程度，腹部触诊、听诊、视诊的情况，以及大小便情况，了解腹痛与情绪、饮食、寒温等因素的关系，以积极对症治疗。患者平素应饮食有节，忌暴饮暴食，忌食生冷、不洁的食物，应进食容易消化、富有营养的食物，对于食积者，应暂时禁食或者少食，虚寒者应进食热食，热证者应忌辛辣、肥甘厚味的食物。

七、泄泻不可峻于涩、利

古有将大便溏薄而势缓者称为泄，大便清稀如水而势急者称为泻。《黄帝内经》中首次记载本病，究其病因病机，有感受外邪，饮食所伤，情志不调，禀赋不足，久病脏腑虚弱以致泻。《素问·阴阳应象大论》云："湿盛则濡泄，……春伤于风，夏生飧泄。"指出风寒湿热皆可致泻。泄泻病位在肠，主病之脏是脾，与肝、肾也密切相关，《医宗必读》中有"无湿不成泻"的说法，湿为阴邪，易困脾阳，并可夹寒、夹热、夹滞。脾主运化，喜燥恶湿，大小肠司泌浊、传导，脾胃运化功能失调，肠道分清泌浊、传导功能失司，则发生泄泻。其辨证要点，辨寒热、辨虚实、辨暴泻与久泻、辨证候特征。一般来说，暴泻者起病急，病程较短，泄泻次数频，多以湿盛为主，脾为湿困所致，多属实证。久泻者病程较长，泄泻间歇发作，脾虚不运而生湿或肾虚火不暖脾，水谷不化所致，多偏虚证。大便色黄褐而臭，泻下急迫，肛门灼热，多属热证。大便清稀，或完谷不化者，多属寒证。急性泄泻，泻下腹痛，痛势急迫拒按，泻后痛减，多属实证。慢性久泻，反复发作，腹痛不甚，喜温喜按，神疲肢冷，多属虚证。泄泻治疗原则运脾化湿，但暴泻不可骤用补涩，以免关门留寇；久泻不可分利太过，以防劫其阴液。急性泄泻多以湿盛为主，化湿佐以分利；久泻多以脾虚为主，当以健脾。若病情处于寒热兼夹或互相转化时，当随症而施治。"健脾"与"运脾"要灵活应用，临床上因脾虚致泻者，则宜健脾，因湿邪困脾致泻者，则宜运脾。脾为湿困，中气下陷，则需振兴脾气，药物中可加入升阳药，如羌活、柴胡、葛根等，使气机流畅，恢复运作，少量应用，则可去实，用量若大，则疏泄太过，反而泄泻更甚。久泻不可利小便，久泻多为脾虚失运，或脏腑生克所致，虽有水湿，久积而成，轻者宜芳香化之，重者宜苦温燥之，若利小便则伤正气。不轻易用补涩法，暴泻不可骤涩，久泻虽缠绵时日，但只要湿邪未尽，或夹其他病变，急于求成，而忙于补涩。若夹他邪，则恐"炉烟虽息，灰中有火也"，而变证则接踵而至。临床上应在复杂多变的症状中把握辨证的关键，辨别何为标，何为本，治疗应掌握先后缓急、攻补的时机。在平素生活中，泄泻的预防调护，应注意调节情志，保持乐观的心态，起居有常，严防风寒湿邪侵袭。避免进食生冷不洁、难以消化或者清肠润滑的食物，忌肥甘厚味、辛热炙煿之品，饮食有节，宜清淡、富有营养，多食对消化吸收有帮助的食物。

八、回盲部溃疡要考虑克罗恩病

克罗恩病，是一种慢性、复发性、原因不明的胃肠道慢性炎性肉芽肿性疾病。病变可发生于消化道（自口腔至肛门）的任何部位，呈节段性或跳跃式分布，但以末段回肠和右半结肠最多见。临床上以腹痛、腹泻、腹块、瘘管形成和肠梗阻为特点，可伴有发热、贫血、营养障碍以及关节、皮肤、眼、口腔黏膜、肝脏等肠外损害。克罗恩病的临床表现无特异性，典型的肠镜表现较少，加之并发症的发生往往在后期，给临床早期诊断带来一定困难，但回盲部为其好发部位，因此在临床上患者因脓血便求诊，肠镜提示回盲部有溃疡病变，应首先考虑克罗恩病的可能性。

中医文献没有克罗恩病的病名，但在"肠澼证"的论著中，却概括了同类而异名的泄、痢病证，故《素问·太阴阳明论》云："故犯贼风虚邪者阳受之，食饮不节，起居不时者阴受之。阳受之则入六腑，阴受之则入五脏。入六腑则身热不时卧，上为喘呼；入五脏则䐜满闭塞，下为飧泄，久为肠澼。"关于其病因病机，本病属中医学的"腹痛""腹泻""便血"等病范畴。饮食不节，感受外邪，情志不畅，久病体虚皆可导致脾胃运化失健，小肠分清泌浊功能失司，大肠传导失常而致泄泻。其病位主要在脾，若脾失健运则水反为湿，谷反为滞，清浊相混，水走肠间而成"泄泻"，故《景岳全书·泄泻》云："泄泻之本，无不由于脾胃。"脾虚之体，又遇忧思恼怒，可因土虚木贼而成脾虚肝郁之症，或脾病及肾，或火不暖土均可出现脾肾两虚。若肝脾两伤，气滞血瘀，"不通则痛"则可形成"腹痛"，日久脉络壅塞，湿热互结渐成"积聚"；若肝郁化热，热伤阴络，或脾气亏虚，不能统血，血溢脉外则可出现"便血"。其病情较为复杂，则应认真鉴别诊治。

其治疗原则不外乎清热化湿、健脾温肾、行气活血、涩肠止泻、温中补虚，腹部肿块者，宜加三棱、莪术；湿邪胜者，可加用薏苡仁、茯苓。脾虚泄泻证，治则：健脾益气。脾肾两虚证，治则：温肾健脾。气滞血瘀证，治则：活血化瘀、行气消积。在平素生活中，处于活动期的患者应卧床休息，饮食上，则应进易消化、富营养、高维生素饮食；病情较为严重者宜禁食，可用全胃肠外营养治疗，注意及时纠正水、电解质平衡失调，贫血、营养缺乏者，予以补充维生素 B$_{12}$、叶酸，必要时输血和白蛋白；而对于腹泻严重者，注意肛周皮肤护理，注意观察大便的性质和量及出血情况，必要时及时去医院就诊。

九、痢疾多虚实夹杂

痢疾是以大便次数增多，腹痛，里急后重，痢下赤白黏冻为主要症状，是夏秋季常见的肠道传染病。《黄帝内经》称本病为"赤沃"，本病多由感受时令之邪而发病，感邪的性质有三：一为疫毒之邪，内侵胃肠，发病骤急，形成疫毒痢；二为湿热之邪，湿郁热蒸，肠胃气机阻滞，发生湿热痢；三为夏暑感寒伤湿，寒湿伤中，胃肠不和，气血壅滞发为寒湿痢。正如《景岳全书·痢疾》云："痢疾之病，多病于夏秋之交……皆谓炎暑火行，相火司令，酷热之毒蓄积为痢。"饮食不洁，平素嗜食肥甘厚味，或误食馊腐不洁之食物，酿生湿热，或夏月恣食生冷瓜果，损伤脾胃，中阳受困，湿热或寒湿、食积之邪内蕴，肠中气机壅阻，气滞血瘀，于肠中腐浊相搏结，化为脓血，而致本病。痢疾为病，病位在肠，与脾胃密切相关，可涉及肾。虽有外感与饮食之不同，但两者都可相互影响，往往内外交感而发病。病理因素以湿热疫毒为主，病理性质分寒热虚实。急性暴痢多因疫毒弥漫，湿热。寒湿内蕴肠腑，腑气壅滞，气滞血阻，气血与邪气相搏结，夹糟粕积滞肠道，脉络受伤，腐败化为脓血而痢下赤白；气机阻滞，腑气不通，闭塞滞下，故见腹痛，里急后重。痢疾的治疗，应根据其病症的寒热虚实而确定治疗原则。热痢清之，寒痢温之，初痢实则通之，久痢虚则补之，寒热交错者清温并用，虚实夹杂者攻补兼施。痢疾初起之时，以实证、热证多见，宜清热化湿解毒，久痢虚证、寒证，应以补虚温中，调理脾胃，兼以清肠，收涩固脱。如下痢兼有表证者，宜合解表剂，外疏内通；夹食滞可配合消导药消除积滞。刘河间提出的"调气则后重自除，行血则便脓自愈"之调气和血法，可用于痢疾的多个证型，赤多重用血药，白多重用气药。而在掌握扶正祛邪的辨证治疗过程中，始终应顾护胃气。此外，对于古今医家提出的有关治疗痢疾之禁忌，如忌过早补涩，忌峻下攻伐，忌分利小便等，均可供临床用药之时，结合具体病情，参考借鉴。

但我们在临床上发现，久痢居多，急性者也多为久痢的急性发作，单纯实证者很少，因此在治疗时不可攻邪太过，应以固护真元为本。在平素生活中，在痢疾流行季节，可适当食用生蒜瓣，每次1～3瓣，每日2～3次，亦可用马齿苋、绿豆适量，煎汤饮用，对预防感染亦有一定的作用。痢疾患者，须适当禁食，病情稳定后，仍以清淡饮食为宜，忌食油腻荤腥之品。

十、便秘病发五脏六腑，治疗应以缓症为要

便秘是指粪便秘结不通，排便周期延长；或者粪便干结，但周期不长，排出困难；或者粪便质软，有便意，但排出不畅。关于便秘的病因病机，归纳起来有饮食不节、情志失调、禀赋不足、外邪犯胃等，肠道传导功能失司，导致大便排出不畅。便秘病在大肠，与肺、脾胃、肝胆、肾、膀胱的功能失调有关。华佗《中藏经》云"大肠者，肺之腑也，为传送之司，号监仓之官。肺病久不已，则传入大肠"，提示肺气的宣肃有助于大肠传导功能的发挥，倘若肺失清肃，津液不能下达，导致大肠传导失职，糟粕内停，大便艰涩不畅，故临床上，治腑不离脏，用宣通气机，肃降肺气，导通大肠。脾胃为后天之本，气血生化之源，脾气虚弱，则气血阴津亏虚，肠动乏力，津枯肠燥；脾胃为气机升降之枢纽，大小肠之运动受脾气运化的支配，中焦不畅易致气机失常，出入受阻；脾主运化，受损则清气不升，水谷精微不能敷布，浊阴不降，糟粕不能下行；胃主腐熟，失常则肠胃积热，耗伤津液，津枯肠燥，大便秘结，传化失常，故而便秘。肝主疏泄，调畅气机，肝气不舒，则气机郁滞，魄门的启闭失司，大便秘结，宜六磨汤；同时，也为情志已病提供依据。胆与肝相表里，肝胆之气不通，胆腑郁热，胆汁排泄不畅，形成肝胆湿热，再合并阳明腑实热邪内结，腑气不通，则影响大肠传导功能，出现大便积滞而便秘，故临床上治当通腑利胆，方宜大柴胡汤加减；此外，肝主藏血，若藏血不足，则肝失所养，阴血亏虚，肠道失濡，而影响其疏泄功能，进而影响大肠传导功能而出现便秘，宜四物汤。《黄帝内经》曰："心者，君主之官，神明出焉……主不明则十二官危，使道闭塞而不通。"心无所主，肠失君命，魄门开闭失常，导致便秘。心与小肠相表里，心为火脏，心火亢盛，火热下移于大肠，引起便秘；心主血脉，心血耗伤，阴血亏虚，肠失濡润则

成便秘。

便秘的病性可概括为寒热虚实四个方面，究其辨证要点，当分清虚实，治疗原则虽应以通下为主，但决不可单纯用泻下药。实秘者，应以祛邪为主，给予泻热、通导之法，邪去则便通；虚秘者，肠失濡养，推动无力，故以扶正为先，给予温阳、滋阴补血之法，正盛则便通。虚性便秘又有气血阴阳亏虚之不同，虚中可夹实、夹热，因与肺、脾、胃、肝、肾等脏腑关系密切，病机复杂，治法多样，绝非单纯攻下通便。正如《景岳全书·秘结》云："阳结者邪有余，宜攻宜泻者也；阴结者正不足，宜补宜滋者也。知斯二者即知秘结之纲领矣。"

便秘患者往往病程长，发病多与不合理的饮食结构和排便习惯有关，老年便秘者为身体气血亏虚，肠动乏力、肠壁失润所致，皆非数剂可疗、旬月除疾，因此治疗时应辨证施方以徐徐疗本，更应急解便秘以快速解症。但不主张过量、长期服用泻药以防形成依赖性，建议定期行结肠水疗以快速排出肠道秘结之便，还可清除宿便之毒素等有害代谢产物。平素生活中，应加强便秘的预防调护，注意饮食，以清淡为主，合理膳食，多吃粗纤维食物，多食蔬菜、水果，避免过食辛辣油腻厚味食物，勿饮酒过度；养成良好的排便习惯，晨起按时如厕；保持心情舒畅，加强身体锻炼，特别是腹部锻炼，可以有助于胃肠功能的改善。

十一、结直肠息肉应早发现、早治疗

结直肠息肉指发生于结直肠黏膜上的赘生物，分为继发性和多发性两种，前者多见于儿童，后者多见于青壮年。若是很多息肉积聚在一段或者全段大肠者称息肉病。本病少可恶变，以多发性息肉者恶化较多。历代中医文献对其有"息肉痔""悬胆痔""垂珠痔""樱桃痔"等诸多称谓。其病因病机为，湿热下迫大肠，肠道气机不利，经络阻滞，瘀血浊气凝聚而成，西医认为本病的发生可能与遗传、炎症刺激有关。因息肉大小及位置高低的不同，其临床表现也不尽相同，位置较高的小息肉一般无症状；低位带蒂息肉，大便时可脱出肛门外，小的息肉能自行回纳，大的息肉便后需要用手推回，常伴有排便不畅，下坠，或有里急后重感；多发性息肉常伴有腹痛、腹泻、排出带血性黏液便，久之则体重减轻、体弱无力、消瘦、贫血等。若息肉并发溃疡及感染，可有大便次数增多，便后里急后重，便后出血伴血性黏液排出。

但结直肠息肉早期往往无临床不适表现，多在行电子结肠镜检查时发现，因其有一定的癌变率，所以对其的治疗建议早发现、早手术，必要时病检以明确病理性质，还要定期复查以监测有无复发。手术方式可采用电子结肠镜下手术切除，或结扎、套扎，或圈套电切，或高频电凝等治疗，对于高位多发性腺瘤，必要时可考虑做直肠切除手术。其辨证论治，对于风伤肠络证者治以清热凉血，祛风止血；气滞血瘀证者治以活血化瘀，软坚散结；脾气亏虚证者治以补益脾胃。外治方法中，灌肠法适用于多发性息肉，一般选用具有软坚散结、收敛作用的药物。日常生活中，也要保持大便通畅，养成定时排便的习惯，防止便秘、腹泻的发生。

十二、论大肠癌的诊治

大肠癌包括结肠癌和直肠癌，是常见的消化道恶性肿瘤，以排便习惯与粪便性状改变、腹痛、肛门坠痛、里急后重，甚至腹内结块、消瘦为主要临床表现。在北美、西欧各国大肠癌的发病率仍有上升的趋势，居全部癌病死亡原因的第二位。近30年来我国的大肠癌发病率也不断上升。近年大肠癌根治手术后5年生存率为50%左右。根据其发病率及临床特征分析，中医古籍有关大肠癌的论述散见于"肠积""积聚""肠蕈""肠风""脏毒""下痢""锁肛痔"等病症中。其是发于大肠的一类恶性疾病，多由于正气内虚、感受邪毒、情志抑郁、饮食损伤、宿有旧疾等因素，使脏腑功能失调，气血津液运转失调，产生气滞、血瘀、痰凝、湿浊、热毒等病理变化，蕴结于脏腑组织，相互搏结，日久成积渐而形成的一种恶性疾病。癌症的病因尚未明了，但根据癌症的起病经过和临床表现，其发生与外在的六淫邪毒、内在的忧思抑郁、饮食失调，宿有旧疾或久病伤正，年老体衰有密切关系。癌病的形成虽有上述多种因素，但其基本病理变化为正气内虚，气滞、血瘀、痰结、湿聚热毒等相互纠结，日久积滞而成有形之块。病理属性总属本虚标实，多是因虚而致实，是一种全身属虚、局部属实的疾病。不同的癌症的病变位置不同，但由于肝主疏泄，条达气机，脾为气血生化之源，肾主髓，藏元阴元阳，故癌症的发生与肝、脾、肾的关系也比较密切。

大肠癌属于正虚邪实、邪盛正衰的一类疾病，所以治疗的基本原则是扶正祛邪、攻补兼施，要结合病史、病程、四诊及实验室检查等临床资料，综合分析，辨证论治，做到"治实当顾虚，补虚勿忘实"。初期邪盛正虚不明显，当先攻之；中期宜攻补兼施；晚期正气大伤，不耐攻伐，当以补为主，扶正培本以抗邪气。扶正之法主要是根据正虚轻重的不同，并结合主要病变脏腑而分别采用补气、补血、补阴、补阳的治法；祛邪主要针对病因采用理气、祛湿、化痰散结、活血化瘀、清热解毒等方法，并应适当配伍有抗肿瘤作用的中药。早期发现，早期诊断，早期治疗对预后有积极作用。做好预防对减少发病有重要意义，病后加强饮食调养，调畅情志，注意休息，有利于癌症的康复。

因为癌症的病因尚未完全明了，但精血不足，脏气亏虚，气血阴阳失调，加之外邪入侵是重要的致病因素，故保养精气，劳逸结合，养成良好的生活、饮食习惯，戒烟，保持心情愉快，加强必要的保护措施，对预防疾病有重要的意义。此外，加强普查工作，早期发现、早期诊断、早期治疗，也是防治癌症的重要手段。病后应该做到早期发现，早期诊断，早期治疗，要让患者树立战胜疾病的信心，积极配合治疗。起居有节，调畅情志，宜进易于消化而且富有营养的食物，禁食辛辣腌炸食物，适当参加锻炼。

十三、肠易激综合征应着重精神、心理调节

肠易激综合征（IBS）也叫结肠激惹综合征，过去曾叫"痉挛性结肠炎""过敏性结肠炎""黏液性肠炎"和"结肠神经官能症"等，是一种以腹痛或腹部不适伴排便习惯改变为特征的功能紊乱性肠病，累及整个消化道，是由多种生理决定因素引起的一组症状，而不是单一的疾病，是一种具有特殊病理生理基础的心身疾病。在祖国医学中，历代医籍并没有肠易激综合征这一病名，但依据临床症状的特点，将其归为"腹痛""泄泻""便秘"等病的范畴内。既往就有文献记载，如《景岳全书》指出"肾为胃关，开窍于二阴，所以二便之开闭，皆肾脏之所主，今肾中阳气不足，则命门火衰……阴气盛极之时，即令人洞泄不止也"。又如《脾胃论》曰："形体劳役则脾病，病脾则怠惰嗜卧，四肢不收，大便泄泻。"本病病位在大肠，与肝、脾、肾三脏关系密切，一般来讲，此病初期，

多为肝气郁结，失于疏泄，肝气横逆乘脾；继则脾失健运，湿从中生；脾虚日久而致脾阳不足，继则肾阳受累。所以此病以湿为中心，以肝气郁结而贯穿始终，气机失调为疾病之标，而脾肾阳虚为此病之本。肝郁、脾虚、肾阳不足为肠易激综合征的主要病机。在整个发病过程中，肝失疏泄，脾失健运，脾阳及肾阳失于温煦，最终导致肠易激综合征的发生。中医学认为本病主要由情志失调，导致肝郁气滞，肝气乘脾，而为肝郁脾虚；脾胃虚弱，日久穷必及肾，又可导致脾肾阳虚；气为血帅，气行则血行，气滞日久又导致血瘀肠络。现代研究表明，精神心理因素如严重的焦虑、抑郁、紧张、激动和恐惧等影响自主神经功能调节，引起结肠运动与分泌功能障碍。饮食因素如过食生冷、辛辣、香燥食品。油腻对结肠运动功能影响较大，高蛋白可致腹泻，纤维过多食物可引起肠功能紊乱；低乳糖酶者摄入多乳糖，可出现肠易激综合征的某些症状。治疗上主要为对症治疗及中医药辨证施方，主要证型有脾胃虚弱型、脾肾阳虚型、脾胃阴虚型、肝郁气滞型、肝脾不和型和瘀阻肠络型。

本病患者往往自觉症状重，辅助检查器质性病变轻，精神、心理因素对患者的病情症状影响很大，因此精神、心理调节治疗就显得格外重要。情志调治法相当于现代医学"心理疗法"，临床上应根据患者不同的心理、情感异常变化，恰当应用。常用的具体方法如下。语言开导法是针对患者的病情及其心理状态、情感障碍等，采取语言交谈方式进行说理疏导，以消除其致病心因，纠正其不良情绪和情感活动等的一种心理治疗方法；移情却病法，亦称"移情易性疗法"，是指医生运用各种方法来转移患者的精神意念活动，借以调理和纠正其气机紊乱等病理状态，促使疾病得以康复的一种心理治疗方法，是临床心理治疗常用的方法之一；顺意疗法是指顺从患者的意念、满足其心身要求，以释却致病心因的一种心理治疗方法。 对于本病的预防与调护：积极锻炼身体，增强体质，预防疾病。饮食上少食多餐，腹泻患者应食少渣、易消化、低脂肪、高蛋白食物，便秘者应食多纤维蔬菜、粗粮等，建立定时排便习惯。避免过食生冷及刺激性食物。对可疑不耐受的食物，如虾、蟹、牛奶、花生等尽量不食，辛辣、冰冻、油腻生冷食物及烟酒要禁忌，同时避免泻药及理化因素对肠道的刺激。情志上避免精神刺激，解除紧张情绪，保持乐观态度是预防本病的关键。因此要劳逸结合，建立良好的生活习惯，解除紧张情绪，树立战胜疾病的信心。

十四、溃疡性结肠炎坚持一个基础、三个贯穿和七个不能忘

溃疡性结肠炎是一种消化系统的常见病，具有反复发作、迁延不愈的特点，属肛肠科中的一种难治病种。溃疡性结肠炎是一种全身性疾病的局部表现，其特点为整体多虚、局部多实，为本虚标实的一种疾病。故在本病治疗中建议坚持一个基础、三个贯穿和七个不能忘。

本病病因多样，病机复杂，在治疗过程中应结合该病寒热错杂、虚实并见的复杂病机，以十二治法为基础随症运用。

三个贯穿为清肠祛湿贯穿始终，调气和血贯穿始终，直肠给药贯穿始终。

七个不能忘，一是不能忘整体与局部、标与本的关系。本病虽为大肠的局部病变，但和机体的整体病变密切相关，因而调整全身脏腑阴阳气血的平衡，可促进局部病灶的改善，而局部病灶的好转，又有助于整体机能的恢复。二是不能忘扶正与祛邪的关系。本病病机虽然复杂多变，但不外虚实两端，故治之当以"虚则补之，实者泻之"为原则，即证属虚者，当用扶正之法，而证属实者，又当取祛邪之法。三是不能忘顾护脾胃，用药宜温润。用药宜温运，本病以脾虚为本，虽有湿热、食积、气滞、血瘀之变，其根本仍为中阳不振，脾虚不运，在立法施药上应健脾益气，温运化湿，宜用温运，慎用苦寒。四是不能忘疏导为主与慎用涩敛。本病病因多端，有兼寒兼气滞血瘀及食积之不同，在治疗上还应注意疏泄导滞，不可轻投收敛固涩之品，即便当用固法时，也要兼顾导滞，否则易致水湿等病邪内遏，生闭门留寇之弊，而延误病机。五是不能忘因人因时因地制宜，辨证施法。本病应该根据患者的年龄、性别、体质、生活习惯特点及不同的气候特点、不同地区的地理特点来考虑治疗用药的原则，根据辨证的结果确立治疗方法，具体情况具体分析，才能取得满意的效果。六是不能忘调节情志。情志失调而产生本病，大都是在脾胃素虚或本有食滞、湿阻的情况下随触而发的，所以始终要坚持调节情志，治病先治人，疗疾先愈心。溃疡性结肠炎是世界性难题，症状容易控制，但极易复发，病程长。很多患者来诊前很多已经多方求治，受病痛折磨痛苦至极，痊病之望切，愈疾之信差，甚至很多患者已有精神心理障碍。应与患者进行大量的沟通，举已愈患者之成功案例，解疾病可愈之医学机制，以

树立患者战胜疾病之信心，增强患者坚持治疗之信心。盖病为患者之疾，只有解除了患者心中之疑虑，树立战胜疾病之信心，才能坚持治疗，依从用药，方能取效。七是不能忘直肠给药要辨证选药。直肠给药疗法主要有保留灌肠法、直肠点滴给药法、直肠喷粉法和栓剂塞肛法等，其中保留灌肠法为临床最普遍而常用的方法。现代医学认为本病为主要侵犯肠黏膜或黏膜下层，伴有糜烂和浅表溃疡的非特异性疾病。病变以远端结肠为主，而此法使药物直达病所，又可避免上消化道酸碱度和酶对药物的影响，保持药物性能，使药物吸收更为奏效，并能延长药物作用时间，从而使肠黏膜修复、溃疡愈合而达治疗目的。

此外，由于阿米巴肠病与溃疡性结肠炎临床症状尤为相似，均有腹痛、腹泻、黏液血便等症状，较易误诊，临床上阿米巴肠病患者多被误诊为溃疡性结肠炎。因此，提高阿米巴肠病的检出率，能大大提高溃疡性结肠炎的确诊率及治愈率。

第六章

谈治未病

一、中医治未病的发展史

中医学"治未病"理论，其实践活动可追溯到远古时期。敦煌石窟中保存有一幅"殷人熏火防疫图"，描绘了殷人熏火免疫的情景。在广泛的生活实践中，人类逐渐有了对伤病的认识和原始的医疗方法，通过经验的积累也就逐渐产生了预防疾病的思想。《诗经·鸱鸮》云："迨天之未阴雨，彻彼桑土，绸缪牖户。"说明当时就有了未雨绸缪、防微杜渐的思想。根据《神奇三学易·道·医》中的统计，六十四卦之中，直接或间接涉及医理或养生思想的卦竟达39个。《周易》则明确提出："君子以思患而豫（豫，通预）防之"，此为"预防"一词最早的出处。春秋时期亦提倡防患于未然的思想，《管子》曰："惟有道者，能备患于未形也，故祸不萌。"

老子和孔子分别提出了两种截然不同的养生思想，老子强调静以养生、顺应自然："致虚极、守静笃，清静无为"，"保养精气、顺乎自然"。而孔子则主张积极主动的养生观："天行健，君子以自强不息""德润身""大德必得其寿""仁者寿""智者寿""欲而不贪"，非常重视心理和道德的修养。孔子还提出不少"治未病"养生措施，至今仍有指导意义。如《论语·季氏》曰："君子有三戒：少之时，血气未定，戒之在色；及其壮也，血气方刚，戒之在斗；及其老也，血气既衰，戒之在得。"《庄子·齐物论》曰："民湿寝则腰疾偏死。"即指出气候异常可以导致疾病的发生。而且《庄子》中有孔子"无病而自灸也"的记载。

"治未病"在历代医家的医学思想中不断得到丰富和发展，是中医学理论最珍贵的内核之一。《吕氏春秋·孝行览》记载了商代的伊尹精于烹调，识谙养生之道。有云："时疾时徐，灭腥去臊除膻，必以其胜，无失其理，调和之事，必以甘酸苦辛咸。"即在烹饪时，不仅仅要煮熟，而且应根据不同的材料决定其烧制的时间和去除异味的方法等，即要结合四时的属性、五味的特点进行。《吕氏春秋·古乐》关于原始人歌舞的论述："昔陶唐氏之始，阴多滞伏而湛积，水道壅塞，不行其原，民气郁阏而滞着，筋骨瑟缩不达，故作为舞以宣导之。"先民正是创立舞蹈来运动人体之肌肤关节，既可锻炼身体，增强体质，又可舒缓筋骨，改善瑟缩不达的风寒湿痹症状。随着人们对歌舞活动对人体健康和防治疾病有良好作用认识的深入，按摩、导引亦逐渐诞生。《素问·异法方宜论》说："其病多痿厥寒热，其治宜导引按蹻。"按蹻，就是后来的按摩。

"治未病"完善于《黄帝内经》，《黄帝内经》有完整的养生学体系，为后世养生学的发展奠定了基础。《素问·四气调神大论》云："圣人不治已病治未病，不治已乱治未乱，此之谓也。夫病已成而后药之，乱已成而后治之，譬犹渴而穿井，斗而铸锥，不亦晚乎？"这从正反两方面强调了治未病的重要性。《黄帝内经》强调人要顺应四时阴阳的变化，主动适应自然，避免外邪侵袭，伤害生命。《灵枢·本神》云："顺四时而适寒暑，和喜怒而安居处，节阴阳而调刚柔。"《素问·四气调神大论》提出"春夏养阳、秋冬养阴"的原则。《素问·上古天真论》云："上古之人，其知道者，法于阴阳，和于术数，食饮有节，起居有常，不妄作劳，故能形与神俱，而尽终其天年，度百岁乃去。"即适应自然规律，根据天地阴阳法则来有节制、有规律地安排饮食和起居。高度重视"形与神俱"，即形神统一，形神结合，在养生思想方面达到了很高的境界。

《黄帝内经》还将能否防患于未然作为检验医生水平和区分医生高下的标志。《素问·八正神明论》云："上工救其萌芽，必先见三部九候之气，尽调不败而救之，故曰上工。下工救其已成，救其已败。"《灵枢·逆顺》亦曰："上工，刺其未生者也；其次，刺其未盛者也；其次，刺其已衰者也。"据文献记载，针刺起源于砭石，"砭石，谓以石为针也"。针灸的历史源远流长，针灸可以治病也可以预防疾病的发生。

东汉哲学家王充在《论衡》云："夫禀气渥则体强，体强则其命长；气薄则其体弱，体弱则命短。"论述生死寿夭，延年之道方面的内容近20篇。华佗是东汉时代的著名医家，也是杰出的养生家。他有一段关于养生的著名论述说："人体欲得劳动，但不当使极耳。动摇则谷气得消，血脉流通，病不得生。譬如户枢不朽是也。"根据这样的养生学思想，他创立了"五禽戏"，模仿虎、鹿、熊、猿、鸟五种动物的动作姿态，既能通过运动使谷气得消，血脉流通，又不会因运动太过，损伤身体，沿袭至今。

张仲景关于"治未病"的论述见于《金匮要略》。其中有"治未病"之词："上工治未病，夫治未病者，见肝之病，知肝传脾，当先实脾。""实脾"谓治未病之脏腑。其十分重视脏腑功能协调配合的作用，脏腑间的协调配合、平衡制约关系在《金匮要略·脏腑经络先后病脉证并治第一》中有比较充分的反映："脾能伤肾，肾气微弱，则水不行；水不行，则心火气盛，则伤肺；肺被伤，则金气不行；金气不行，则肝气盛。"由此可以清楚地看到脏腑之间协调配合对健康的重要性。仲景治未病思想贯穿于《伤寒杂病论》的辨证论治之中，其中心思想有三：一是无病先防，二是欲病防作，三是已病防变。

葛洪是我国历史上著名的养生学家。其养生论以虚清不伤为本，辅以吐纳、导引、运动、丹药。其论述有："养生以不伤为本，凡超越身体之可能，困思、强举、悲哀憔悴、喜乐过差、汲汲所欲、久谈言笑、寝息失守，挽弓引弩，沉醉呕吐，饮食而卧，跳走喘乏，欢呼歌泣，阴阳不交，皆伤也……积伤至尽，则早亡。"葛洪非常重视"节嗜欲、保性命"的养生法则，其云："且夫善养生者，先除六害，然后可以延驻于百年。一曰薄名利，二曰禁声色，三曰廉货财，四曰损滋味，五曰除佞妄，六曰去沮嫉。六者不除，修养之道徒设耳。"他认为以轻便易行、有益身心为原则，不必拘于时辰、名物、身姿，或屈伸，或俯仰，或行卧，或倚立，或掷踢，或徐步，或吟或息……但觉身体有不理则行之。

"治未病"经过历代医家的传承与创新，发展至今，已形成一个系统，而且日趋完善。对防病、治病、养生等各个方面都有渗透。

二、宋老谈"治未病"

随着社会的发展，解除了饥饿、寒冷、战争等对生命的威胁之后，健康成为人类要面对的最严峻的挑战。科技在进步，医学、药学的发展也达到很高的层面，但面对诸多疾病对人类生命的困扰与伤害，现状是残酷的，因此"治未病"是必需的，而且是刻不容缓的。

宋老认为"治未病"的含义当有广义和狭义之分。"未病"从广义的意义上理解，应该包括健康和介于健康与疾病之间的状态。广义上的"治未病"是指各种养生预防方法，以及对任何病证的正确的辨证论治。这是随着"未病"含义的扩大而得出的结论。狭义上的"未病"指的不是"无病"，应该是"已疾之后，未病之前"的一种状态。此时，身体已经出现了阴阳、气血、脏腑、营卫的不平衡状态，如果不治疗，就会发展成可见的"病"。

宋老的"治未病"思想主要源于医圣张仲景的思想，以及历代名家的养生法则和药膳等。"整体观念、四时调养"贯穿于养生、预防、治疗和康复的全过程，主要体现在未病先防、已病防变、瘥后防复三个方面。在日常的健康防护中先后总结出自己的一套行之有效的方法。在没有疾病的时候要积极预防疾病的发生。未病先防与现代"预防为主"的医学模式高度相吻合，包含调摄精神、体育锻炼、合理饮食、适时养生、科学用药等内容。已经发病要及时治疗，已病早治，防其传变。疾病发生后，必须认识疾病的原因和病变机制，把握疾病由表入里、由浅入深、由简单到复杂的演变规律，掌握治疗的主动权，以防止其传变。在发病之初就要积极采取措施，将疾病控制在局部，不使其传变至其他脏腑和更深的层次，防止疾病进一步发展和恶化。疾病痊愈后防止其复发，就是指在病愈或病情稳定之后，要注意预防复发，防患于未然。一般情况下，患者初愈后，大多患者身体虚弱，针对此阶段患者气血虚弱、津液亏虚等病理特点，采取综合调理措施，促使脏腑组织功能尽快恢复正常，达到邪尽病愈、病不复发的目的。

因年龄、季节、气候、地域等是不可改变的东西，所以选择接受；因体质、性格，以及某些家族性与环境因素相结合而产生的疾病等属于较难改变的东西，可以指导患者合理应对；因吸烟、饮酒、缺少运动及膳食结构不合理等是相对好改变的不良习惯，应劝患者尽力改善。主要通过以下几点来阐述。

1.体质辨识

体质不仅与疾病的预防有关，而且影响着疾病的发展和治疗。《黄帝内经》提出"邪之所凑，其气必虚""正气存内，邪不可干"的正虚邪侵发病基本原理，因此中医对治未病、调体质的防治原则中，扶正祛邪是一重要法则。在治疗过程中，根据患者的体质不同而采取不同的方法是中医学因人制宜原则的优势。宋老认为，个人体质不同，其所患疾病不同，而且患病的病情变化也不相同，所以细辨体质对健康、亚健康调护及阻止疾病的传变是有重要意义的。

（1）平和质特征：体形匀称健壮、性格随和开朗、平素患病较少。阴阳气血调和，以面色、肤色润泽，头发稠密有光泽，目光有神，鼻色明润，嗅觉通利，味觉正常，唇色红润，精力充沛，不易疲劳，耐受寒热，睡眠安和，胃纳良好，二便正常等为主要特征。对自然环境和社会环境适应能力较强。

（2）气虚质特征：肌肉松软不实，性格内向，不喜冒险，易患感冒、内脏下垂等病症，病后康复缓慢。元气不足，以平素语音低怯，气短懒言，肢体容易疲乏，精神不振，目光少神，头晕，健忘，易出汗，舌体胖大、边有齿痕等气虚表现为主要特征。不耐受风、寒、暑、湿邪等。

（3）阳虚质特征：肌肉松软不实，性格多沉静、内向，易患痰饮、肿胀、泄泻等病；感邪易从寒化。阳气不足，以平素畏冷，手足不温，喜热饮食，易出汗，精神不振，睡眠偏多，小便清长，大便溏薄，舌淡胖嫩、边有齿痕等虚寒表现为主要特征。耐夏不耐冬；易感风、寒、湿邪。

（4）阴虚质特征：体形偏瘦，性情急躁，外向好动，易患疲劳、不寐等病；感邪易从热化。阴液亏少，以面色潮红、有烘热感，手足心热，目干涩，视物花，鼻微干，唇红微干，平素易口燥咽干，口渴喜冷饮，眩晕耳鸣，睡眠差，小便短涩，大便干燥等虚热表现为主要特征。耐冬不耐夏；不耐受暑、热、燥邪。

（5）痰湿质特征：体形肥胖，腹部肥满松软，性格偏温和、稳重，多善于忍耐，易患消渴、中风、胸痹、咳喘等病。痰湿凝聚，以形体肥胖，尤其腹部肥满松软；但也容易情志不畅，抑郁。常自觉胸闷、气短、乏力，食欲不振，活动时喜出黏汗，嘴里常有黏腻或甜腻感；伴随有口臭、嗳气、气喘、腹胀等痰湿表现为主要特征。对梅雨季节及湿重环境适应能力差。

（6）湿热质特征：形体中等或偏瘦，容易心烦急躁，易患疮疖、黄疸、热淋等病。湿热内蕴，以形体偏胖或苍瘦，性格多急躁易怒，口苦口干，身重困倦，心烦懈怠，眼睛红赤，男性易阴囊潮湿，小便短赤，大便燥结或黏滞等湿热表现为主要特征。对夏末秋初湿热气候，湿重或气温偏高环境较难适应。

（7）血瘀质特征：胖瘦均见，易烦，健忘，易患癥瘕及痛证、血证等。血行不畅，以瘦人居多，口唇暗淡或紫，舌质暗有点、片状瘀斑，舌下静脉曲张。不耐受寒邪。

（8）气郁质特征：形体瘦者为多，性格内向不稳定、敏感多虑，易患脏躁、梅核气、百合病及郁证等。气机郁滞，以形体瘦者居多，平素忧郁面貌，神情多烦闷不乐。胸胁胀满，或走窜疼痛，喜叹息，或嗳气呃逆，或咽喉部有异物感，或乳房胀痛。食欲减退，睡眠较差，惊悸怔忡，健忘等气郁表现为主要特征。对精神刺激适应能力较差；不适应阴雨天气。

（9）特禀质特征：过敏体质者一般无特殊；先天禀赋异常者或有畸形，或有生理缺陷，性格各异。先天失常，过敏性疾病者常见哮喘、咽痒、鼻塞、打喷嚏，或皮肤常出现风团；遗传性疾病者有垂直遗传、先天性、家族性特征；胎传性疾病者以母体遗传给胎儿所表现的相关疾病为主要特征。过敏体质者易患哮喘、荨麻疹、花粉症及药物过敏等；遗传性疾病如血友病、先天愚型等；胎传性疾病如五迟、五软、解颅、胎惊等。患者适应能力差，如过敏体质者对易致过敏季节适应能力差，易引发宿疾。

2. 情志调摄

世界卫生组织把心理健康定义为不仅没有精神疾病，而且个体能够认识到自己的能力，可以应付正常的生活压力，富有成效地工作，能够为他人和社会做出贡献。迄今为止，对心理健康还没有一个明确且让大众都能接受的定义。人的心理活动，中医统称为情志，或叫作情绪，它是人在接触客观事物时的一种本能的综合反应，合理的心理保健是人体健康的一个重要环节，在人生中有重要的价值。历代医家都十分注重情志的调摄。情志是指"七情"和"五志"。七情包括喜、怒、忧、思、悲、恐、惊，是人体对客观外界事物和现象所做出的七种不同情感反应；五志指喜、怒、思、忧、恐，属于七情的范畴。在一般情况下，情志属于正常精神活动和心理表现，是人体脏腑机能的正常体现，只有突然、强烈或长期持久的情志刺激超过了人体正常生理活动范围，人体气机紊乱，脏腑气血功能失调，才会导致疾病的发生。

《素问·阴阳应象大论》云："人有五脏化五气，以生喜、怒、悲、忧、恐。"其阐释了五志与人体生理、病理的关系，反映了精神活动是以五脏精气为物质基础的功能活动。五脏藏精化气生神，神接受外界刺激而生情，神活动于内，情表现于外，这便是情志活动产生的全过程。五脏精气充盛，机能正常，则为情志的产生提供了良好的生理基础。若五脏精气发生虚实盛衰变化时，往往对外界刺激极为敏感，会直接影响到人的情志活动，产生相应的变化。

心在情志活动中始终起主导作用。《素问·灵兰秘典论》云："心者，君主之官也，神明出焉。""心为一身之君主，禀虚灵而含造化，具一理以应万机，脏腑百骸，惟所是命，聪明智慧，莫不由之。"心神不仅因喜而动，其他性质的精神刺激也都首先作用于心。通过心的调节而使五脏分别产生不同的变动，并行于外而出现相应的情志变化。怒则气上，喜则气缓，悲则气消，恐则气下，惊则气乱，思则气结。

宋老在情志调摄时通过语言、表情、态度、行为等，去影响其认知、情绪、态度、行为，促进或调整机体的功能活动，从而达到纠正体质偏颇的目的。主要采用以情胜情、移情易性、语言开导三种方法。①以情胜情法：是指医生有意识地运用一种或多种情志刺激，以制约、调整体质偏颇。根据中医五行相克理论，当某种情绪过甚时，可以用另一种"相胜"的情志来制约它，从而使过度的情绪得到调和，以维持人体的生理平衡。②移情易性法：也就是转移注意疗法，指通过分散其注意力，或通过精神转移，改变其内心虑恋的指向性，从而排遣情思，改变心志。③语言开导法：采取语言交谈方式进行疏导，以消除心因性致病因素，纠正不良情绪和情感活动的一种心理干预方法。另外，还指导其选听一些舒缓的音乐和通过慢跑，以及旅游等来达到情志的调节。

3. 饮食起居

《素问·上古天真论》云："上古之人，其知道者，法于阴阳，和于术数，食饮有节，起居有常，不妄作劳，故能形与神俱，而尽终其天年，度百岁乃去。"即适应自然规律，根据天地阴阳法则来有节制、有规律地安排饮食和起居。高度重视"形与神俱"，即形神统一，形神结合，在养生思想方面达到了很高的境界。关于饮食，《素问·五脏生成篇》有云："心之合脉也，其荣色也，其主肾也。肺之合皮也，其荣毛也，其主心也。肝之合筋也，其荣爪也，其主肺也。脾之合肉也，其荣唇也，其主肝也。肾之合骨也，其荣发也，其主脾也。是故多食咸，则脉凝泣而变色；多食苦，则皮槁而毛拔；多食辛，则筋急而爪枯；多食酸，则肉胝而唇揭；多食甘，则骨痛而发落，此五味之所伤也。故心欲苦，肺欲辛，肝欲酸，脾欲甘，肾欲咸，此五味之所合也。"《素问·生气通天论》云："阴之所生，本在五味，阴之五宫，伤在五味。是故味过于酸，肝气以津，脾气乃绝。味过于咸，大骨气劳，短肌，心气抑。味过于甘，心气喘满，色黑，肾气不衡。味过于苦，脾气不濡，胃气乃厚。味过于辛，筋脉沮弛，精神乃央。是故谨和五味，骨正筋柔，气血以流，腠理以密，如是，则骨气以精，谨道如法，长有天命。"

宋老强调饮食养生要因时、因地、因人而异，正确选用饮食，提倡五味合和，主张节制饮食。具体来说，就是以五谷为养，五果为助，五畜为益，五菜为充，使气味相和，达到补养调节人体的效果。避免进食对身体有害的食物，这类食物包括一些本来并不是食物，但被错误地当成了食物的物质，如果误食，可能"害人""杀人"。注意食物的合理搭配和进食时间，食物之宜忌受到进食时间的影响，有些食物在特定的时间内服用于身体有益。若不在适宜的时间内进食，则对身体有害，如"春不食肝，夏不食心，秋不食肺，冬不食肾，四季不食脾"，又如"凡蟹未遇霜，多毒，不可食"。注意食量，不可太过，亦不可不及，过犹不及。即使对生命有益的饮食，多食亦为害。食物与身体状态相宜，如因身体之虚实而用补泻饮食，补不足，损有余。

宋老很重视天地阴阳变化、寒暑消长对人的影响，应该顺应四时阴阳以养生，而不可逆之，否则便会产生疾病。正如《伤寒论》所云："君子春夏养阳，秋冬养阴，顺天地之刚柔也。"其主张起居有时，顺应四季变化。

4. 运动保健

宋老在运动养生保健中，既坚持传统的健身气功，如太极拳、八段锦、五禽戏，又有自己的肛肠健身保健法宝。

随着年龄的增长，人体的各项机能会出现下降趋势，一些健身气功如太极拳和八段锦等越来越受到人们特别是中老年人的喜爱。太极拳运动是中国传统的养生运动项目，有着良好的群众基础，其中24式太极拳集合了其他太极拳的益处，在中国是最具代表性的一种太极拳运动种类。据研究发现，24式太极拳运动能提高或保持中年人身体的平衡能力、柔韧性、肌肉力量及肌肉抗疲劳能力，它作为一种中等强度的有氧锻炼，对练习者的身体会产生良好的保健效果。太极拳运动过程中特有的腹式呼吸，长期练习可能会对情绪调节起到积极作用，能够提高个体的注意力，而且能够改善脑功能。八段锦运动强度适中，其"攒拳怒目增力气"等动作要求手指用力，能够充分锻炼前臂及手部肌群。八段锦锻炼时要求"神形结合，气寓其中"，要求锻炼者意动形随、神形皆备，提高其注意力，促进神经系统与肢体动作的和谐一致。

宋老在肛肠疾病的预防保健中总结出数套行之有效的保健操，对肛门功能锻炼及术后恢复有较好的效果。

（1）痔疮功法（提肛功）：两脚分开，与肩同宽，脚尖微内扣，两膝屈曲，并微内扣，使裆圆。两手自然下垂，身体中正，全身放松，调匀呼吸，舌尖抵上腭，目光由远及近，轻轻闭上，意守丹田，吸气时两膝慢慢伸直，双手用力握拳，两肩顺势上耸，牙关紧闭，同时腹部内收，肛门内缩上提，如强忍大便状；稍停，呼气时两膝屈曲，下腹部充气，两手放松还原，如此反复练习36息。此功配合深长呼吸，有利于改善肛周气滞血行不畅，以及括约肌松弛现象，增强胃肠蠕动。

（2）肛裂功法（运肛转腹功）：第一步，转腹左右各100次。方法为两脚与肩同宽，自然站立，下肢微曲，两手叉腰，头部和下肢不动，口眼微闭，舌舔上腭，用双手自左向右转腹共100次，然后自右向左转腹100次，转腹时配合呼吸，呼吸应缓慢而匀长。每一呼或每一吸需要完成5次转腹，意念集中于丹田，排除杂念。第二步，气功提肛沉肛运动。站法和呼吸要求同上，两手自然下垂，随吸气缓缓提肛时，意念由肛门升至百会，再随着呼吸缓缓沉肛时，意念由百会降至肛门，一呼一吸为1次，早晚各做15分钟。

（3）直肠脱垂功法（运气提肛法）：每天早晨于空气新鲜、安静处，面东而立。两足自然分开，与肩同宽，两手重叠（左下右上），按于丹田。两眼微闭视鼻尖，舌尖轻抵上腭，精神高度集中，默然存意于丹田处。起动时，意念气从头顶百会穴入（用鼻做深吸气），令气沿督脉循行路线下行，至任脉承浆穴，沿该经循行路线下行至丹田。此时，两手顺时针方向旋摩丹田处2~5转。在气下行至会阴穴时，两手向曲骨穴（耻骨联合上）下推按。呼气时，两足跟提起，足尖着地，两侧臀部肌肉尽力收缩上提。此时，意念气由会阴过肛至长强穴，沿督脉上行，至头顶百会穴而出，此为一遍。每次治疗可做15~50遍，由少而多，循序渐进。

（4）肠炎功法（跷步运化功）。

1）起式：站式身法，平足屈膝片刻。

2）呼字诀：宁神调息，气沉丹田。先叩齿36遍，使津液满口，徐徐咽之，使津液流入丹田。随后口呼鼻吸，呼气时默念"呼"字声，呼气后自然吸一口气，如此反复练习20~30次。

3）辅助功：①双手搓热，重叠于脐腹间，由内到外，由小圈到大圈，顺时针方向摩81次，再由外到内，由大圈到小圈，逆时针方向摩81次。②按摩双侧足三里，各81次。

4）注意：急性发作时，可暂停练功，卧床休息，并以药物治疗。或练功或服药配合治疗。避免生气发怒，保持轻松情绪。饮食应节制，实行少食多餐，忌食生、冷、酸、辣、油腻及不易消化食物。

（5）便秘功法（腹部按摩法）：患者仰卧位，全身放松，心静气平，双目微闭，意守丹田。约3分钟后患者以左手掌、右手指，两手交替从左侧腹部向肛门方向按摩，由轻到重，再由重到轻，由慢到快，再由快到慢，不间断地按摩，操作15分钟，每日按摩1~2次，最好睡前进行，过饱过饥时不宜操作。尽可能自行按摩，由他人按摩也可。20次为1个疗程，休息5天，可再按摩。

（6）大肠癌功法（松静功）：松静功主要是练习放松和入静。松静是练好气功最基本的要求，所以是一种入门打基础的功法。决心用气功保健的患者，首先要把松静功练好。松静功有卧式、坐式和站式，一般来说卧式最易做到松静。呼吸由自然呼吸（呼吸与平时一样，但注意自然、柔和、细缓、均匀）慢慢转换为深长呼吸（在柔和、细缓、均匀的基础上，逐步达到深长的地步），自然地把意念活动集中在身体的某一部位或别的地方。

1）卧式：常用的卧式有两种。①仰卧式：仰躺在床上，枕头的高低以舒适为度。两手放在身两侧，肘臂放松，手臂微曲，或虚握两掌，放于大腿两侧，或两手交叉相握，轻放在小腹上。两腿自然平伸，两脚自然分开，两目轻闭，意视两脚上方。口齿轻闭。②侧卧式：向左右侧卧均可。以右侧卧式为例，右肩向下，面向右侧躺卧。右腿平伸，左腿弯曲轻放在右腿上。右手自然地放在眼睛前方的枕头上，手距离面部约为两拳头左右，左手轻放在左腿上。两眼轻轻闭合，或微留一线之缝，自然地意视着两脚的前方。口齿轻闭。

2）坐式：常用的坐式也有两种。①普通坐式：上体端正，腰脊放松，肘臂微曲，肩肘稍向下沉，但不用力。手心向下，自然轻放在两大腿上。头向前倾，两眼微闭，舌要自然，不必强做上下舔舌活动。②盘膝打坐式：把两腿依照自己的习惯盘起来，一般是把两小腿交叉，左小腿在上，右小腿在下。也可将两腿置于两大腿的下面，脚跟抵于两大腿背面的中部。上体端正，松肩，屈肘，虚腋（肩臂放松，腋窝部保持空虚），含胸（呈有利于腰、背、脊放松的姿势），两手相合，轻放在靠近小腹的大腿根部。

3）站式：有两种。①自然站式：身体自然站立，两膝微屈，两脚平行分开，同肩宽，平均着力，臀稍向下坐，劲合于腰髋部。上体保持端正，腰脊放松，肩肘稍向下沉，但不用力，虚腋，屈肘，两臂自然下垂，稍向外撑，掌心向下，五指分开，微作弯曲，意如轻按水上之浮球。②抱球站式：在自然站式的基础上，两手呈环抱状，两手之间相距约为尺许，掌心向里，手指微曲，五指之间各离开少许。两手高度，低不下脐，高不过乳。

5. 药膳调理

宋老在药膳调养时注重辨证施治，以不同的体质施以不同的药膳。《素问·生气通天论》云："膏粱之变，足生大丁……因而饱食，筋脉横解，肠澼为痔。"饥饱适宜，视时而为。

（1）各种体质适用药膳。

1）平和质：对于阴阳平和的人应丰富饮食的种类，形成多样化的饮食习惯，多吃五谷杂粮、蔬菜瓜果，少食过于油腻及辛辣之物。建议选择具有健脾、滋肾作用的饮食，如山药扁豆粥：山药30 g，白扁豆10 g，黄豆50 g，花生米50 g，粳米50 g，白糖少许。制作：将粳米淘洗干净，山药切片，白扁豆、黄豆、花生米洗净；将粳米、白扁豆、黄豆、花生米放入锅内，加水适量，置武火上烧沸，再用文火熬煮至八成熟时，加入山药片、白糖，继续熬煮至熟即成。

2）气虚质：对于气虚体质的人应多吃具有益气健脾作用的食物，如粳米、小米、黄米、大麦、黄豆、白扁豆、豇豆、蚕豆、豌豆、马铃薯、甘薯、山药、胡萝卜、香菇、鲫鱼、鹌鹑、鹅肉、羊心、羊肚、莲子、蘑菇、芡实、栗子、人参等。少吃具有耗气作用的食物，如槟榔、空心菜等。黄芪山药粥：黄芪60 g，山药30 g，粳米180 g，豇豆50 g，甘薯120 g。制作：将所有食材一起入锅加清水适量煮粥，煮熟即成。本粥具有补中益气、益肺固精的作用。

3）阳虚质：对于阳虚体质的亚健康人应多吃甘温益气的食物，比如牛羊肉、葱、姜、蒜、花椒、鳝鱼、韭菜、辣椒、胡椒等。少食生冷寒凉食物，如黄瓜、藕、梨、西瓜等。推荐食疗方有当归生姜羊肉汤：当归35 g，生姜30 g，花椒20 g，羊肉500 g，料酒、食盐适量。生姜冲洗干净，当归用清水浸软，切片备用，花椒清水冲洗；羊肉剔去筋膜，放入开水锅中略烫，除去血水后捞出，切块备用；当归、生姜、花椒、羊肉放入砂锅中，加清水、料酒、食盐，旺火烧沸后撇去浮沫，再改用小火炖至羊肉熟烂即成。本汤具有温中补血、祛寒止痛的功效，尤其适合冬天服用。

4）阴虚质：对于阴虚体质的亚健康人可以多吃甘凉滋润的食物，比如黑大豆、黑芝麻、蚌肉、兔肉、鸭肉、百合、豆腐、豆浆、猪头、猪髓、燕窝、银耳、木耳、甲鱼、牡蛎肉、鱼翅、干贝、麻油、番茄、葡萄、柑橘、荸荠、香蕉、梨、苹果、桑葚、柿子、甘蔗等。少吃羊肉、狗肉、辣椒、葱、蒜等性温燥烈之品。推荐食疗方有莲子百合银耳粥：莲子（去芯）35 g，百合40 g，银耳20 g，山药60 g，粳米20 g等所有食材清水洗净，加水适量熬粥。本粥具有清心润肺、益气安神的功效。

5）痰湿质：对于痰湿体质的亚健康人饮食应以清淡为原则，多吃具有健脾、化痰、祛湿功用的食物，如薏米、菌类、紫菜、竹笋、冬瓜、萝卜、金橘、芥末等食物。少吃肥肉、甜及油腻的食物。推荐食疗方有薏米冬瓜汤：薏米30 g，冬瓜150 g，白萝卜40 g等清水洗净，加适量水置锅中慢火煲30分钟。本汤具有健脾利气，利水渗湿的功效。

6）湿热质：对于湿热体质的亚健康人应提倡饮食清淡，多吃甘寒、甘平、清利湿热的食物。推荐食疗方有薏米绿豆粥：薏米30 g，绿豆30 g，大米50 g，莲子20 g，红小豆30 g。将所有食材洗净，一起入锅加清水适量煮粥，煮熟即成。本粥具有清利湿热的作用。

7）血瘀质：对于血瘀体质的亚健康人建议多吃黑豆、黄豆、香菇、茄子、油菜、羊血、芒果、木瓜、海藻、海带、紫菜、萝卜、胡萝卜、金橘、橙子、柚子、桃子、李子、山楂、醋、玫瑰花、绿茶、红糖、黄酒、葡萄酒、白酒等具有活血、散结、行气、疏肝解郁作用的食物，少吃肥猪肉等滋腻之品，应戒除烟酒。推荐食疗方有川芎海带萝卜粥：川芎12 g，海带30 g，萝卜50 g，紫菜20 g，香菇20 g，食盐、料酒适量。将所有食材洗净加水煮熟，加适量盐和料酒慢炖10分钟，挑出川芎，温服。本粥具有活血祛瘀，行气止痛的功用。

8）气郁质：对于气郁体质的亚健康人建议多吃小麦、高粱、蒿子秆、香菜、葱、蒜、萝卜、洋葱、苦瓜、黄花菜、海带、海藻、橘子、柚子、槟榔、玫瑰花等行气、解郁、消食、醒神之品。睡前避免饮茶、咖啡等提神醒脑的饮料。推荐食疗方有槟榔红茶：槟榔4个，红茶适量，开水沏泡，饮用。

9）对于特禀体质的亚健康人饮食宜清淡、均衡、粗细搭配适当、荤素配伍合理。少吃荞麦、蚕豆、白扁豆、牛肉、鹅肉、鲤鱼、虾、蟹、茄子及辣椒、浓茶、咖啡等辛辣之品，以及腥发及含致敏物质的食品。推荐食疗方有黄芪山药粥：黄芪60 g，山药30 g，党参10 g，生姜20 g，大米100 g。将所有食材洗净一起入锅加清水适量煮粥，煮熟后加食盐适量。本粥具有健脾益气的作用。

（2）肛肠疾病证候选膳食疗：除了根据不同的体质进行食疗外，宋老还总结了肛肠疾病证候选膳食疗，充分体现了"治未病"中既病防变的重要思想。他将肛肠疾病的证候总结为十二种证型，从而归纳出治疗十二法。

1）清热凉血法：适用于便血、血下如溅、色鲜红，或发热口渴，面红目赤，便秘溲黄，舌质红，苔黄厚，脉洪数者。常用药膳：一杯鲜、牡丹鸡蛋汤、鸡冠藕汁汤等。

一杯鲜：鲜藕200 g，鲜荸荠、鲜菱各250 g，鲜荠菜300 g，鲜葡萄、鲜猕猴桃100 g，冰糖适量。制法：各味洗净，菱去壳，均切细捣烂如泥，绞取鲜汁，装瓶备用。用法：饭后浓米汤，溶化冰糖后送服鲜汁，每次500 mL。一日2~3次，连服2~3天，夏季随服随制，秋季放不超过2天。功效：用于治疗血热妄行，内痔便血、滴血、射血、血红、量多。

2）清热利湿法：适用于症见肛门肿痛坠胀，大便壅滞不畅；或腹痛泻痢，脓血混下，里急后重，口苦纳呆，小便短赤，舌红苔黄而厚腻，脉濡滑而数者。常用药膳：黄柏饮、鲜马齿苋粥、桃仁秦皮炖大肠等。

黄柏饮：黄柏10 g，苦参6 g，饴糖30 g。制法：上二味药入砂锅添清水500 mL，文火煎至约300 mL，时离火，加入饴糖调味即成。用法：每日晨空腹，一次饮之。功效：黄柏苦寒入大肠经，清热燥湿，泻火解毒，苦参苦寒入肝、大肠经，清热利湿，饴糖益气补脾。用于治疗内痔、外痔、肛门肿痛。

3）清热解毒法：适用于症见肛门焮红灼热，肿胀高突，疼痛剧烈，恶寒发热，口渴喜饮，尿赤便结，舌红苔黄燥，脉洪数者。常用药膳：金银花粥、马齿苋丸、银黄通便茶等。

金银花粥：金银花10 g，绿豆20 g，糯米50 g。制法：上三味入砂锅添清水800 mL，先用武火煮沸，改文火，再至小火，煮至500 mL，成粥状，或先将金银花入锅，添清水800 mL煎至约500 mL时，弃去金银花渣，再入绿豆、糯米，熬成粥状即可。用法：早、晚各一次，佐餐食用。功效：金银花甘、寒，入肺、胃、心经。清热解毒，行血散瘀。绿豆，甘、凉，归心、胃经，清热解毒。糯米甘、温，入脾、胃、肺经，补中益气。用于治疗痔疮下血。

4）清热通腑法：适用于症见腑实热结便秘，发热烦渴，舌红苔黄腻，脉洪数者。常用药膳：番泻鸡蛋汤、决明炖茄子、鲜笋拌芹菜等。

番泻鸡蛋汤：番泻叶10 g，鸡蛋1个，菠菜少许，食盐、味精适量。制法：番泻叶水煎去渣取汁，倒入搅散的鸡蛋，加菠菜、食盐、味精，煮沸即成。用法：煎汤每日2~3次。功效：番泻叶甘、苦，寒。泻下导滞，清导实热。鸡蛋甘平，益气养血。菠菜甘凉，润燥通便。

5）养阴润燥法：适用于症见津液亏损，血虚肠燥便秘，舌红少津，脉细数者。常用药膳：当归柏仁粥、生地黄炖香蕉、柏子仁汤等。

当归柏仁粥：当归20 g，柏子仁15 g，粳米100 g，冰糖适量。制法：将当归、柏子仁洗净，锅内放入水1碗，微火煎至半碗，去渣留汁，备用。粳米淘洗干净，加水适量和药汁同入锅内煮粥，先用大火煮沸再改用微火熬至粥香熟时，加冰糖适量继续熬至汁稠黏为度。用法：佐餐服用。功效：养血、润燥、通便。血虚便秘者，选此药膳治疗。方中当归补血润肠，柏子仁润肠通便，粳米、冰糖和中调味。

6）滋阴清热法：适用于症见久病伤阴，疮口脓水清稀，体瘦纳差，五心烦热，颧红盗汗，舌红少津，少苔或无苔，脉细数。常用药膳：桑葚地黄膏、太子参银耳汤、凉拌双耳等。

桑葚地黄膏：桑葚500 g，生地黄200 g，蜂蜜适量。制法：将桑葚、生地黄洗净加水适量煎煮。每30分钟取煎液一次，加水再煎，共取煎液两次，合并煎液，再以小火煎熬浓缩，至较黏稠时，加蜂蜜1倍，至沸停火，待冷装瓶备用。用法：每日1汤匙，以沸水冲化，每日服3次。功效：养阴清热，润肠通便。阴虚肠燥者用之。方中桑葚甘寒，滋阴补血，生津润肠通便。

7）活血祛瘀法：适用于症见气滞血瘀，肛痛初起，或内痔嵌顿，外痔血栓，舌质紫暗，苔黄，脉弦涩。常用药膳：红七酒、鸡蛋汤、金银花粥等。

红七酒：红花100 g，三七200 g，白酒 2000 mL。制法：将三七碎为粗粒状与红花一同用细纱布包之，入酒内，浸泡30天，并隔天晃动一次。用法：早、晚各一次，每次20 mL。功效：红花辛、温，入心、肝经，散瘀活血、消肿止痛；三七温、微苦，入肝、胃、大肠经，化瘀止血、活血、消肿，共奏化瘀活血止血、消肿止痛之效。用于治疗湿热、久坐而成痔者，以及咳血，便血。

8）温阳健脾法：适用于症见脾肾阳虚，或五更泄泻，完谷不化，肠鸣腹痛，四肢冷，畏寒喜暖，舌淡苔白腻，脉沉迟者。常用药膳：四神腰花、黄芪山药莲子粥、羊肉山药粥等。

四神腰花：猪腰子（羊腰子亦可）1对，补骨脂10 g，豆蔻10 g，花椒10 g，大茴香10 g，食盐少许。制法：将猪腰子筋膜臊腺去掉，切划细花，与其余四味加水适量，煎煮半小时，再放食盐少许，煮10分钟即可。用法：吃腰花不喝汤。功效：补骨脂温肾壮阳，温脾止泻；肉豆蔻温中行气，涩肠止泻；花椒温中暖脾止泻；大茴香温肾祛寒；猪腰子补肾利湿，合用有温肾壮阳、补脾止泻之功效。

9）补益气血法：适用于症见久痔下血，或痔瘘术后创口愈合迟缓，面色无华，神疲气短，头晕目眩，心悸失眠，脉细数无力者。常用药膳：参芪粥、菠菜猪血汤、人参猪肉汤等。

参芪粥：生黄芪200 g，党参50 g，甘草5 g，粳米100 g，大枣10枚。制法：将黄芪、党参、甘草浓煎取汁。粳米、大枣同煮，待粥成后兑入药汁调匀即可。用法：早晚服用。连服10~15天。功效：补气养血。

10）补中益气法：适用于症见老年人气血衰弱，或直肠脱垂，肛门下坠，时有黏液溢出，面色㿠白，便溏食少，舌质淡，苔薄白，脉细弱无力者。常用药膳：健脾糕、参芪粥、黄芪山茱萸汤等。

健脾糕：党参150 g，山药150 g，莲子肉60 g，茯苓80 g，芡实60 g，炼蜜500 g，薏苡仁60 g，白糖1250 g，糯米（炒）1500 g，粳米（炒）3500 g。制法：将各药与米磨成细粉，混合均匀，入蜜、白糖、加水和匀，蒸熟切成条糕。用法：每日清晨空腹食数条。功效：党参补中益气，山药、茯苓、薏苡仁、芡实、莲子肉皆为健脾渗湿止泻之品，炼蜜、白糖、粳米、糯米补中益气，滋阴润燥，诸药合而为糕，有益气补中、健脾养胃、渗湿止泻之功效。

11）驱蛲虫法：适用于症见肛门瘙痒有蛲虫者。常用药膳：地肤粥、赤小豆马齿苋粥、赤豆苦参粥等。

地肤粥：地肤嫩苗200 g，面粉100 g，葱花10 g，精盐、味精、香油适量。制法：将地肤苗洗净切成小段，炒锅上火，放入麻油烧热，先下葱花煸香，再放入地肤苗煸炒，加精盐、味精炒至入味出锅，将面粉加适量水搅拌成糊状，放入沸水锅中，边下边搅成糊状，放入炒好的地肤苗，烧沸5分钟即成。用法：早晚分服。功效：清热利湿，疏风止痒。适用于湿热浸淫型肛门湿疹。

12）抗癌防癌法：适用于症见大肠癌初起，大便无规律，脓血夹杂，或晚期不能手术根治者，或放疗化疗后白细胞减少者。常用药膳：青木香橘皮粉、佛手萝卜汤、桃花薏米粥等。

青木香橘皮粉：青木香100 g，鲜橘皮100 g。制法：将青木香、鲜橘皮分别拣杂，洗净，晒干或烘干，青木香切成极薄片并剁碎，鲜橘皮切碎，共研成细末，瓶装，防潮，备用。用法：每日3次，每次15 g，温开水送服。功效：行气止痛，抗癌解毒。本食疗方适用于大肠癌患者腹部胀痛。

6.针灸调理

宋老注重针灸调理人体的阴阳平衡，虚者补之，实者泻之，以求平衡而养生长寿。《灵枢》云："伯高曰：上工，刺其未生者也；其次，刺其未盛者也；其次，刺其已衰者也。下工，刺其方袭者也；与其形之盛者也；与其病之与脉相逆者也。故曰：方其盛也，勿敢毁伤，刺其已衰，事必大昌。故曰：上工治未病，不治已病，此之谓也。"此处指出了高明的医生善治未发之病。但是，一旦疾病发作，病邪正盛之时，应该先等邪气衰退再行针刺，此时邪气衰，正气强，是治疗疾病的好时机。在疾病进展过程中要主动采取措施，防变于先，控制疾病发展。宋老按叶天士"先安未受邪之地"的思想，从整体观念出发，依据疾病的传变规律，在治疗时应照顾未病之地，截断或扭转疾病的传变途径。在实际临床中，宋老按照五行相生相克关系及经络传变规律结合相应的补泻针法及灸法，对肛肠疾病的治疗具有很好的疗效，而且在预防肛肠疾病的发生、发展及疾病预后等方面应用针灸技术进行调节阴阳平衡优势明显。另外，宋老特别注重局部穴位的针刺，如长强穴、会阴穴等，对肛肠疾病能起到止疼、通便、促进伤口愈合、减轻水肿等作用。

附一

弟子感悟

一、宋老治疗痔病四法

宋太平

痔是最常见的肛肠科疾病，流行病学资料表明痔病的发病率随年龄增长而上升，20岁以前痔病很少出现，25～64岁是痔病出现的高峰。近年来，随着生活水平的提高及人们就医意识的增强，痔病得到了有效的预防和控制。2015年全国流行病学统计资料显示：肛肠疾病的发病率为50.10%，华中地区痔疮的发病率为76.64%。

宋老于20世纪60年代开始对本病进行治疗及研究，提出很多创新的治疗方法，研发相关的诊疗设备，对痔病的诊断及治疗具有很大的贡献。从1983年至今我一直跟随宋老学习与探讨本病的诊疗，收获颇多。宋老常说："外感六淫，内伤七情，八纲辨证，不虚此行。"他要求我在临床上要重视辨证论治，只有辨证准确，才能治疗得效。外感六淫者，多因饮食不节、感受风邪、直中热邪、浸润湿邪等病因致病。外邪入侵机体，易生湿积热，湿热下注肛门，使肛门充血灼痛，引发痔疮，或风燥湿热下迫，气血瘀滞不行，阻于魄门，结而不散，筋脉横解而生痔，或过食辛辣肥甘之品，导致脏腑功能失调；内伤七情者，多因情志不畅、劳累过度等病因致病，脏腑本虚，静脉壁薄弱，兼因久坐，负重远行，或长期便秘，或泻痢日久，或临厕久蹲努责；或因气血亏虚，摄纳无力，气虚下陷，则痔核脱出。其治疗方法不外乎祛风润燥、清热凉血、利湿健脾、活血化瘀、益气摄血。结合30余年的跟师感悟，仅从内治法谈谈宋老诊疗本病的特点，感谢恩师，以飨同仁。

1. 健脾益气、升陷固脱法

宋老认为，气虚是肛门直肠疾病中的一个重要致病因素。肺与大肠相表里，故肺蕴热则肛门闭结，肺脏虚则肛脱出；又有妇女产育过多，力尽血枯，气虚下陷，以及小儿久痢，皆能使肛门突出。这说明痔疮的发病与脾肺关系密切。临床以脾虚升举无力较为多见，久病脾虚或素体脾胃虚弱为中气下陷、无力升举的主要诱因。一方面，"血为气之母"，久病耗伤阴血，血虚则不能养气，不能载气；另一方面，"气为血之帅"，气虚则无力生血，无力行血，更无力摄血。

对于素体脾胃虚弱，脾胃功能失常者，升降失序，中气不足，气虚下陷，无力摄纳，瘀血留驻，筋脉松懈致直肠脱垂不收，内痔脱出不纳。症见内痔脱出肛外，不易复位，肛门坠胀，便血鲜红或淡。宋老采取健脾益气、升陷固脱的方法，脾气得健，中气足而运化如常，升举固脱之功自见，故而本病得治。

2. 行气活血、化瘀止痛法

宋老特别注重"血瘀"，瘀而不行，积聚而生。瘀亦是肛肠病的一个重要的致病因素，痔疮多因气滞血瘀而成。肝失疏泄，情志郁结，气机失调，气滞血瘀不畅，经络阻滞，造成肛周血脉不通，排便时局部压力增大，导致出血。寒为阴邪，寒性凝滞，寒邪侵入人体，迫使气血津液、经脉凝滞，致气血不畅，血瘀因寒相结于下，阻滞不通，日久肛周瘀血凝滞，可发为痔疮，临床以气滞血瘀为多见。现代医学证明："痔疮是肛门直肠底部静脉发生曲张而形成的一个或多个瘀血团"，故治疗需从解决静脉血管病变入手，这与宋老活血化瘀法殊途同归，瘀去血止痔则消。

3. 清热利湿、消肿止痛法

宋老认为，本法适用于因湿热下注而引起的痔疮。湿为阴邪，重着黏滞，最易留滞于脏腑经络，阻遏气机，使气机升降失常，经络阻滞不畅。湿有内湿与外湿之分，临床上，痔疮大多由内湿而发，多因饮食不节，过食生冷、肥甘厚腻，消化不良而致使饮食积滞，久而化湿化热，损伤脾胃而生。一方面，湿热蕴积相结于下，气血凝滞，致魄门筋脉纵横，经络阻隔交错，肛门直肠周围形成血瘀脓肿，经脉受伤则下血。另一方面，湿热下注大肠引起肠道气机不利，经络阻滞，瘀血凝聚于肛周，亦可发为痔疮。临床症见痔核脱出难收，肛门胀痛，肛外下血污浊，大便秘结，小便不利，常伴肛门灼热、潮湿，舌红，苔黄腻，脉滑数。治宜清热利湿，消肿止痛。湿热得清，脾气得健，气血运行正常，通则不痛。

4. 清热润燥、凉血止血法

本法适用于血热肠燥而引起的痔疮。宋老认为，燥性干涩，易伤津液，侵入人体最易损伤津液，进而出现各种干燥、涩滞的病症；燥易伤肺，肺为娇脏，喜润恶燥，又因肺与大肠相表里，燥邪致肺津耗伤，无以下润大肠，肠道失润，主津功能失常，故见大便干结。因为肠道失润，大便干结难出，排便时不慎用力过猛，所以引起肛门裂伤或擦伤痔核而引发便血。症见大便秘结，便中带血，色泽鲜红，滴血或射血，常伴肛门瘙痒，舌红苔黄，脉洪数。治宜清热润燥，凉血止血。无热无燥，血行脉内，病愈而康。

以上四法为宋老临床常用法则，我每用都能取得良好效果。宋老常说，中医博大精深，不可以偏概全；病因繁多，不可不仔细甄别；治法方药不可死搬硬套，药是死的，方也是死的，唯有辨证论治是活的，可以医人活命。使我受益匪浅。

二、宋老治疗泄泻用方用药心得

巩跃生

我跟随宋老学习肛肠疾病的诊断与治疗38年，宋老的一言一行深深地感染了我，特别是中医药治疗泄泻方面，使我收获颇多，中间的偏差及不足都得到宋老的及时纠正，在临床诊疗患者时同样收到很好的疗效。每当回顾这些，无不感言宋老不辞辛苦的付出。宋老在诊疗泄泻时有以下几点，阐述如下，共同学习。

1. 注重经方时方化裁

经方是经典方的略称，主要是指《伤寒论》《金匮要略》里记载的古代药物配方。时方是指宋代之后的方剂，包括近代医者师承授受的流行方、常规方。宋老注重经方、时方的施治，强调临证时要方证相应。宋老也强调应立足临床，破译出经方的现代应用指征，力求用完整、规范的语言，客观而有证据地应用。如理中汤，温中散寒、健脾益气，宋老常用治急慢性肠炎、溃疡性结肠炎、溃疡病出血、细菌性痢疾。半夏泻心汤，平调寒热，散结除痞，宋老临床常用本方治急慢性胃肠炎、胃肠功能紊乱、小儿消化不良等；再如具有利胆和胃之功的大柴胡汤，宋老临床常用治疗痢疾、阑尾炎等。宋老同样强调时方的临床应用，如《太平惠民和剂局方》之平胃散用于泄泻、急慢性湿疹等的加减治疗；《脾胃论》之补中益气汤用于治疗脱肛等属脾胃气虚或中气下陷者。宋老临证非常重视量效关系，认为量效关系是经方研究中的关键之一。如张仲景的配方、用药中极为重视药物的剂量，如治疗胁下疼痛之麻黄大黄附子汤（附子三枚），相较温经散寒之附子细辛汤（附子一枚），附子用重剂量，就是因为附子量越多而止痛效果越显著；大半夏汤（半夏二升），治呕吐不止，而旋覆代赭汤、半夏泻心汤，半夏半升（相对小剂量）仅治恶心、呕吐、心悸、咳喘、胸满、声哑。宋老比较注重相对剂量，即方剂中各味药物用量的比例。宋老强调：方剂功效虽然受影响于药物的绝对量，但其整体功效却同样受影响于药物的相对剂量。例如，桂枝与芍药为1∶1（桂枝汤），具调和营卫之功效；而桂枝与芍药为1∶2时（桂枝加芍药汤），则长于缓急止痛。

2.总结临证经验，创拟经效良方

宋老从事中医医疗、教学、科研近50年，学验俱丰，熟知《伤寒论》《金匮要略》制方精髓，总结临证经验，创拟经效良方，扩大了经方的应用范围。如治疗泄泻的系列方有温中止泻方、养阴汤、疏肝理肠汤、补脾舒肠汤等，在临床诊疗中，收效颇多。

3.重视药物配伍

宋老强调作为中医必须精通医理，更要谙熟方药，单味中药往往具备多种功效，根据四气五味及归经，其必有1~2种功效是最主要的。在临证用药方面，宋老除了相须、相使配伍外，更加注重发挥药物的专长及相佐配伍，取巧求精，颇多创见，形成了"发挥中药专长及相佐配伍以提高疗效"的临证经验。比如黄芪配芍药，黄芪甘温而味薄不腻，可谓补气之最，具健脾益气、宣畅肺气之功，为脾肺气虚及土不生金者首选良药，脾肺气虚兼阳气不足者，效尤佳。而宋老惯用芍药配伍黄芪以发挥其温补作用。宋老认为赤芍苦寒降泄，既凉血清血分实热，又活血散血中瘀结，二者相配则寒温相济，补气而不留瘀热；白芍性微寒，味微苦而酸。

另外，宋老也看重相佐配伍的意义，以提高疗效。相佐是将两种性味相反或效用相悖的药物配合应用，既起到了相互补充和相互促进的作用，又能提高或调整方剂的整体功能，减少不良反应。宋老灵活使用升降并调、寒热并举、刚柔相济、补通兼顾、收散并行等相佐配伍组方规律，验之临床，疗效显著。首先，在升降并调相佐配伍组方时，宋老谨遵"脾宜升则健，胃宜降则和"及清代叶天士在《临证指南医案》中所言"盖脾气下陷固病，即使不陷，而但不健运，已病矣；胃气上逆固病，即不上逆，但不通降，亦病矣。故脾胃之治法，与各门相兼者甚多"。老师组方治疗泄泻十分注意升降并调，补气理气用升降，疏肝理气用升降，芳香化湿用升降，滋阴降火宜升降。其次，寒热并举相佐配伍组方时，宋老谨遵清代吴鞠通在《温病条辨》中的"治中焦如衡"之说，常以辛温之苏梗和苦寒之黄芩、连翘同用，即取苏梗辛香和胃，行气宽中，温而不燥，与黄芩、连翘之苦寒清热并举，寒热相配，脾胃之气得护，虽长期服用也不致损伤脾胃。再次，在刚柔相济相佐配伍组方时，针对胃阴虚脾湿盛者，或者阴虚夹湿证等临床辨治比较棘手的病例，因滋阴易助湿，燥湿则易伤阴，使湿更盛、正更虚，互相影响，互为因果。若只祛湿，不滋阴，或只滋阴，不祛湿，只治一端，不能两全，遂致长久不能痊愈而成病疾。老师独辟蹊径，详为辨证，根据虚实孰重、孰急而确定治则，急则治其标，缓则治其本，遣药组方，以提高疗效。

三、宋老治疗便秘经验

魏淑娥

便秘是指以排便次数减少、粪便量减少、粪便干结、排便费力为主要特征的消化系统病证，其病程至少6个月以上，是临床常见病和多发病，可归属于中医"大便难""后不利""脾约""便秘"等范畴。宋老从事肛肠疾病的临床工作多年，在慢性便秘治疗方面有独到的经验和体会。有幸跟师学习近30年，经常见便秘患者就诊之初多愁眉不展，苦不堪言，一二诊后则身心愉悦、感激连连，看到患者满意而归，宋老每每只是会心一笑，从不自诩医术之高超。归纳分析宋老便秘验案中的临证用药，于便秘的治疗，其认为当首分虚实。虚者健脾助运、以气为枢；实者清热去火、润燥泻实。而临床所见便秘患者，以虚者居多。便秘属虚者，以脾肾虚弱为主，脾气不足，运化无力，清气不升，浊气不降，便秘遂生，是故见有大便秘而滞涩不畅，便质软烂，甚至虽数天不解便却不觉其苦者，必以健脾助运为首要治则。肾气不足，则兼见腰膝酸软，畏寒肢冷等不适。

中医学认为引起便秘的原因很多，其中，便秘与肾、脾、胃、大肠、肺、气血津液、寒热虚实等均有关。在水谷传化过程中，脾主运化，其气上行，胃主受纳，腐熟水谷，其气下行。小肠"受盛"经脾胃作用后的水谷进行泌别清浊；大肠传导糟粕。所以，胃的腐熟失常与气失和降，脾的运化失司及清气不升，小肠的泌别失职，大肠的传导异常，均可引起大便异常。肾主液，肺主气，当肾虚肺燥时也可引起大便秘结。

宋老认为，便秘一病，与肺、脾、肾三脏关系最为密切。肺与大肠相表里，便秘一证，虽责其肠胃，然与肺息息相关。盖肺主一身之气，肺气虚弱，则大便传送无力，病者虽有便意而临厕努挣，神疲气短，咳嗽无力。宋老常用补肺汤加减，以黄芪、党参、当归、紫菀、杏仁、火麻仁补益肺气，传送腑气。若系痰浊窃踞胸中，胸阳失展，浊阴不降，症见大便干结而胸脘痞闷，咳逆牵痛，脘腹胀痛或连胁背，嗳气泛恶，舌苔白腻或黄而厚腻，脉象细滑者，常用瓜蒌薤白桂枝汤、瓜蒌薤白半夏汤加减，宽胸豁痰、降浊通腑。脾胃乃全身气机升降的枢纽，没有脾胃的升降运动则清阳之气不能输布，后天之精不能归藏，饮食清气无法进入，废浊之气不能排出。若老年之人，症见面色㿠白，神疲气怯，腹部肛门坠迫，虽有便意，临厕努挣乏力，挣则汗出短气，虚坐难以得便，舌淡嫩，脉虚。宋老认为此为元气耗伤、气虚下陷所致的虚秘，浊阴不降而清阳不升之故，欲降浊必升清，常以补中益气汤加郁李仁、麻仁治疗。若兼胸闷加桔梗、杏仁开肺润肠；血虚加黑芝麻、油当归养血通便；腰酸加苁蓉、杜仲补肾润下。胃属阳土，喜润恶燥，或为久病，胃阴受损，或为热病后期，津液被灼，燥土不司其任，肠中失润致便秘，口渴喜饮，脘嘈似饥，隐隐作痛，舌红少苔，脉象细数。宋老用沙参麦冬汤、益胃汤加减治疗，选用沙参、麦冬、石斛、玉竹、生地黄等甘凉濡润之品，加入火麻仁、郁李仁、蜂蜜濡润滑肠。肾主水，乃胃之关也。若病及下焦，精血耗伤，真阴一伤，五液必燥，肠道干槁，此属虚秘，与阳明腑实之实秘截然不同，故不可妄行攻下。宋老常以玄参、麦冬、生地黄、麻仁、知母、阿胶、首乌等增液通便。若真阳亏损，不能蒸化津液，温通肠道，患者肢冷面青，舌淡苔白滑，当服半硫丸温通寒凝而开闭结。

宋老认为便秘多由于生活规律改变、情绪抑郁、饮食因素、排便习惯不良、药物作用等因素所致。多因外感寒热之邪，或内伤饮食情志，或阴阳气血不足，大肠传导失常所致。随着现代社会生活节奏的加快和饮食结构的改变，便秘患病率呈上升趋势，已成为影响现代人生活质量的重要因素之一。宋老认为便秘与中医体质存在正相关性，在临床上治疗还要结合一定的食疗。中医食疗方法：①气虚质：大便质软，大便无力，便不出或不尽感，伴疲乏、气短、自汗等，选用粳米、小米、山药、马铃薯、香菇、鸡肉、黄豆、白扁豆等益气健脾的食物。与补气药物配伍使用，以增强其益气之功，每周选食黄芪鸡、人参鸡。要求患者每周摄入推荐的菜类并注意饮食禁忌，减少食用空心菜、生萝卜等食物。②湿热质：

大便黏滞不畅或燥结，便时用力，伴口干口苦、小便短赤、身困重倦等，选用赤小豆、绿豆、红豆、芹菜、黄瓜、苦瓜、藕、芥蓝、荷叶、黄豆芽等甘寒的食物。与清热利湿的药物配伍使用，每周添加茅根、薏苡仁等。③阴虚质：大便干燥，不能解出，伴手足心热、口燥咽干、喜冷饮等，选用银耳、百合、西红柿、莲子、鸭肉、鸡蛋、猪肉、芝麻等补阴生津。在中药汤剂的同时配合食疗，常取得很好的临床效果。

在跟师过程中，我学到了很多在书上学不到的知识；在跟师的学习和探讨中，使得我在理论层面有了更深的体会和收获，避免了中医理论知识的生搬硬套、中医辨证的偏而不全；最宝贵的就是及时得到了宋老的指导和教诲，使得自己在此病的诊断与治疗方面都有很大的提高，同时也收获了患者的认可。

四、宋老治疗疾病的辨证思想

刘全林

宋老人生轨迹中离不开执着、敬业、奉献这三方面精神。宋老曾说其一生经历其实很简单，仅做了这三件事情而已。第一，选择一个专业：肛肠专业；第二，写一本书：近代我国肛肠界最早的专著《中国大肠肛门病学》；第三，建立一所医院：郑州市大肠肛门病医院。宋老从医近60载，其中的艰辛及磨砺，头上的白发足以见证，时常挂在脸上的微笑，早已荡平所有沟沟坎坎。最近宋老背开始驼了，但仍透露着伟岸；宋老眼睛早已花了，但夜间仍然耕读至10点；宋老的患者群大了，但仍然以一颗质朴的心对待患者而没有膨胀；宋老的临证经验丰富了，而作为弟子的我还不紧不慢，仍想着他会永远地在孜孜不倦地教授……

1. 宋老强调"整体观念，辨证施治"

人是一个有机的整体，以五脏为中心，通过经络"内属于脏腑，外络于肢节"。大肠、肛门是机体的重要组成部分，大肠上连阑门，与小肠相接，下即为肛门。大肠具有传导排泄水谷糟粕等作用，肛门具有调节和控制排便的功能。肛肠病虽然属于身体的局部病变，诊病要有整体观念，治疗要辨证施治。

2. 宋老注重"异病同治，同病异治"

异病同治：如便秘和肠炎后期出现的气虚血弱证，都可以用补气养血的治法。同病异治：如内痔病的风伤肠络证和湿热下注证，就需要不同的治则。二者"证同治亦同、证异治亦异"，反映了诊治疾病着眼于对证候的辨析和因证候而治的特点。

3. 宋老以"辨证辨病相结合"为基础

中医学在注重"辨证论治"的同时，也仍在运用辨病治疗思维。如对大肠癌的某些并发症，还可用有特异性治疗作用的中药单方或复方治疗，如伴发痢疾一般可用黄连、三颗针、马齿苋等治之，伴发肠痈一般可用大黄牡丹汤治之等。而多数疾病因病程长，每个阶段的病理变化不尽相同，呈现出不同的类型，治疗方法就不统一了，而是根据证来确定治疗方法。

4. 宋老以"六经八纲，相互补充"为准则

宋老治病时指出百病生于六经，诊治莫忘八纲。六经：太阳、阳明、少阳、太阴、厥阴、少阴。《素问·热论》："伤寒一日，巨（太）阳受之，……二日阳明受之，……三日少阳受之，……四日太阴受之，……五日少阴受之，……六日厥阴受之。"六经之间，周而复始，灌注全身，一经之病可以传变他经。大肠属阳明之经，与太阴肺经相表里，与阳明胃经相呼应，与太阳、少阳、厥阴、少阴皆有联系，因此诊治阳明经大肠之病，勿忘与心、肝、脾、肺、肾五脏及胃、小肠、胆、三焦和心包之间的联系。八纲：阴、阳、表、里、寒、热、虚、实。《景岳全书》"阴阳篇"与"六变辩"，对八纲进行了深刻的理论与临床实践相结合的论述："审阴阳乃为医道之纲领，阴阳无谬，治焉有差？"又说："六变者，表、里、寒、热、虚、实也，是即医中之关键。明此六者，万病皆指诸掌矣。"虽然肛肠病变多以局部表现为主，但由于人体的内部气血、经络，以及脏腑之间的联系，局部病变往往是气血、经络或其他脏腑为病的反映。

5. 宋老以"望闻问切，四诊合参"为临证基本

观神、察色，审体质，别形态，尤以舌诊更为重要。听语言、呼吸、咳嗽、嗳气、呃逆、呕吐等声，皆可据以为诊。详查病史，得其病情，别其寒温，审其虚实。通过脉搏形象的变化，找出辨认病理的迹象，找到论治疾病的理法方药依据。所以宋老认为，一个称职的肛肠科医师必须把28种脉象烂熟于心，而且要明白相兼之脉对应相兼之病。

6.宋老以"衷中参西，中西合璧"为治痔病手段

宋老虽是学习西医出身，但后来又参加西学中班，系统地学习了中医，擅于用科学的道理来揭示中医治疗的原理，拓宽自己的思路。他说："中医博大精深，但也不能骄傲自大，视若无物。西医也同样存在了很长时间，而且发展得有声有色。凡有用的东西，都应兼收并蓄，中医和西医要取长补短，化为神奇。"宋老最欣赏张锡纯的治学主张，虽到耄耋之年，仍虚心学习西医的诊断技术与检验知识，志在"西为中用"，使中医有所创新、有所发展。

宋老还有很多具体的临证经验和临床实践技巧，不胜枚举，身为弟子的我会潜心学习，虚心受教，真心传承，全心服务。因为宋老有一颗大爱之心，倍感钦佩，备受鼓舞，备受振奋！

五、宋老辨证经验之我见

罗林山

望闻问切而四诊明，辨证论治则治法立，宋老在诊治肛肠疾病时非常重视辨证论治。笔者跟随宋老学习多年，发现宋老临证无论患者求治主诉若何，必详查粪便、问诊饮食和辨识体质，求教于宋老，查阅于典籍方悟。水谷入胃，脾阳磨化，精华上奉，而变气血，体质强弱胖瘦以成；渣滓下传，而为粪溺，大肠传导，由肛门而出，腑气不通，上以变饮食口味，下以改粪便形质，因此，宋老在肛肠疾病辨证论治中将粪便形质、饮食口味、体质强弱胖瘦作为要点。现将这方面的经验总结如下。

1.大便与辨证

大便形质异常为肛肠科临床中最常见的求治证候，或便血，或便质稀薄而泻痢，或粪质干硬而秘结，或粪便堆积而无便意，或便意频频而无粪物，或便质成形而见压痕，或粪质不干而排出困难，等等。大便的排泄，需肾阳温煦、肝气疏泄、肺气肃降、脾胃受纳腐熟运化、大肠传导变化由肛门而出，大便的变化，可以了解脏腑功能尤其是大肠肛门疾病的寒热虚实：大便色黄腥臭或带黏液，证多湿热蕴结；大便水谷不化伴质清稀，证为寒湿中阻；粪便黏稠，秽臭，腹痛即

泻，泻下痛减，少顷复又痛泻，证多饮食积滞；泻前腹痛，泻下有不消化食物，泻后痛不减或有所加重，每遇精神刺激诱发，证多肝郁脾虚；大便稀，遇食生冷油腻或难消化食物加重，证属脾气亏虚；黎明之前腹痛腹泻，大便稀，或大便干结，证多肾阳亏虚；大便干结，数日不通，腹胀，腹痛拒按，面赤身热，多汗，尿赤，口苦口臭，证为胃肠实热；大便数日不通，厚重窘迫，欲便不得，证多肝脾气滞；大便燥结或软，数日不通，有时虽有便意，但解下困难，努责不出，努则汗出气短，便后疲劳，证属肺脾气虚；大便干结难下，排出困难，咽干少津，唇甲淡白，证多血虚阴亏；便下黏液脓血，大便次数增多，里急后重，舌暗红，有瘀斑，证属瘀血内结；大便干结，带滴射血，色鲜红，量或多或少，排出困难，舌质红，苔薄白，证属风伤肠络；大便灰白色似陶土，证属肝胆湿热等。

2. 问饮食口味与辨证

有诸内则形于外，人体气血津液的盈亏、体内阴阳寒热之失和、病中邪正斗争的虚实均可反映于饮食口味。口渴多饮，则为热；口淡不欲饮，则为寒；渴而不多饮，则胃肠湿热；口干欲饮，但欲漱口不欲咽，为内有瘀血；渴而饮水即吐，系胃有停饮。凡病得食稍安，多为虚证；善食而饥，能食而瘦，是胃火炽盛；饥而不欲食，胃阴不足。口淡乏味，食欲减退，多缘脾胃虚弱、寒湿阻滞而水气不化；口甜而胶黏由脾胃湿热，口甜而食少缘脾气不足；口中泛酸属肝胃郁热或伤食，口腻不适因湿浊困脾或痰多；口苦则因胆液反流，因肝胆火旺，克脾犯胃。

3. 体质强弱胖瘦与辨证

体质是指人体在其生长、发育和衰老过程中形成的功能、结构、代谢上的特殊性，宋老认为体质既受到先天（指父母）遗传之影响，更与脾胃之功能强弱有关，人的体质之强弱胖瘦不同，有偏寒、偏热之分，决定了对于不同性质邪气的易感性，所以判断体质类型对于肛肠疾病的诊断、治疗有重要意义。平和质：形体匀称健壮，本型阴阳气血调和，对自然环境和社会环境适应能力较强，患病较少，虽病易复，辨证无寒热虚实之偏。阳虚质：形体肌肉松软不实，本型患者阳气不足，性格多沉静、内向，感邪易从寒化，耐夏不耐冬，易感风、寒、湿邪而成寒证。无论症见如何，辨证当兼有阳虚。阴虚质：形体偏瘦，本型患者阴液亏少，性情急躁，外向好动，易患疲劳、失眠、不寐等病；感邪易从热化。无论症见如何，辨证中夹有阴虚。气虚质：形体肌肉松软不实，本型患者元气不足，性格内向，不喜冒险，易患感冒、内脏下垂病，病后康复缓慢。无论症见如何，辨证当兼有痰湿。痰湿质：形体肥胖，腹部肥满松软，本型患者平素痰湿凝聚，性格偏温和、稳重，多善于忍耐，易患消渴、中风、胸痹等病。无论症见如何，辨证当兼有痰湿。湿热质：形体中等或偏瘦，本型患者平素湿热内蕴，容易心烦急躁，对夏末秋初湿热气候，湿重或气温偏高环境较难适应。无论症见如何，辨证当兼有湿热。血瘀质：形体胖瘦均见，本型患者素有血行不畅，平素易烦、健忘，易患癥瘕及痛证、血证等。无论症见如何，辨证当兼有血瘀。气郁质：形体消瘦多见，本型患者素体气机郁滞，性格内向不稳定、敏感多虑，对精神刺激适应能力较差，易患脏躁、梅核气、百合病及郁症等。无论症见如何，辨证当兼有气郁。特禀质：本型患者素体或过敏，或先天禀赋异常者或有畸形，或有生理缺陷，发病随禀质不同情况各异，无论症见如何，辨证中体质特禀当谨记胸中。

六、宋老运用中药汤剂外洗治疗肛裂体会

郭孝然

我跟从宋老在平和紧张充实的环境中学习，老师作风严谨，一头白发，出诊时着装一丝不苟，永远是规规整整，即使在炎热的夏天，领带也打得规规矩矩，白大衣洗得干干净净，诊病时端坐头略倾向患者，话语平和，不急不躁，用大白话反复询问，俨然一位温和睿智的长者，有古代谦谦君子的神韵。自1982年跟从宋老当学徒，至今已35载。收获很多，感触很深。在我的跟师旅途中，感受最深的还是肛裂病的诊治。

《医宗金鉴·外科心法要诀》曰："洗涤之法，乃疡科之要药也。"中药熏洗疗法作为祖国医学的一个重要组成部分，历史悠久，功效明显，熏蒸时药效可以直达创面，通过促使局部血管扩张，改善血液循环，减轻该处组织的充血，并促进新陈代谢和白细胞释放蛋白溶解酶，溶解坏死组织，从而提高机体抗炎和免疫功能。宋老总能急人之所急，让患者痛苦而来，满意而去。肛裂发生于肛管皮肤的全层纵行裂开并形成感染性溃疡者。中医学称为"钩肠痔""裂痔"等。古代中医经典文献中并无"肛裂"的记载，古代医家大多将肛裂纳入"痔"的范

畴。我国第一部痔瘘专著《马氏痔瘘科七十二种》正式提出了"裂肛痔"的病名。中医学认为本病多由血热肠燥或阴虚乏津，导致大便秘结，排便努挣，引起肛门皮肤裂伤，湿毒之邪乘虚而入皮肤筋络，局部气血瘀滞，运行不畅，破溃之处缺乏气血营养，经久不敛而发病。宋老以泻热、滋阴、理气、活血、补血、凉血、润肠、通便等内治之法进行治疗后，往往不会忽视对肛裂外治法的运用，尤其是对中医的外洗剂的运用，直接作用于患处，临床收效良好。

肛裂患者多数都有习惯性便秘，因恐惧大便时带来的剧痛，故而减少食量、久忍大便等，使便秘加重，肛裂加重，形成恶性循环。采用中药局部换药治疗临床最为常用，将各种外用有效方剂制成膏剂直接用于创面而起治疗作用。宋师凭借多年的临床经验认为熏洗对于肛裂的创面的愈合起着不可忽视的作用。宋师的自拟方：白矾10 g，石榴皮10 g，苦参10 g，蛇床子10 g，水煎肛门部熏洗，在临床上取得了满意的效果。方中白矾解毒消肿，收敛固涩；石榴皮涩肠止泻、解毒，《本草纲目》："止泻痢，下血，脱肛，崩中带下"；苦参燥湿杀虫止痒，《本草纲目》："苦参、黄柏之苦寒，皆能补肾，盖取其苦燥湿，寒除热也。热生风，湿生虫，故又能治风杀虫。"蛇床子杀虫燥湿止痒，从古至今，中药"蛇床子"均被历代医家视为治疗皮肤病、瘙痒症的要药。清代名医陈士铎在其《本草新编》中曾说："蛇床子，功用颇奇，内外俱可施治，而外治尤良。"四药共用可有收敛固涩、解毒消肿之功。借助药力及热力缓缓渗入肛裂创面，以增强局部的血液循环，缓解括约肌的痉挛，同时还具有局部清洁作用。本方体现了宋老治疗本病时局部治疗不忘整体、辨证论治的特点，本方法有效地改善了局部循环，解除了内括约肌痉挛，具有出血少、痛苦小、感染机会少、远期疗效佳等优点。熏洗疗法已有几千年的历史，并且近来发展很快，宋老认为熏洗疗法的前景是广阔的。目前，在皮肤病及肛肠科疾病等的治疗过程中，已成为必不可少的一种治疗手段。

医事印迹

附二

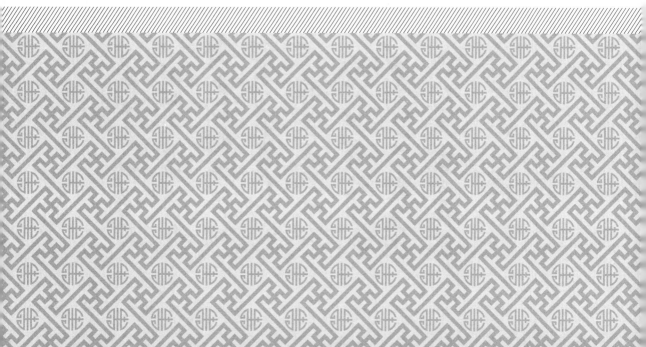

宋光瑞

卜算子·惜时

孤独无途者
功苟贪寒借东方骗棋光照徐州君见世
沧桑无夜困
敢写世心耀华晋业国孙济众生
俏佳丽
顶扑优雅昭顾君
杏利下
陋屋为众携手发
一学科
觇先贤里发揽哲鲤经典西览
一郎弟
垂十年心血温中西内外两搜
一寺院
汇三教九流无束疏好媲丙暴
数登山
直教秋风劲
终心准！

丁酉年甲秋月壬戌日宋

铸医魂

为医治病不畏难
中西两用疾痊座
泻肚断肠左右手
经注方药照世间
查方隐疾数十人
夜读典籍百千遍
名列二了随光水
轻习而死不枉然

甲子年冬月宋

238

医道途戏
鸿基村行
蠖

丁酉

堂中梦

绘医於梦堂中
夜半泛黄卷省
躬行未辍一甲子
镜里庸修神移
穷究探茗泽渊
漂浮似见彼岸
童子叩开小堂内
卷在心乙惊闻

丁酉今春月

名家年谱

附三

1939年，出生于河南省安阳县。

1956—1959年，就读于河南汲县医学专科学校（现新乡医学院）。

1960—1961年，郑州市第三钢铁厂从事医疗工作，曾获科技革新能手荣誉称号。

1962—1966年，郑州市蔬菜生产基地从事医疗工作。

1968—1972年，郑州市南关卫生院任院长。

1973—1985年，郑州市向阳中心医院工作。1975年，曾赴驻马店遂平抗洪救灾，受到上级表彰。1984—1985年任院长。

1976—1978年，在西学中学习班学习中医。

1979年，获得郑州市革命委员会表彰（郑州市科技表彰奖励大会光荣册第38页）。

1980年，参加中华中医药学会肛肠专业委员会学术会议（福州），发表《120例慢性非特异性溃疡性结肠炎临床分析》一文，新华社报道说"治疗溃疡性结肠炎有了新对策"，1982年被《新中医》杂志刊登，1983年被全文翻译编入日本《中医临床讲座》一书。1983年获得郑州市科技进步二等奖。

1982年，先后获得科技先进工作者、全省卫生战线先进工作者、科协积极分子等荣誉。

1982—2002年，河南省第五、六、七、八届政协委员。曾有151条建议以提案形式提出，78条提案被采纳执行。为河南省医疗卫生事业的发展及规划提出很多具有建设性的提案，特别对我省中医药的发展及具体问题的解决有较大的贡献。

1985年，出版《中国大肠肛门病学》，任主编。

1986年至今，郑州市大肠肛门病医院（河南中医药大学附属郑州市大肠肛门病医院）任院长，书记。

1986年，获得第一届理事会理事贡献奖（中华中医药学会肛肠分会）。

1987年，获得卫生系统先进工作者、科技先进个人等荣誉称号。

1992年，获得国务院政府特殊津贴专家荣誉。

1993年，中国共产党郑州市第六次代表大会党代表。同年，获得郑州市专业技术拔尖人才荣誉称号。

1994年，获得河南省劳动模范称号。同年出版《中医肿瘤治疗学》，任主编。

1995年，"花瓣样切口根治高位肛瘘357例研究"获得河南省科技进步三等奖。

1996年，出版《中国肛肠病学》，任副主编。

1997年，获得1996年度十佳文明市民、河南省中医工作先进工作者等荣誉称号。

1998年，获得1997年度双文明建设功勋人物、1996—1997年度先进工作者等荣誉称号。同年，参加日本福冈市举办的第四届日中大肠肛门病学术交流会。

1999年，参加第五十三届日本大肠肛门病学会总会，并做"慢性非特异性溃疡性结肠炎中医药治疗"专题报告。

2000年，获得郑州市国家特殊贡献专家评审委员会委员、全国老中医药专家学术经验继承指导老师等荣誉称号。

2001年，获得郑州市卫生系统1999—2000年度先进工作者、河南省优秀共产党员、肛肠教育知名专家等荣誉称号。同年，参加中国共产党河南省第七次代表大会，为党代表。

2004年，获得2003年度全市中医工作先进个人（郑州市卫生局）。

2005年至今，任《中国肛肠病杂志》编辑委员会副主任委员。

2007年，任《中西医结合结直肠病学》杂志第一届编委。同年，获得全国中医院优秀院长、全国中医肛肠学科名专家等荣誉称号。

2008年，获得2006—2007年度郑州市优秀企业思想政治工作者、2007年度郑州市"人民健康好卫士"、2007年度中医工作先进个人等荣誉称号。

2014年，获得郑州市文明市民标兵、河南省健康知识进老区工作先进个人、中医药学术发展成就奖等荣誉称号。